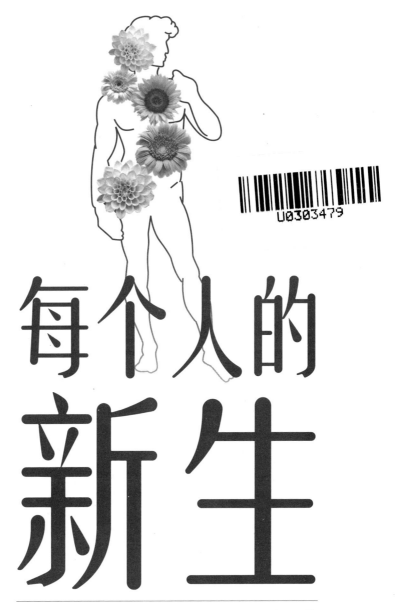

每个人的新生

抵御癌症的健康生活方式

[美] 洛伦佐·科恩　[美] 艾利森·杰弗里斯 著

陈奎 译

中信出版集团 | 北京

图书在版编目（CIP）数据

每个人的新生：抵御癌症的健康生活方式 /（美）
洛伦佐·科恩,（美）艾利森·杰弗里斯著；陈奎译. --
北京：中信出版社, 2022.1
　书名原文：Anticancer Living
　ISBN 978-7-5217-3535-2

　Ⅰ.①每⋯ Ⅱ.①洛⋯ ②艾⋯ ③陈⋯ Ⅲ.①生活方
式-关系-健康 Ⅳ.①R163

中国版本图书馆CIP数据核字（2021）第177837号

每个人的新生——抵御癌症的健康生活方式

著　　者：[美]洛伦佐·科恩　　[美]艾利森·杰弗里斯
译　　者：陈奎
出版发行：中信出版集团股份有限公司
　　　　　（北京市朝阳区惠新东街甲4号富盛大厦2座　邮编　100029）
承　印　者：北京联兴盛业印刷股份有限公司

开　　本：787mm×1092mm　1/16　　印　张：23.25　　字　数：298千字
版　　次：2022年1月第1版　　　　印　次：2022年1月第1次印刷
京权图字：01-2020-1164
书　　号：ISBN 978-7-5217-3535-2
定　　价：68.00元

出　　品　中信儿童书店
图书策划　红披风
策划编辑　刘杨　吴岭
责任编辑　王琳
营销编辑　张旖旎　易晓倩　李鑫橦
装帧设计　奇文雲海 [www.qwyh.com]

版权所有·侵权必究
如有印刷、装订问题，本公司负责调换。
服务热线：400-600-8009
投稿邮箱：author@citicpub.com

推荐语

很多癌症患者会有深深的无力感，似乎自己面对癌症毫无力量。这本书告诉大家，除了在医院治疗，还有很多可能影响癌症进程的东西，包括饮食、运动、睡眠，甚至社交。每个人，都能做一些事儿来改变自己的命运。

——菠萝，癌症生物学博士，科普作家

癌症是一种生活方式疾病，《每个人的新生——抵御癌症的健康生活方式》一书通过科学证据，提出了改变生活方式的"抗癌六法"，为大家提供了绿色抗癌生活理念，从而降低患癌风险，有效提高癌症患者生存质量，增强癌症诊疗的成功性。《每个人的新生》是一本非常值得阅读的好书。

——李忠，临床医学博士，世界中医药学会联合会肿瘤外治法专业委员会会长

国际抗癌联盟（UICC）曾经提出一个口号："预防可以预防的疾病，治疗可以治疗的癌症患者。"这是一个实事求是的口号，既可避免对当下预防癌症能力不切实际的期待，又可避免对治疗癌症效果不切实际的过度追求。从这个口号中，我们还能品味出它的第三层意思，那就是：人类对癌症可以有所作为，因为它毕竟有的可以预防，有的可以治

疗。作为个人，完全可以通过健康的生活方式，把命运掌握在自己手里。本书作者为我们提供了他们的思索和研究的成果，可供我国读者参考。

——刘端祺，中国抗癌协会原副秘书长，解放军总医院第七医学中心肿瘤内科教授、主任医师

健康的生活方式对疾病的预防大有裨益，它不仅能抵御疾病的入侵，还能使我们保持愉悦的心情。对癌症的防御也是如此，洛伦佐·科恩博士在《每个人的新生——抵御癌症的健康生活方式》这本书中，将自己和同事多年的研究成果进行了总结，从培养健康的生活方式入手，系统地提出了"抗癌六法"，即建立社会和情感支持、应对压力、改善睡眠、科学锻炼、饮食管理、减少与环境毒素的接触，并佐以大量实例和参考文献，以倡导大众从自身力所能及的方面入手，进而构建一个全面健康的生活方式。本书所列的六种生活方式实操性很强，为很多想要健康生活的读者提供了可供借鉴的实用指南。

——支修益，国家健康科普专家，中国抗癌协会科普部部长兼科普专委会主任委员

致所有癌症患者和癌症生存者，以及在乎他们的人。

你们鼓舞我们关注当下生活，追寻有意义的生活。

献给我们的父母，保拉、乔恩、苏珊、罗伯特，感谢你们指路引航，爱你们！

献给我们的孩子，亚历山德罗、卢卡、基娅拉，你们让我们知晓生活的重心。

前言

健康人群能否通过改变基本的生活方式，延迟罹患癌症的时间，甚至阻止癌症的发生？癌症患者能否通过改变生活方式，降低癌症复发风险，延长预期生存时间，焕发生命活力？预防癌症能否不再依靠新药和新的科研攻关，而是依靠我们每天所做的选择，让身体自己就有能力保持平衡和健康？我们能否从今天做起，改变生活方式，化险为夷，战胜癌症，或者一直保持无癌的健康生活？在我的职业生涯中，我一直孜孜以求，试图回答这些问题。

癌症的研究、治疗和预防已经走到关键时期。科学研究清楚地表明，我们日常生活的多个方面——包括自己的身体、社区乃至整个世界，例如如何饮食、睡眠、工作、娱乐、管理压力、应对挑战、组建亲友支持团、选择环境等——都对我们的身心健康具有深远的影响，对癌症的影响尤其明显。[1-9]

本书的成书基础，部分源于大卫·塞尔旺-施莱伯。他是《每个人的战争——抵御癌症的有效生活方式》*一书的作者，也是探寻生活方式和癌症之间关系的先锋人物。[10]大卫和我共同在得克萨斯州休斯敦MD安德森癌症中心策划并发起了一项前沿性研究，旨在深入研究生活方式和癌症之间的关系，并且基于研究成果，向患者及日渐增多的关注癌症预防的人群提出建议——这比研究本身更为重要。[11]

在过去的几十年中，我和大卫的工作并行不悖，但我们之间有一个

---

*后文简称《每个人的战争》。

显著的不同之处：大卫曾经罹患脑瘤，在 31 岁时确诊。经过手术，他的病曾被"成功"医治，但是 5 年后又复发了，并且预后并不乐观。这种复发后的平均生存期通常为 12 至 18 个月，最长 5 年。大卫当时别无选择，只好又冒险做了一次手术，随后接受一年的化疗和放疗。

他由此开启了一段人生新旅程，化作文字，成书见于《每个人的战争》。对于大卫而言，和癌症相伴变成了一种新的生活方式。大卫深思之后做出了一个非常特殊的决定：倾听自己身体的声音，特别关注并学着体会身体发出的信号，信任这种信号的指导。他收集了当时所有可用的科学证据，用以指导和规划生活方式。他非常好奇，甚至如痴如醉地思考着我们的日常行为和选择，如何影响他所说的癌症领域——遗传、细胞和调节系统。他开始对自己如何影响身体的生物过程产生兴趣，旨在提高免疫力，减少炎症，抑制癌细胞增殖的趋势，同时改善生活质量。他很快发现，每一个生活方式的改变，都会让他感觉更好，更健康，更加专注当下，这些感觉不仅是生理上的，而且也是精神上的。

大卫着手回答的问题是：我们的生活方式——人际关系的质量、吃什么、如何照顾自己——能否决定癌症的发展？他毕其余生，探讨我们的身体如何在患癌时也能维持健康。他想弄明白，我们能否通过改变日常行为方式，预防癌症、延缓疾病的发生时间，或者仅仅是改善和延长癌症患者的生命。事实上，他自己做出一些调整后，度过了 19 年富足且收获满满的生活，这几乎是他预期最长生存时间的四倍。

2009 年，在大卫出版《每个人的战争》一书后，我们制订了一项筹集资金进行临床试验的计划，以研究全面生活方式的改变对癌症患者生存时间和生活质量的影响。大卫帮助我们设计了"全面生活方式研究"的早期方案，研究对象是 II 期和 III 期乳腺癌女性，该研究正在休斯敦全面展开。研究一经完成，便会有正式的数据，但是我们已然看到研究参与者的生活发生了显著的变化。正是他们激发了我写作此书的灵感。我还在更广泛的人群中发现了写作灵感，患者、医生、护理人员、研究者、科学家等，所有这些人都为生活方式如何治病提供了素材。

本书《每个人的新生——抵御癌症的健康生活方式》*的出版，恰逢《每个人的战争》英文版首次出版十周年，权作对大卫研究成果的庆祝，也是对我们共同研究的阶段性总结。如今十年已过，不可否认的是，同传统的医学治疗（包括手术、化疗、放疗、免疫疗法和新的靶向治疗）一样，生活方式应当是癌症全面治疗方案的一部分。事实上，越来越多新的科学证据表明，生活方式与癌症发展及康复之间有关联。我们渐渐发现，只有专业的医学治疗与调整生活方式共同作用，癌症患者才能得到最佳疗效。但是一直以来，抗癌群体想要的是借助一套完整和简单的计划，过上一种"抗癌生活"。作为个体的我们，在新的发现尚待完成前，如何与科技界和医生双管齐下，共同守护我们的健康，这是我们要走的路。本书想要做的，便是提供一个路线图。越来越多的研究表明，生活方式和健康之间有紧密关联，我们会提供科学证据，也会提供抗癌成功者的故事，这样科学就走进了生活。尽管每个人的抗癌历程都不一样，但我们相信累积的效果会指向一条清晰的道路。

本书第一部分试图描绘癌症的全貌，同时也说明了我们每个人（不论是否为癌症患者）在自己身体健康中能扮演的角色。第二部分的每一章，讲述的是全新的研究成果、励志的故事和证明，结尾将提供有理有据的建议，以过上"抗癌六法"的生活。关键理念是：我们的日常生活

---

* 后文简称《每个人的新生》。

选择对癌症和其他慢性疾病有直接的、可衡量的影响。如果这听起来令人沮丧，那么我们希望你能够拥抱自己的角色，认识到我们真的可以有所作为。我们每个人都可以减少患癌的风险，增加抗癌成功的概率。我们写这本书，就是要分享和传播这个理念，为你和你爱的人提供分步实施的计划，保持和守护你们的健康。

癌症并非空穴来风。它是在我们自己参与塑造的环境下发生的，与我们日复一日的饮食、我们的紧张程度、我们的身体活动、我们的社会支持系统、我们的睡眠质量、我们面对的有毒环境都有关系。我们重点关注六个最重要的影响因素，探讨其如何共同作用。这些生活方式的影响因素，放在一起，我们称其为"抗癌六法"，它会影响我们的疾病风险，也会影响确诊后的生存机会。

本书的合作作者艾利森·杰弗里斯，也是我的妻子，全程参与制订了《每个人的新生》的前瞻性计划。我们致力于提出一个改变生活方式的综合计划，有科学证据支撑，可提高健康水平，降低癌症风险，帮助控制疾病。艾利森精力充沛，动力十足，在我们的日常生活中，实践我研究多年的多种生活方式。在教育领域工作多年后，她特别擅长用新的方式促进抗癌生活，在我们的家里，在我们的社区里，在我们全美宣讲抗癌生活的活动里，莫不如此。如果说我能举出令人信服的案例，说明生活方式的确对癌症风险和确诊后的生存有生物学意义的影响，那么，艾利森则可以向我们展示如何改变我们自己的生活，以改善我们自己和所爱的人的健康及健康观。

我们共同创建了一个支撑系统，帮助大家实践大卫·塞尔旺-施莱伯在《每个人的战争》一书中提出的令人信服的观点。我们这本书面向所有正在进行癌症治疗的患者，以及未患癌症的幸运儿，旨在说明改变日常生活习惯何以能够带来巨大的健康红利。如果我们开始将选择生活方式视为选择健康，那么我们所有人都可以增强疾病预防能力。[12,13]抗癌生活是一种低成本的选择，却可能带来巨大的健康影响。是的，它的益处是无价的。

我希望这本书能够让我们受到鼓舞，变得勇敢，在这个充满挑战的世界中，我们也许可以过得更健康、更快乐、更强壮、更富有弹性，得到更多的支持。抗癌生活建立于一种理念，即自我护理就是健康护理，我们所有人都可以有更好的健康状态。在这本书中分享故事的人，以及不计其数的其他人，都是现实生活中的真实案例。主动保护和提升自己的健康，就是一剂良药，可以为我们带来无尽的欢乐，也可以为我们带来自信，让我们相信，我们自己可以采取措施守护自己的健康和幸福。

我和艾利森写作此书时，时常想起大卫。他是一位卓尔不凡的朋友和同事，与癌症顽强斗争，留下抗癌理念。他的作品和事迹不知鼓舞了多少人，教会我们不但要生存，还要拼搏。今天，让我们感到无上欣慰的是，我们能够分享越来越多的科学证据，证明并强化大卫的中心理念，即我们自己有这个能力，可以通过改变生活方式，降低癌症风险，增强癌症诊疗的成功性。现在，比任何时候都要合适，我们将此理念铭记于心，这是极其重要的。

目录

第一部分
抗癌时代

第一章

抗癌革命

作为 MD 安德森癌症中心整合医学项目主任，我投入了大量精力，将有据可查的非传统治疗方法以及生活方式的转变，融入医学的思维之中，与常规疗法并行。已经有更多的研究表明，我们的精神状态、身体状态、生活方式、规避及战胜癌症和其他疾病的能力，这些因素之间有清晰的联系。因此，医学界中持怀疑论的人士也已开始关注这些问题。近些年来，各个专业的肿瘤医生无数次向我透露他们的疑惑——患者的精神状态和生活方式，真的能影响癌症疗效、让患者恢复健康吗？现在，我们有了可靠的科学依据，也提高了测量和记录生活方式改变带来哪些生物学影响的能力，因此能够愈加肯定的是：综合的生活方式改变与传统的癌症治疗结合，是一剂猛药，能够控制并可能预防癌症。[1-3]

患癌生活

以前，确诊癌症无异于宣判死刑。尽管大量用药后，癌症有可能消退，但很少能够治愈。几十年过去了，现在情况开始变化。癌症现在大多被看作一种严重的慢性疾病。这么说的实际意义就是，更多的人能够在患癌后生存更长时间。[4]这是极好的讯息。但是，随之而来的新问题是：万一不能治愈，这些生存时间更长的癌症患者能否感觉更佳——他们能有健康和良好的生活感受吗？

有些肿瘤专家也许不能理解，既然患者能够生存下去，为什么还会有这个问题。我的专业是整合医学，在这个领域，这是事关全局的问题。我的日常工作是帮助癌症患者做出选择，以便感觉更健康。即使他们正在经历痛苦甚至耗人的治疗，也要做出选择，因为这些生活方式的改变，同样会增加战胜疾病的可能。在我关注患者生活质量的时候，我的同事们在继续研究癌细胞是如何工作的。他们较之前有了更深的认识，治疗时也从万金油式方案转变为更加细致和个性化的方案。这种从"迅猛治疗"到"精准治疗"的思维转变，缘于我们对基因和细胞的作用机理有了新的突破性认识。[5] 我们也研发了新的检测技术，能够更早发现癌症。癌症发现得越早，预后及治疗效果就越好。[4]

除了这些极其重要的进步之外，我们还有令人振奋的发现。不过，这些发现不是科学家在实验室里完成的，也不是医生在手术室里完成的，而是普通人在厨房、慢跑道路、百货商店、瑜伽馆、健身房、形体中心里完成的。日常生活方式的选择，会极大控制和影响癌症诊断的轨迹和我们的癌症风险。我们仅需改变生活方式，就可以减少传统癌症治疗的副作用，提高（甚至打破）预期生存率，降低疾病复发率，并且可能第一时间预防癌症的发生 [1,6-9]。对于综合护理界而言，这是一个激动人心的时刻，我们为此奋斗了多年。我们甚至花费了更长的时间让人们知道，生活方式的改变是合理有效的手段，能够帮助预防和控制癌症。

已有数据是否真的表明我们处境不利？

过去的 50 年里，手术、化疗、放疗等主流治疗方法取得了巨大的进步。与此同时，靶向疗法（靶向的目标是变异蛋白质，它能够控制癌症生长）和免疫疗法也有创新发展。合力之下，挽救或延长了无数人的生命。[4] 现在，我们治疗癌症患者的成功率（使其能够存活）比以往任何时候都要高。[4]

尽管医学取得了诸多进步，但是癌症在全世界仍是主要死亡原因，预计在未来 20 年里，癌症病例将增加 70%。[10] 现如今，全球已有上千万人死于癌症。

据现有模型预测，三分之一的美国女性和一半美国男性都将在人生的某个时点罹患癌症。[4] 全球范围内，几乎每六个死亡案例中就有一位是因为癌症。[10] 这就意味着，有朝一日，你我都极有可能加入癌症患者的队伍之中。目前美国癌症患者逾 1550 万，全球癌症患者不计其数。[11]

数字惊人。尽管我们从未放弃，但我们不可能很快消灭癌症。想要发现一种药物或治疗方法，彻底根除这种日趋复杂的疾病，也是不可能的。没有这种灵丹妙药。比较现实的是，我们会进一步了解癌细胞对不同刺激做出的反应，据此延缓或"关闭"其生长。我们已经开始这么做了。我们也希望能够更好地了解触发癌症生长的过程，从而有针对性地采用更有效的治疗方案。目前已有可靠证据显示，生活方式可能是现有癌症诊疗模式中被忽略的因素。

癌症与年龄关系最为紧密：50 岁以后，每过 10 年，我们罹患大多数癌症的概率会大幅增加。[12] 这让我们陷入了一种窘境，因为随着现代医学的进步，我们的寿命正变得越来越长。老年人的细胞容易受损和腐坏，衰老需要面对很多挑战，而类似癌症这样的疾病又平添了沉重的负担。

尽管癌症大多发病于老年，但有些癌症（包括直肠癌和乳腺癌）的发病年龄正变得越来越年轻，而且这些癌症通常侵袭性较强，治疗效果不佳。事实上，最新数据表明，年轻人罹患直肠癌的人数较之前大幅增加，并且因此死亡的人数也越来越多。[13]儿童罹患某些癌症的趋势也在上升。[11]

目前，医疗机构对癌症发病愈加年轻化的反应是，呼吁及早筛查。这当然是一个审慎的做法。但是我们发现，早发现并非最佳或唯一的解决方案。对于某些早期发现的癌症，如早期、低度前列腺癌，以及极早期乳腺癌，有时会施以过度治疗，成效却并不明显。[14,15]事实上，现在关于筛查的建议已经和之前不同，从"所有50岁以上男子都应筛查前列腺癌"变为"所有50岁以上男子应当向医生咨询前列腺筛查"。那么，有没有更好的方式，可以预防或推迟癌症的发生，包括年轻人易发的侵袭性癌症？我认为答案是肯定的。

现在的癌症统计数据看起来相当严峻，甚至令人恐惧。但是，如果我们将视角拉长，会得出积极的结论。癌症生存率已经有了正面的、几乎是根本性的改变。50年以前，美国癌症患者中，仅有1/4的人能够生存超过10年。今天，这个数据变成了1/2，这意味着总体生存率提高了一倍。这是因为治疗水平和技术有了进步吗？毋庸置疑，这样理解有一定道理。但现在我们开始认识到，医学进步并非唯一原因。

癌症仍有不可预见的特性，因此我们总会感觉无所适从。即便穷尽我们对癌症所有的认知，穷尽我们对癌症研究和治疗所有的投入，我们仍然力不从心。癌症还是会偏离我们的预料，袭击那些看起来最不可能患癌的人。有一位女歌手，从不吸烟，却被诊断为肺癌。还有一位只吃素食的跑步健将，身材苗条，从未发福，对自己的"清洁"食谱颇感自豪，但年纪轻轻就被诊断为结肠癌 IV 期。最为残酷的是，有一位幼儿，在她尚不能描述自己感觉之前，就必须同侵袭性白血病做斗争。对此，我们不禁要问：为什么？为什么我们自己的身体、别人的身体，会遭遇这种事情？什么因素可能会诱发这些可怕的疾病？

深受这些问题和情感的折磨，不断问自己这些问题，这都非常正常。但更重要的是，我们不能打败自己，不能责怪自己，也不能羞辱自己，这样只会屈服于病魔，听天由命。我们有位朋友，名叫梅格·赫什伯格，是一位乳腺癌生存者，也是"抗癌生活方式课程"的创始人。该课程免费向患癌人群提供基于实例的生活方式教程。梅格和我说过，患癌后不要责怪自己非常重要："我们一直在说：'从现在开始。别想以前的事。我们不知道你为什么患癌，以后也不知道。但是我们知道的是，你能做一些不同以往的事情，这会让你的感觉发生根本性的变化。而且，科学证据也表明，改变生活方式有助于你的治疗效果。'"对于梅格和学习她课程的人来说，这是一种前瞻性的规划，也是一种积极的教育：改变生活方式有治愈的力量，友爱的群体也有助治愈。她补充说："知识就是力量。就癌症而言，知识的力量在于让生存者降低复发的概率，这是有数据支撑的。我们分享这些科学知识，是想让人们感到更有希望，更有力量，更有启发，更有活力。"

就癌症而言，日常选择至关重要

通过改变生活方式，至少一半因癌症造成的死亡可能避免，这一比例甚至会更高。[1,9] 改变生活方式的带头人、"真正健康倡议"创始人戴维·卡茨博士认为，健康的生活方式可以阻止 80% 的慢性疾病和过早死亡。[16-18]2016 年，哈佛大学研究人员在跟踪调查 13500 个人长达 50 余年后，给出了研究结论：不吸烟、适量饮酒、保持健康的体重、有规律的运动，在女性群体中可预防 41% 的癌症发病和 59% 的癌症死亡，在男性群体中这两个数据均为 2/3。[19] 具体的数据可能因研究不同而不同，但是可以达成共识的是，我们能够预防至少一半的癌症发病和死亡。哈佛大学流行病学教授、上述哈佛研究成果的社论作者之一格拉哈姆·科尔迪茨，总结了这些研究成果："有人认为所有癌症的风险都是偶然的，要想取得抗癌的突出成就，仍要依赖医学的新发现。我们的社会不能因为这类观点而疏于行动。相反，我们应当抓住时机，实施有效的预防策略，改变生活方式，以降低全社会的癌症死亡数字。"[20]

我们一直努力让公众认识到，深植于西方文化中的行为和习惯，会带来一些健康的风险。同时我们也要知道，抗癌生活与标准的医学治疗并不矛盾，这点非常重要。大卫·塞尔旺-施莱伯曾经认为，强有力的医学治疗是有效治疗癌症的关键因素，他从未考虑放弃手术、化疗和放疗。事实上，他第一次确诊后，有人建议他尝试替代疗法，但是他断然拒绝了。对于他来说，最重要的是，他选择的医学专业人士，首先应把他当作鲜活的个人，而非仅仅是癌症患者。他应当相信，他的医生是真心为他好，把他的最佳疗效挂在心上。后来事实证明，这个直觉是非常正确的。努力过着完整的生活，不把自己局限于那个诊断，这是他抗癌生活的基础。

烟草给我们的启发

有人怀疑生活方式的选择能否影响更广泛的人群。其实在并不久远的过去，我们认识到肺癌和吸烟之间的关系，回顾一下这段历史，即可释疑解惑。20 世纪 60 年代初期，包括美国肺脏协会、美国心脏协会、美国结核病协会、美国公共卫生协会在内的机构联盟，敦促约翰·F.

肯尼迪总统解决吸烟引发的公共卫生危机。1962 年，肯尼迪总统采取行动，组建了庞大的专家团队。团队耗时两年，形成了 7000 多项研究和文献成果。[21]1964 年，美国医务总监卢瑟·L. 特里发布了研究结论：与不吸烟人群相比，吸烟者的死亡率会增加 70%，而吸烟正是罪魁祸首。从此以后，美国历任医务总监、公共卫生倡导组织、胜诉烟草公司大案背后的积极人士，他们不懈努力，让公众意识到了烟草（咀嚼和吸食无异）与肺癌之间的因果关系。[22] 但是，令人担忧的是，美国仍有 15% 的人口吸烟。而且，在许多亚洲、非洲、欧洲国家，吸烟比例仍然远高于此。[23] 澳大利亚与美国的吸烟比例相当，该国致力于将其降低为零，为此将持续增加烟草税直至 2025 年，届时每盒香烟征税将高达 40 澳元。[24,25] 据估算，在美国的任何地方，每盒香烟价格增加 10%，吸烟的比例就会降低 2.5% 至 5.0%，多项研究表明，这个数据平均值是 4.0%。在俄罗斯，香烟价格便宜得多，60% 的男性吸烟，全民吸烟率近 40%。[26]

而且，我们还允许烟草行业革新吸烟方式，随之出现了蒸汽（雾化）尼古丁，这种蒸汽中含有多种未经充分测试的化学物质，包括与癌症有关的化学成分。[27] 因此，尽管现在抽烟的年轻人已经减少，但他们转而去吸雾（据称发明它是为了戒烟），这是一种新的尼古丁消费方式。[28]

还有一个现象值得关注。尽管罹患肺癌的美国男性已减少，但罹患肺癌的美国女性人数却从 2000 年开始持续上升，直至最近才小幅下降。这可能是因为美国女性开始公开自由吸烟的时间要远远晚于男性，肺癌、喉癌、食道癌等与烟草有关的癌症，在老年人群最为常见，而自 20 世纪六七十年代吸烟的女性，如今可能正要面对与癌症有关的后果。不幸的是，烟草并非仅会引发肺癌，它还与 14 种不同的癌症有关联。[29]

烟草消费是某些癌症的直接原因，这本可避免（尽管容易上瘾）。

意识到这一点，公众关于行为和疾病关系的认知发生了颠覆性的改变。不再有人否认，我们的行为对于癌症而言非常重要。这也开启了癌症预防的新天地，人们开始探索触发癌症的其他生活方式和环境因素。

此外，投入癌症研究的资金也开始增加，直至今日仍在增加。但是，如果我们想一想便会觉得费解，这些资源大多流向了寻求治疗的研究，投向预防研究的资金，远远少于研发治疗和测试治癌新药的资金，仅为其 1/10。[30] 几乎每一天我都在与这个差别做斗争，尽管生活方式的因素与癌症之间的因果关系已经清晰无误。烟草和肺癌的例子说明，如果我们愿意为这个事业投入精力和金钱，我们能够取得怎样的成就。国际癌症研究机构已经将加工红肉（例如培根和热狗）列为致癌物，公众对它深恶痛绝，假如我们的态度和公众一样，情况会是怎样？[31] 假如我们对垃圾食品和含糖饮料征收更高的税额，情况会是怎样？假如我们的公共服务机构警告公众，过量食用糖和加工食品，易引发流行性肥胖和诸多慢性疾病，包括癌症，情况会是怎样？[32-34] 如果这些变成事实，我们将生活在一个截然不同的世界。

不仅仅是统计数据

诊断威胁生命的疾病时，统计数据和概率不易理解，也不易把握它们是否可用、何时适用。大卫所做的工作，向大多肿瘤专家赖以预测患者治疗结果的统计模型提出了挑战。构成个体生命独特性和复杂细节的，是因人而异的变量，一列列数字何以能够解释所有这些变量？我们视作"生活方式"和生活态度的力量和选择，怎会在诊断癌症时全都不起作用呢？且不管那些无形之物，例如毅力、生存意志、信仰等，饮食和运动会有影响吗？健康的心理状态，如希望、感恩，会有影响吗？和确认的致癌物接触，如煤尘、石棉、烟草甚至太阳的光线，会有影响吗？大卫想要更好地理解所有这些因素，他渴望构建一个全方位、三维的认知，弄清楚生活方式是如何影响癌症的发展和生长的。

这个方法过去是、现在仍然是具有革命性意义的。大卫知道他患有癌症，他别无选择，只能学会与其和谐相处，他接受了这个事实。他为我们树立了一个榜样，以全新的方式接受事实。他知道癌症已经和他融为一体，这种接受，给他带病的生活以力量和方向。

我不知道大卫当时的生活是否设定了这样的目标：做不可能之事，用自己的方式与癌症赛跑。但我确定知道的是，他引领我们认识到，如果我们决定积极地改变与癌症共处的方式，那些统计数据将变得不再重要。

大卫《每个人的战争》一书的"逃生统计学"章节，讲述了传奇式科学家和作家斯蒂芬·杰伊·古尔德的癌症经历。他 40 岁时，被诊断为腹膜间皮瘤，这是一种罕见的癌症，与他接触石棉有关。古尔德立即接受了手术治疗，但医生并不能确定预后如何。这时他做了伟大科学家所做之事：研究。他得知这种癌症被认为是"不可治愈的"，中位生存时间为自确诊后 8 个月。[35] 他震惊不已。所幸他能清楚地看懂正态分布曲线。他注意到，一半确诊间皮瘤的人，其生存时间都不长（0 至 8 个月），所以他将注意力投向统计图形的另一侧。他看到，就预计的死亡率而言，生存率超过中位数（一组数字的中间数字）的人，也就是曲线右侧的人群，享有很大的生存空间。生存曲线的末端显示，间皮瘤患者可以生存 3 到 4 年。这远远好于 8 个月，可能也会满足他研究如何进一步提高生存可能性的时间要求。他决心追求极限中的极限。[36]

尽管古尔德天性乐观好奇，但他也承认，统计数据可能对癌症患者的精神状态构成危险，冷冰冰的数据可能会严重挫伤患者的态度和期望。古尔德在其《中位数并非那个意思》一文中写道："态度肯定会影响抗癌效果。我们并不知道原因……总体而言，罹患同样癌症的人，尽管其年龄、社会阶层、健康状态、社会经济地位不同，但是，态度积极、生存意志强烈、生存目的明确、努力与疾病抗争、积极响应自我治疗而非被动接受医生说的每句话的人群，会生存更长时间。"[36]

古尔德是一个好榜样。他做到了这些，比预期多生存了20年。他和大卫·塞尔旺－施莱伯罹患的癌症完全不同，但实际生存时间都远远长于预期时间。我感觉，这肯定不仅仅是靠运气，也不是靠一些可遇不可求的"奇迹"。他们两位都研究科学，并且得出了相同的结论，也是我的结论：健康的生活方式是预防癌症、延长任何一种癌症生存曲线的关键所在。

主动疗养：莫莉的抗癌历程

每年夏天，我和艾利森都要带上家人，去加拿大多伦多以北乔治亚湾的一个小岛，住进乡间小屋，开始我们一年一度的别样度假。这是位于帕里湾附近的一处神奇之地，在这里，我们可以回归自然，避暑消夏，放下所有的感受计虑，也不用理会手机和电脑。平静的水面上，不时传来几只潜鸟的叫声，划破了夜晚的宁静。空气中弥漫着白松和雪松的气息。我们在这里结识了莫莉，交往多年，已经成为好朋友。她五十好几的年龄，思维敏捷。她的家族自20世纪初便来此地消夏避暑。她酷爱户外活动，有着史诗一般的经历。年轻时，她曾独自一人在帕里湾的一个岛屿生活近一年，之后她在高纬度北极地区任教，她也是第一位完成 100 英里（约 160 千米）滑雪比赛的女性。她对此处的风景了如指掌。过去的 18 个夏季里，我们时常一起进餐，比赛划船，一起在礁石上看日落。

莫莉已经和胶质母细胞瘤抗争了 18 年半。这是一种极具侵袭性的脑瘤，被认为是不治之症，也是这种癌症最终夺去了大卫·塞尔旺 - 施莱伯的生命。1999 年 5 月时，莫莉 40 岁，是一位高中科学老师，她开始感觉筋疲力尽，偏头痛厉害，视力有问题，还伴有其他症状。一天下午，她开车一小时后到家，病情发作得非常厉害。她去当地一家医院，被诊断为脑卒中和癫痫。她请求做核磁共振检查，但遭到拒绝。过了一个月，她的病情又多次发作，于是她去大城市医院看专家门诊，做了核磁共振检查，确诊为脑瘤，医生建议立即手术。那晚，她在准备一门课程的考试答案，因为她知道自己不能去批改这门课程的试卷了。

3 个月里，她不用那个字母 C 开头的单词（指 cancer，癌症），而是着手寻找最好的放疗设施。她热爱教学，希望能重返讲台，但医生们一个个劝她离岗休息，态度委婉，但建议休息的时间却越来越长，从 6 个月到 1 年，最后到永久性离职休息。毕竟，当时她的预期生存时间是 6 到 18 个月。放疗之后，她要用三种厉害的化疗药物，另加类固醇。

听到还剩 6 个月的日子时，莫莉告诉在化疗室的护士，她不知道上苍让她来人世走一遭是为了什么。他们的回复是："你可以是个奇迹，奇迹每天都在发生。"莫莉在心里记住了这句话，决定不要成为一个统计数据。但，差不多正好 6 个月以后，癌症复发了。她接受了第二次手术。但与第一次手术不同，这次半途而废，她转而接受一种新批准的化学疗法。她决定坚持用这种药物，直至"要么我死亡，要么癌症死亡"。

同时，她开始与一位治疗癌症的中医师共同研究补充疗法。最近我同莫莉聊天时，她提到，被迫离开教职绝非易事。"我已经失去太多，几次流产后，不能要孩子，学校里的孩子就是我的生命。我讨厌离开他们，但因为病情发作和癌症，我还是被迫离开了，就在我感觉对工作正是驾轻就熟的时候。"

莫莉意识到，她必须将所有的注意力和时间投入康复之中。如她所言："自己身体就是这个样子，你只能接受，即使让人讨厌也要接受。说真的，癌症真让人讨厌。我要接受四种化疗，把我整得晕头转向。我只好放松下来，真正学会倾听自己身体的声音，开始改变之前的生活方式，一步一步来。"莫莉之前听过她预期生存时间的说法，6至18个月，听起来就像无法生存。尽管如此，她决定不相信这个说法。她解释说："我不是医生图表上的一个数字，我是一个人。我决定要教育自己，尽己所能，挑战生存的可能性，尽可能生活得好，也尽可能生存得长。"

为了实现这些目标，莫莉实际上改变了生活的方方面面，从饮食到思维（改变负面思维），再到身边的同伴，不一而足。新闻可能让人不悦或上瘾，所以莫莉独处时，很少打开收音机。她迎接每一天的方式是进行身心训练，包括沉思冥想、视觉心像。她还学会了倾听自己身体的声音，可以说交织着欣慰和震惊。她是一个活生生的案例，诠释了抗癌生活不仅可以延长生命，还可以涵养精神，我们可以因此更好地享受时光。

莫莉这样解释她新的精神状态："你只能决定以后的日子要过得不一样。这种接受和向病魔屈服大相径庭。这种决定说明你真的想要生存。"莫莉已经和侵袭性脑癌抗争18年，我期待着今年夏天在帕里湾再次见到她。

在当今时代，有这么多人（可能包括我们所爱的人）罹患癌症，在这种背景下，莫莉的事迹显得尤为感人。2016 年，美国癌症患者人数超过 1550 万。[37] 预计到 2026 年，这一数字将突破 2000 万。[37] 世界卫生组织预计，未来 20 年内，全球新增确诊癌症人数将达 2200 万，增幅比例为 70%。[10] 这些新增病例将大多（60%）分布在非洲、亚洲、中美洲、南美洲，现在 70% 的各类癌症死亡病例都分布在这些地区。[10]2015年至 2030 年，美国乳腺癌发病率预计将增长 50%。[38] 这些预期情况表明，我们必须教育全世界人民，健康的生活方式会影响预防和治愈效果。如果我们采纳并推进抗癌生活计划，我相信，在我的有生之年，就能够看到癌症发病率降低。这，于我而言，将是最伟大的进步，标志着我们正朝着真正治愈癌症和其他致命慢性疾病迈进。

试想一种新的正态分布曲线

越来越多的肿瘤专家、外科医生以及治疗团队的其他人员开始认识到，生活方式能够影响传统癌症治疗效果，他们鼓励患者改变生活方式。此时，很多种类癌症的死亡率仍在上升，而部分患者的生存时间（自首次确诊至死亡）却没有变化。

现在我们来试想一种新的正态分布曲线，这是一种不同的图表。它将彻底改变我们的这一观点：将近一半的人，在人生的某个时点，不可避免地被诊断为癌症。如果我们能在第一时间预防癌症，并且可以跟踪和量化其效果，情况会是怎样？

这种新曲线看起来会是什么样子，我思考了很多。在显示发病率的新曲线上，隆起的顶点是发病的高峰年龄，或者更准确地说，是确诊年龄，这是因为肿瘤通常生长很慢，需要几年，甚至几十年的时间，才能长大现形，得以被发现。表明死亡率的新曲线显示，自确诊日期后生存期有所改善，发病峰值向右延迟。如果我们在乎自己的健康，在乎自己的身体，想要强身健体，而且我们决定重视预防（首诊、复发、进展均可），那么这个图表就会变得富有"活力"。

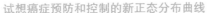
试想癌症预防和控制的新正态分布曲线

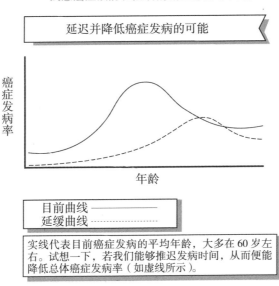

延迟并降低癌症发病的可能

癌症发病率

年龄

目前曲线 ——————
延缓曲线 ------------

实线代表目前癌症发病的平均年龄，大多在 60 岁左右。试想一下，若我们能够推迟发病时间，从而便能降低总体癌症发病率（如虚线所示）。

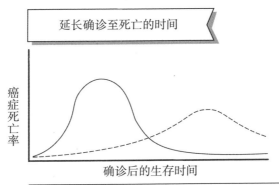

延长确诊至死亡的时间

癌症死亡率

确诊后的生存时间

实线表示很差的预后，即确诊后一至两年即死亡。试想我们能够延缓死亡，从而降低癌症死亡的可能性（如虚线所示）。

与劳拉·贝克曼合作制图。

这不仅仅是为了与癌症相处得更好更长，我们还有可能将诊断"推到"未来，甚至还有一个更大的梦想（我总是对癌症预防怀有远大梦想）——无限期地推迟癌症发生时间。

这个思路变化极大，是对我们现有被动型癌症发现和治疗方式的颠覆，我甚至称其为"革命性的变化"。防癌生活方式的核心是一种新的健康观，其目的不仅是预防或战胜疾病，也是提高生活质量（不论我们的余生长短）。这就是防癌革命。

基于这种新的观点，如果我们都像大卫、斯蒂芬·杰伊·古尔德、莫莉那样，决定从现在开始就改变生活方式，情况会是怎样？如果我们都决定，在疾病来袭之前就采取行动，情况会是怎样？如果我们的科学研究表明，我们现在进行健康调整，就可以强身健体、延年益寿、免受癌症和其他致命疾病的侵袭，情况会是怎样？

想想这些可能性吧。

第二章

我们的康复能力

"癌症"这个字眼，没人想要听到，但是，我们大部分人，在人生的某个时点还是会听到。它也曾牵涉到我自己的几位家人。10 年前，我的父亲被诊断为前列腺癌。像大部分早期前列腺癌症病人一样，医生告诉他，正常生活就可以。没有人建议他改变生活方式。"没什么要特别注意的，"他被告知，"明年我们再给你做一次切片检查。"

即便是在 2008 年，艾利森和我也知道，这样的说法跟不上最新研究成果。早前一年，著名医生和营养学家迪安·奥尼什，通过一次随机对照实验发现，早期前列腺癌症患者，如改变饮食和生活习惯达一年时间，可减缓疾病的进展，大幅减少手术的必要。[1] 不断有科学研究进一步表明，改变生活方式能够改变癌症进程的发展，对于早期发现的癌症尤其如此。我敦促父亲做出如下改变：冥想，多运动，少吃肉，少喝奶，喝绿茶。此外，我还建议他每天吃两勺番茄酱和一个巴西坚果。番茄酱中的番茄红素，在实验室中已表明可减慢动物的癌细胞生长速度。巴西坚果中的硒含量很高，已有多项研究表明，硒这种微量元素可降低前列腺癌症的风险。父亲采纳了我的一些建议。他最终选择接受手术，同时也坚持注意饮食健康，多吃蔬菜和其他富含纤维的食物，少吃肉和乳制品，每天锻炼，练习气功。如此，他得以保持身体健康和乐观的心态。

父亲对自己的癌症能坦然面对，毕竟发现得早，预后良好。对于其他人来说，确诊癌症可能会给自己和亲友带来灾难性的心理影响。作为一名心理学家，我常担心，一旦我们获知自己罹患癌症，对这种疾病的深深恐惧，会让我们感到束手无策。但事实是，万事皆有可能，唯一不可能的是我们什么都做不了。我们在慢慢揭开癌症的神秘面纱，这主要归功于我们对基因作用机制有了新认识。我们认识到，自己的身体天生就是一个功能强大的治病战斗机，我们要做的，就是保证自己的生活方式和生活习惯，能够帮助身体实现其天生的功能——治愈自己。

积极行动之前，我们不妨停下来，直面我们自己或所爱的人确诊癌症时，可能要问的一个难题。很多癌症病人不禁要问：我的身体怎么会产生这种毁灭性的东西？我怎么能够接受这种生理学上的背叛？我做错什么了吗？这些困惑，常常在癌症似乎狡猾地把我们分裂为身体、心理、精神几部分之时出现，而此时正是我们需要整合自我，形成一个最完整自我的时候，这样才能做出周全的选择。

这种疾病常让我们对自己和身体失去信任。我们每天都应有所行动，以支撑天然的防御力，提高治愈力。一旦失去信任，便会影响这些行动。确诊后，我们无疑要做出一些治疗的决定，所以不妨带着一丝好奇接受确诊，这很重要。假如我们并不相信自己没有能力参与诊疗，而是像上文提及的榜样大卫·塞尔旺－施莱伯、斯蒂芬·杰伊·古尔德，以及我的朋友莫莉一样，倾听自己身体的声音，给身体所需要的，如此这般，情况会是怎样？如果更进一步，在身体健康之时，便采取这样的行动，情况又将怎样？

　　既然身体天生就有防癌或战胜癌症的潜能，医生也试图超越现在的"护理标准"，为什么有些医生仍然不向所有的癌症病人推荐健康的饮食、有规律的身体活动、有效的压力管理方法呢？真相是，尽管越来越多的证据表明，生活方式影响癌症的发生、复发、生存期等，但一些医生仍然不愿将改变生活方式作为预防和治疗的一部分加以推荐，某种程度上因为这不在他们培训的范围内。[2-8] 对于很多顶级的外科医生、放疗肿瘤专家、内科肿瘤专家而言，生活方式仍然是一种事后思考、补充性质的治疗，有帮助，但可能不需要。他们关注的是自己在治疗过程中的作用，如何先缩小肿瘤，然后切除，再放疗，以消除手术残留的肿瘤细胞。病人自己对于这种高科技、专业的医学治疗的重要影响力被严重低估。

　　为了说明生活方式和癌症治疗之间的脱节程度，且听我说一个真人真事。不久前我在 MD 安德森癌症中心遇到一位乳腺癌患者，名叫伊莱恩，37 岁，有两个孩子，诊断为侵袭性 II 期乳腺癌后，她在家乡接受了化疗，随后来安德森接受放疗。她体形好，食谱自认为也健康，活动积极。和大多数路易斯安那人一样，她每周烤一次排骨。和大多数美国人一样，她经常吃比萨和芝士汉堡。但差不多每天晚饭都配有各种蔬菜或一份沙拉，也注意尽量少摄入糖分（如果不算代基里酒的话）。运动上，伊莱恩并不是那种坐着不动，看电视或打游戏的人。没有两个宝宝之前，她和丈夫亨利参加了全力游戏、障碍赛跑、翻转轮胎和攀登绳索等比赛。

　　确诊乳腺癌后第一次去看内科肿瘤专家时，她就问了饮食的重要性。"医生，和我说说。我在网上看了些文章，几年前就听说癌细胞吃糖。现在你确定告诉我的话，我就不再吃精制糖了，"她对医生说，"你现在告诉我不要吃什么，我就不吃什么了。"

"伊莱恩，你知道吗，"医生回复道，"癌细胞什么都吃。你想吃什么，就吃什么。你现在要过一段苦日子，你需要舒服些。化疗挺折腾人的，你想吃什么就吃什么。"这位医生的态度并非个例。事实上，在美国，癌症的治疗和生活方式的选择完全脱节。

伊莱恩在心里记住了医生的话，当然很开心。看过医生后，她径直去了一家快餐店，点了一大块苏打点心。那天晚上，她太累了，不想做饭，这当然可以理解。于是她为全家点了比萨，这是大家的最爱，也是最方便的犒劳自己的方式。第二天早上，她感到浑身乏力，还是累，于是就吃了一个上班时同事给她的甜甜圈，有点自责。上午 10 点来钟，又有滋有味地吃了一个巧克力纸杯蛋糕。

一种自我强化的"狂吃海喝"模式就此开启，一直持续到 6 个月的化疗结束。甜点和垃圾食品，似乎是对她所经历的一种补偿。"那 6 个月很放纵，我感到很内疚。"她摇摇头，对我说道。

化疗是为了缩小肿瘤的，但 6 个月的疗程快要结束时，她的医生发现肿瘤居然增大了将近一倍。化疗结束后，她接受了双乳切除手术。医生告诉她，她罹患的是三阴性乳腺癌，这种癌症的复发率是 33%。三阴性乳腺癌生存者，不能通过每天吃一片药来阻断雌激素以防止复发。医生（正是那位曾告诉她"想吃什么就吃什么"的肿瘤专家）告诉她，她自己也做不了什么。

"我什么也做不了？"伊莱恩不相信，于是这样问道。在过往的生活中，她是一个积极主动、掌控形势的人。眼下这种无能为力的情况，让她感觉不舒服。

"嗯，还是能做些事情的……"这位肿瘤专家环视房间四周，好像要告诉她一个秘密，不想让任何人听到。"我私底下和你说，"医生让她看看大卫·塞尔旺－施莱伯的书《每个人的战争》，"这不是医学院的教学内容，但是我现在越来越相信，还是能做些事情的。"

这个例子生动地说明了我想说的意思：医生自己知道这个道理，但又觉得不便向病人提供相关建议，二者是脱节的。这位肿瘤专家本人后来成了素食主义者，部分缘由是，他相信饮食和慢性疾病的发生有关联。但是他并不愿意公开地分享这个信息，因为他认为饮食和癌症之间的关联，尚缺乏足够的医学证据支撑。类似的故事我经常听到。我感到很难过的是，我们其实已经有证据了。而且，不断累积的证据不胜枚举。仍不愿意向病人分享生活方式和疾病之间关系的肿瘤专家，或许是在损害病人的利益，可能会减少病人的生存机会。

伊莱恩知道《每个人的战争》这本书的当晚，她的丈夫亨利便预定了五本，分别给自己、伊莱恩、伊莱恩父母、自己父母、家庭挚友。书籍一到手，亨利便立即开读、划重点，还贴上了索引贴。48小时后，他宣布："我们要改变生活方式。"此后不久，伊莱恩和亨利出门享用了一顿三道菜的晚餐，配以一瓶红酒和甜点，以此庆祝结婚七周年。他们还畅谈了两人之间以及孩子的希望、梦想和目标，也聊到了两人共同的生活。

第二天早上，亨利清理了食品储藏室和冰箱里的瓶瓶罐罐，还有罐装的加工食品。"大功告成，"他说道，"你现在需要每天喝三杯绿茶。"他拿起一个小的调料瓶："这叫姜黄，是我们的调料新宠。"

此时此刻，伊莱恩感到前所未有的浪漫，因为她意识到亨利是何等在乎她。他想和她相依相伴，支持她为抗癌做出改变，同时他们开始培养健康的生活习惯，这样他和幼小的孩子们以后面对这种重症的概率也许会降低。

伊莱恩仍在进行放疗，她现在的饮食以素食为主，还和亨利共同学习一项新的混合健身运动。她开启每一天的模式是，沉思冥想 10 分钟，并在此刻全神贯注于自己的呼吸。"这样做过之后，整个一天我都不会感到癌症带来的负担。"她告诉我。她早晨不像以前那么累了，仍然上班，这样可以改善睡眠。这些改变让她瘦身 16 磅（约 7 千克），还祛除了皮肤上的斑点。更重要的是，她感受到了自己选择的力量，可以控制和保持健康。

"相比 6 个月前，我现在的状态完全不同，更加平静。那时，我只能靠化疗和医生救我。"她解释道，"现在我不是等着某人给我开一张处方，或者把药物泵入我胸口的输液港。我每天都能自己决定做些事情，帮助恢复健康。"

伊莱恩的转变鼓舞人心。但是，当初她就咨询了自己的肿瘤专家，表达了对生活方式如何影响癌症的关切，肿瘤专家却对此予以否定的回应。如此种种，实在太常见了。

大卫·塞尔旺－施莱伯也曾对自己的脑瘤感到崩溃，他将这种焦虑的方式称为"错误的无望"。虽然并非有意为之，但医学界处理癌症的方式通常会强化这种焦虑。大部分肿瘤专家和外科医生过于关注"治愈"，以致未将病人的协助列入成功的要素。大卫的经历与伊莱恩相似。当初他脑瘤复发，极为震惊，但医生并没有建议或鼓励他如何尽己之力挽救生命。伊莱恩的事例则说明，时至今日，尽管很多癌症医生一心要治病救人，但他们的做法与之前无异（其实他们也并非有意不作为）。他们会制订出治疗方案，告诉病人："我们会尽一切努力。你还是照常生活，以前做什么现在还做什么。"这其实隐含着病人无可作为的消极意味，有可能就会导致生死之别。

就我们自己的生活而言，艾利森和我并没有等待医学界追赶上科学的脚步。我们已经在家里践行抗癌生活方式，在朋友和社区中积极推广。当然，长路漫漫，挑战多多。我已经不再吃意大利面，对一个意大利人而言这简直是一种亵渎，但毕竟比戒烟来得容易（我大学毕业后便吸烟了）。我们也开始慢慢以素食为主（在我父亲确诊癌症后开始的），尽量不让孩子吃加工糖，尽量让他们按时就寝，以养成健康的睡眠习惯。

我们不可能做到尽善尽美，但总是尽最大努力。为什么？原因简单明了：我目睹了太多受癌症折磨，最终死于病魔的人。我要尽一切努力，让我的孩子现在就养成习惯，防患于未然。万一终要面对，也能够战胜它。我知道这对病人意味着什么，我也知道这个过程对于生存者和他们的家人来说何其困难。癌症正在改变生活，并且正在消耗一切。它带来的挑战方方面面，难以想象。如果通过改变生活方式，能够免受癌症侵袭，为什么我们不竭尽全力这么做呢？如果我们的生活方式能降低孩子患癌的风险，我们何不尽一切努力做个健康的表率，引导他们在抗癌的道路上走下去呢？另外，比预防癌症更重要的是，这种生活方式本身让人感觉更好。

未经学习的无助

医学界大多仍对更健康的生活方式涉足不深，所幸我所在的 MD 安德森癌症中心，已将生活方式融入治疗方案之中，并获得青睐。对于安德森中心而言，这也是一个长期且缓慢的学习过程，但我认为我们正在接近突破的关口。我们要做的，就是汇集更强的科研成果和数据，确保医学专业人士和普通公众均能使用这些信息。但首先，我们必须克服"习得性无助"，这个概念似乎无处不在，谈到生活方式和健康护理时尤其如此。

不幸的是，善待自己并不是社会看重的品质。我们认为，为了成功必须加班加点（实际上研究显示事实与此相反）；我们认为，早早就寝或睡懒觉说明意志薄弱（但睡眠却是我们力所能及的、最能恢复体力和增强免疫力的活动之一）；我们还认为，如果我们花时间学习舞蹈、唱歌或即兴表演，那简直就是犯傻，但事实是，所有这些活动都对我们身体有益，而且还有一个额外的福利，就是增进人际关系。[9,10]

是时候有新认识了。我们要知道，健康和疾病有一个强力交叉点，我们对生活方式如何瓦解癌症、扰乱其进展的关键理解，很多也来源于这个交叉点。这就是我工作和生活的领域，复杂却又迷人。

我的日常工作是和团队一起，向癌症病人讲授简单、低成本、非医学专业的生活方式技巧。病人可能正在经历化疗、放疗、干细胞移植或其他艰难的治疗，在身体、心理和情感上背负巨大的包袱，但这些治疗又是绝对需要的。我们帮助癌症病人做出关键的生活方式改变，提高治疗效果，这对于成功的治疗至关重要。改变生活方式，也可以保护病人免受其他疾病的侵袭。

例如，我们鼓励病人进行有规律的体育活动，以此强化免疫系统，解除疲劳，还能让身体变得不利于癌细胞的生长，同时能够更好地承受治疗带来的煎熬。[11-15] 我们帮助病人感觉更加健康，更加放松，不再感到焦虑或消沉，这样即便他们要面对可怕的有挑战性的诊疗，也能够最大限度上获得广义上的"幸福"感。最重要的是，我们帮助病人和自己的身体重新建立起理性的、有意义的联系，这样，他们就能慢慢发现自己需要在哪些方面改变生活方式。我们向他们教授的，也是一直提醒我们自己的，就是，如果我们选择过一种健康的日常生活，就能够大幅提升自己的整体健康水平。

我们的目标是协同作用，也就是说，整体的作用大于各部分之和。就降低癌症风险而言，在多个方面改变生活方式，相比于单独改变某一方面的生活方式，其效果更佳。我在上文中已提到，我们重点关注的是六个方面。[16-18] 尽管很多肿瘤学家仍视生活方式为锦上添花的手段，但是有更多关于生活方式重要性的研究正在逐步完成，一些主要的癌症机构也予以了关注。美国癌症协会和美国癌症研究院都有关于癌症预防和癌症生存的明确指南，涉及体重、饮食和体育活动。[19,20] 过去五年，已发表的很多重大研究均表明，人们越遵循癌症预防指南，其罹患癌症及因癌致死的风险就越小。[21,22] 例如，与仅遵循两条以内指南的人群相比，遵循七八条指南的人群罹患癌症的风险会减少 12%，癌症死亡风险会减少 20%。[5] 某些癌症的发生减少率会更高，例如，遵循七八条指南的人群，直肠癌的发生率降低 50%。[5] 头颈部癌症降低达 63%，子宫内膜癌为 59%，乳腺癌为 22%。癌症死亡率同样降低。人们遵循癌症预防和控制的指南数越多，癌症死亡率就越低。有些癌症的死亡降低率不大（一项研究显示，卵巢癌为 10%），有些则较高（乳腺癌为 33%，直肠癌为 61%）。

我们关注的生活方式有六个领域：社交支持、压力、睡眠、饮食、运动、环境。它们彼此关联。有新的证据显示，在其中某一个领域取得成功，将会影响其他领域的成功。[23] 各种研究显示，压力可以将所有好的健康状态破坏殆尽。[24-26] 刻意冥想与饮食干预同时进行，效果优于单独的饮食改变。[27] 现在，科学已经明确表明，为了增加改变生活方式的持久性，减少疾病发生及复发的风险，我们应当在多个领域做出改变，这至关重要。[22,28,29]

遵循生活方式指南条数越多，患癌风险及与癌症相关的死亡风险越低

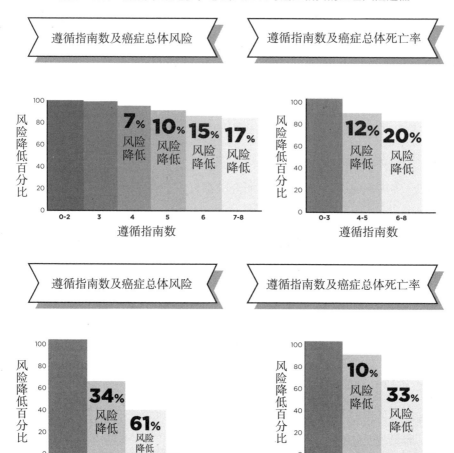

遵循更多指南，保持健康体重，经常锻炼，避免久坐，健康饮食，少吃红肉和加工肉，适量饮酒，这样会减少癌症总体发病风险和死亡风险。直肠癌和乳腺癌的风险降低更加明显。

出自：C. A. Thomson, M. L. McCullough, B. C. Wertheim, et al., "Nutrition and physical activity cancer prevention guidelines, cancer risk, and mortality in the women's health initiative," *Cancer Prevention Research* 7, no. 1 (January 2014): 42–53.

与劳拉·贝克曼合作改编。

癌症病人自己能够意识到抗癌生活的协同益处。我见过很多这样的情形：癌症病人看到了健康的生活方式为其治疗和预后带来了积极的效果，因而将健康生活和感觉良好联系起来。一位乳腺癌患者告诉我，她远离生活中的"毒性关系"，将自己的核心价值观与行为方式协调一致，从而平生第一次感受到了"活得自由且真实"。还有一位病人告诉我，她开始吃更多的素菜，有规律地运动，管理、控制压力，现在她感觉睡眠更好，更有活力。尽管她已经接受了手术治疗、6个月的化疗、6个星期的放疗，但她觉得自己的生活比确诊癌症前"好多了"。

为了更好地理解为什么生活方式有如此大的作用，我们需要从最基本的概念出发，更深入地理解癌症。我们也要关注，这么多年来我们是如何治疗癌症的。如此，我们方能更全面地理解，为什么过去大量的医疗和科研资源，撇开完整的人体而孤立地研究癌症，而且也极少关注癌症预防。

希望良方

在我 20 余年整合肿瘤学的职业生涯中，我看到，一个又一个病人经历了残酷但必需的医学治疗后，他们仅仅被告知，此刻他们的疾病已经"治好"，他们的医疗护理似乎就此结束。我看到，这些人经历了密集的早期治理后，健康状况实在难以尽如人意，回家后如何开始更重要的治愈工作，他们缺乏理念或工具。他们的身体可能已经面目全非，伴有慢性疼痛，还有因治疗引发的疾病或继发性疾病，情绪低沉，精疲力竭，万般情绪都有，唯缺健康。其实对于很多人而言，此时此刻才是开始真正"治愈"之时。

他们的治疗已经结束，但仍未康复。此时大多数人处于一个关键的十字路口：要么他们开悟，知道真正的治愈和长期的健康其实掌握在自己的手里；要么他们投降，屈服于癌症及其治疗带来的打击。

我们的身体天生没有这个本领：被切割开来，浸泡于化学药物之中，暴露于放射线之下，却又不会引起严重的后果。但是，我们的身体天生具备这个本领：保持平衡，保持调节，能够用自身的生物机理抵抗疾病——前提是，我们做出的选择，要顺其自然，宜其发挥。

身体与生俱来的自愈功能，是抗癌生活的全部内容。抗癌生活就是要我们转移关注点，让我们意识到这个事实：我们的生活方式之于身体自愈，要么有利，要么有害。这一点，对于癌症患者和健康群体均适用。

良药无处不在：黛安娜·林赛的非凡治愈之路

想要了解生活方式的改变带来的治愈力，我们只需说一个健康保健人士的故事。黛安娜·林赛，已经与癌共生 25 年，其中近 12 年的病情是肺癌 IV 期。

1993 年，黛安娜 41 岁，第一次被诊断为直肠癌 I 期。她接受了多次手术治疗，最终被认为"治愈"。

到了 2006 年她 54 岁时，又被诊断为肺癌 IV 期。这次是晚期，癌细胞从双肺扩散至淋巴结、大脑，甚至心脏内壁周围。她被告知不具备手术条件，无法治愈，随后进行姑息治疗。但是她的医生凭借直觉，打破了常规治疗方案，向她介绍了特罗凯。特罗凯是一种靶向药，现已用于治疗晚期或转移性非小细胞肺癌，但当时尚在临床试验中。她还接受了伽马刀的脑部放射治疗。她对这两种治疗方案的反应都非常大。18个月后，CT扫描显示，癌细胞再次生长。随后，她又尝试了立体定向放射疗法，这种疗法当时也属试验阶段，现今已成为标准疗法的一个选项。这让她的病情在9个月中没有再发展。随后她又进行了9个月的气功治疗，终于取得了突破性成果，具备了做手术的条件，且手术成功。

自确诊之日起，黛安娜便开始大幅调整生活方式。首先，她向自家公司请假，这让她能够关注健康。她和丈夫的公司经营营销传播业务，客户是跨国公司。最终她卖掉了公司，这让她获得自由感，以及大多数与她有一样遭遇的人所没有的资源。我们在后文中将看到，黛安娜将自由和资源妥善利用到了她自己的学习和她的社区上。

经商期间，黛安娜通常每天工作20个小时，压缩睡眠，加班加点，密集出差，其他事情大多抛到脑后。当时她颇感自豪的事情是，她能够"面面俱到"——开公司、含饴弄孙、为社区做贡献等。突然，一夜之间，她什么都做不了了。经过一番深思，她清空规划、执行、管理带来的精神压力，然后发现能够更加清晰地倾听自己的梦想、身体、治疗的直觉。她最近和我说道："我全身心投入康复中，其他事情都放弃了，就是为了用全部精力做这件事情。我学着倾听自己的身体，判断它需要什么，还有它认为我需要做什么才能变得更好。很快，我意识到：治病良药无处不在。"

在黛安娜的医生看来，对她有效的医学手段很少。黛安娜自小接受的理念也是，治病这件事情，自始至终都是传统西方医学的事。她信任医生，尊重他们在人类健康方面的权威。但是后来她发现医生不能给她足够的回复，这时，她开始重新审视这个观点。"我开始意识到，'哈哈！食物能治病，和我的家人朋友开怀大笑能治病，长距离走路能治病，新鲜空气能治病，放松身心也能治病'。如果我自己去了解更多，这份我列为治病良药的清单还会更长。我当时意识我要把这份清单延长，它们都是最好的治病良药。"

黛安娜开始改变日常生活方式，标准简单直接："这么做会让我感觉更好吗？"一段时间后，她发现，她能够听到身体在和她沟通。怎么做能让身体变得健康强壮，她就怎么做。

她被确诊癌症 IV 期时，存活 5 年的可能性是 1%。她的医生认为她只能活 3 个月。她意识到，如果想要达到极限，成为 100 个肺癌 IV 期病例中的唯一生存者，就必须尽己所能学会自愈。像她说的那样，"我必须抓住时机，把自己的资源用到极致"。

那是 12 年前的事了。黛安娜已经找到一条更健康、更充实的生活道路，并把这种新的健康感受和他人分享。今天，黛安娜能够自信地说，自从她确诊这种可怕的疾病时起，她每天的生活都是传奇，这是一种伟大、丰富、极其健康的未知生活。她有一种使命感，要开拓一条前人知之甚少的新道路。

黛安娜能够发挥工作上的优势改变生活方式，她的这个能力非同寻常。对于我们大多数人而言，面对同样的事情，当然是沿用自己或家人的传统健康护理方法，并寻求其他的备选资源。她思维开放，乐于学习，善于应变，创造力强，这些优点之前在她的职业生涯中大放异彩，现今在自愈过程中也毫不逊色。她的模式不适用于所有人，但她以其社会地位，以及自己艰苦创业带来的回报，在她所在的整个群体率先垂范真实且健康的改变。

黛安娜如此非同寻常，其原因之一是，她真心实意地信任她的身体，相信身体能够指引她走向康复。尽管她被告知不可能"治愈"，但这个事实并未冲淡她的希望，也没让她放弃尝试那些能够帮助身体自我康复的改变。她坚守希望，然后付诸行动。她自我教育，用所学知识精心制订了一份专属于她的抗癌生活计划。

黛安娜将可怕的肺癌 IV 期，演绎成了 10 余年的抗癌生活传奇。试想一下，如果我们这些没有罹患癌症、慢性疾病或其他致命疾病的人群，也遵循这些生活方式的原则，情况会是怎样？

康复和治愈的区别

癌症可以教会我们很多。它教会我们身体如何调节自身，如何在细胞层面工作，还让我们略知人类身体的构建原理，以及与生俱来的康复功能何以实现。对于有些人而言，谈论体内产生的癌症，会感到古怪，甚至闻癌色变。谈及自我康复的理念同样如此。但是，我所了解到的是：即便治愈已不可能，我们仍然能够在很大程度上康复；即便面对重病，我们仍然可能根本性甚至颠覆性地改善生活和健康；不论医学治愈是否可能，我们仍然能够达到更高的健康水平。

我并非建议不再寻求治愈方案。确定合适的医疗方案，并遵照执行，对于癌症或其他任何重病的治疗都至关重要。我想在这里及整本书中讨论的是，我们能够极大地影响自己的康复能力，这可能会扩大整个"治愈"概念，甚至使其黯然失色。或者，极有可能的是，这会为我们走向治愈提供极好的帮助。

我希望我们所有人，尤其是癌症医学界人士，真正认识到，"用尽一切办法"治愈癌症代价颇高。我们应该打开思路，思考什么才是好的治疗、治愈何以实现。我们的眼界应该放宽，看一看病人的生活，了解癌症病人的生活方式何以影响或反映癌症或疾病的细胞活动。我也希望我们能够将积极生活方式的习惯纳入广义的治疗方案，认识到这有助于得到更好的治疗效果。为此，我们需要扩大关注范围，关注病人的整体，包括病人的生活空间，而不仅仅是关注其体内已经失控的细胞群。

如果我们能稍许放下对"治愈"灵丹圣药的执着追求，转而首要关注康复，我们的治疗方式将完全不同。如果我们或者病人对行为方式的重要性持开放态度，就会发生一些变革性的变化。我们强调康复而非仅仅治愈时，癌症就会变成全人类的问题，而不再停留在科学层面。我的朋友和同事迈克尔·勒纳博士，对于治愈和康复的区别有前瞻性的理解，在癌症领域尤其如此。他说："治愈是医生努力为你提供的，而康复则来自我们自身，是我们端到餐桌上的东西。康复可以说是生理、情感、心智、精神的回归过程。"[30]

这两者之间的区别非常重要，因为事实上，很多癌症是无法治愈的，至少仅仅依靠医学无法治愈。但是，却能够被放缓，被控制。医学治疗癌症，可让其消失于检测仪器中，也许持续一段时间，也许会终生不见。但是，完全消灭癌症不仅较为罕见，而且会给病人带来身体、情感和心理的诸多损害。事实上，仅仅关注"杀死"癌细胞会带来无可挽回的损伤，破坏身体自我修复的能力，病人因此也更易受其他健康问题的侵扰。这也是抗癌生活变得如此重要的原因——启用我们的自我防御功能，可能降低治疗带来的诸多副作用，提高治疗效果。如果我们仅仅用生物学的方法在细胞层面治疗癌症，我们便会错失寻求治愈的方法。

学习一种新的语言

医学界讨论癌症时，常用战争词汇：如果我们乐于"抗争"，就不会让恐惧得逞；如果我们"武装"了精良的"弹药"，也许会"赢得"这场"战争"。这种理念，初衷固然是好的，但却有误导性。

我认为这些军事隐喻用得并不妥当，因为这些表述隐含的意思是，我们必须和自己的身体做斗争，而不是调节身体使其与我们自己和他物和谐同步。癌症界所使用的这些表述，将我们和自己分离，将我们的精神和与生俱来的洞察力与身体分开。我们在开战时，怎么能够康复呢？我们处于高度戒备随时应战的状态，怎么能够康复呢？现在我们知道了，使用这类表述实际上并无好处，反而会延续恐惧的状态，妨碍积极行动自我康复。2014 年，密歇根大学和南加州大学的研究人员联合开展了一系列研究，旨在探讨将癌症视作交战中的敌人会有何影响。研究结果显示，战争隐喻让人们不太可能积极行动，改善行为，以降低癌症的风险。[31]

如果你想从疾病中康复，或者预防疾病，那么向自己的身体"开战"是不健康不合适的。大卫·塞尔旺－施莱伯曾睿智地指出，我们所有人体内都有癌细胞，但不是所有人都会变成癌症病人。[32] 这并非是说我们的身体"窝藏敌人"，也并不意味着我们要生活在恐惧之中，害怕身体内部兴风作浪，甚至我们的不健康习惯会引爆战争。相反，我们应当发现每个人体内的康复力量，将其发挥到极致。这种康复的力量，可以保持身体平衡，助其有效运转（身体天生如此，也有此倾向），以便第一时间阻止癌细胞生长扩散。

癌症可怕，因为它是一种源自内部的破坏行为。它让我们惊恐万分，直面死亡，因为它不是祸从天降，而是祸起萧墙。有人可能会感觉这是一种特别残酷的背叛。如果身体首先产生了癌症，我们又怎能相信身体会打败它呢？

在 MD 安德森癌症中心，有一项正在进行的综合生活方式——CompLife 研究。在这项研究中，我见过数十个癌症幸存者经历了这个过程，之后，他们能更好地理解癌症是什么，理解自己的日常选择如何影响体内的癌症，或助其生长，或使其灭亡。有一位研究参与者，也是癌症生存者，名叫简，时年 62 岁，完成为期 6 周的强化训练后，她写了一段话给后期参与者，表达了她对参与研究的感激之情，也写了她所看到的癌症治疗中的部分根本性变化，以及生存者生活方式的变化。"起初，我是为了自己的健康参加这项活动的。我之前就决定了，如果我能够做到的话，我会改变自己的生活方式。"她写道，"但是当这个活动呈现在我面前时，我意识到这比我预想的丰富得多。我能够帮助其他人以后变得更健康，同时自己也能。现在我已经完成了 6 周的培训，我将继续尽自己最大的努力践行，我会和认识的每个人分享，这样他们也会生活得更健康。"

尽管癌症带来了怀疑和恐惧，我们仍要有希望，甚至好奇心，这非常重要。我和很多癌症病人一起工作，例如简，他们一旦克服确诊带来的最初震惊之后，生活会变得更好。事实上，很多病人告诉我，从某种意义上说，癌症是他们生活当中的一个"契机"，使他们得以彻底改变以往不健康的生活方式，从而过上早已梦寐以求的生活。确诊癌症带来的意想不到的收获是，弄清楚了我是谁，我想从生活中获得什么。走进我们最真实的自己，便能够走上康复和幸福的康庄大道。

试举一例。李，65 岁，心理学家，五年前确诊为乳腺癌 III 期。发现抗癌生活方式之前，她的生活状态较差。睡眠不好，生活难以自理，也不愿意让已经成年的三个儿子分担癌症带来的心理负担。她对自己说："他们自己的生活已经够烦心了。"被介绍来 CompLife 研究项目并了解情况后，她不能自已地哭了。"这就是我要找的，"她告诉我们，"我就需要这些，但之前就是找不到。"

对于李来说，抗癌方案为她带来了心理健康和身体健康，帮助她变得更加活跃，教会她通过冥想和瑜伽放松身体和释放压力。其结果是，睡眠改善了，她也变得更加珍惜生活。她学会了怎样把健康食物如羽衣甘蓝和菠菜做得美味可口，她还把这个技术活教给了儿子们，这样他们也能改变自己的饮食方式。这种积极赋能的状态，也使她有勇气向自己的家人及更大的社交群体寻求帮助。她这样解释自己的转变："我真的感到更加自信，更加健全。这种精神状态使我能够后退一步，审视一下自己的现状。我在做什么？我需要做什么？这让我感到掌控能力变大许多，也帮我变得更有创造力。我把这些用到日常生活中，感觉比之前好多了。"李已经从原来的工作中半退休，转而投入吸引她多年的创造性工作之中。

每每遇到李这样的病人，我都会感到自愧不如，因为尽管他们正在接受艰难甚至痛苦的治疗，或者正面对复发的挑战，面对癌症带来的诸多实际困难，他们仍然表现出极强的判断力，清晰地知道他们是谁，他们在做什么，他们想从生活中得到什么。每次与他们相遇，我都会受到一种"接触感染"，因为他们辐射出一种特殊的能量，源自内心深处对于生活本源的认同和接纳。我接触过一些病人，之前从未考虑健康问题，但确诊后热衷于了解身体的自愈力，以及自己应该怎样配合治疗。确诊癌症可能让人意识到，善待自己居然如此有意义，有成就感，甚至乐在其中。

让我印象最深的是有的病人确诊后立即改善自我护理。有些人似乎凭直觉便知道，如果参与自我护理，并且终生放弃那些有害无益的行为，治疗结果将更好（上文提到的李是个极好的例子）。但我也认识一些患肺癌和头颈部癌症的病人，即便在治疗期间，也很难做到不吸烟，他们其实也知道这些习惯不利于治疗。我还遇到一些体重超标的子宫内膜癌患者，即便被告知减轻体重可降低复发风险，但她们仍然无动于衷。我们多年提倡、被当作生存策略和应对机制的行为，这些病人也曾努力学习，但由于他们总有一些根深蒂固的习惯，最终都无功而返。即便这些习惯已经不能再提供任何有益的帮助，并且已开始带来害处，也仍然如此。有时我们将其称为上瘾。但是上瘾及其相伴的绝望和无助，大多错综复杂地交织于疾病之中。

绝望感最能助长癌症或其他疾病的气焰，因为我们一旦感到绝望，便不再尝试努力。也许肿瘤专家并未正式论及，但他们长期感受到的是，精神面貌和情绪健康状况是癌症生存的关键因素。我来到 MD 安德森癌症中心的第一个月，和一位外科医生说起自己不久前获得资助的一个科研项目，旨在研究压力管理对于前列腺癌症病人的重要性。那位外科医生回应道："你知道吗，如果我看到来我办公室的病人垂头丧气，对治疗和生活很悲观，并且是一个人来的，没有朋友或家人陪同，我知道，这样的病人前景不好。和那些精神面貌截然不同的病人相比，这些病人往往更早离世。"

他们是绝望无助的病人，也许让他们在病区散散步，或者喝一杯纯净水，都要花费足够长的时间，但我们依然努力帮助他们转换思维。转换的开始，可以是与健康护理人员的简短交流。通常，只要他们迈开简单的几步，我都会看到最微弱的希望之光。有时，只需要对自己抱持一丝信心，只需要在绝望已久时的一两个瞬间，采取一个简单的健康的行动，足矣。有些人存在根深蒂固的情感和心理障碍，只有克服这些障碍，才能取得真正的成功。在这个过程中，关键一环是获得正确的支持，以逐步克服心理障碍，然后解决更大的问题。

在我们的研究项目 CompLife 中，主要的工作是向病人提供他们所需的情感和社交支持，以克服恐惧和疑虑，从而采取有意义和有目的的行动（不论他们对于康复和自我理解处于哪个阶段）。我们承认癌症带来恐惧是正常的，但我们致力于使研究参与者产生一种能够有所作为的感觉。

癌症激发的一些强烈情感，我们也许不太熟悉，也不知道如何应对。它可能会激发孤立感和孤独感，此时病人最需要帮助。所以某种情况下，癌症类似于常见的精神疾病，如抑郁或焦虑，病人感到情况非常糟糕，却又不确定如何与他人沟通。有个病人曾经这么说道："我感到掉进了陷阱，就像在电视上看到的那样，地面上盖满了树叶，下面却有个坑。我掉进去了，没办法喊出声来求援。"还有一些病人，感觉孤立是因为对自己患癌感到羞耻，或者不愿意给所爱的人"增加负担"（例如上文提到的李，她不愿意麻烦自己的儿子，因为他们有自己的生活和烦恼）。一位同事告诉我，她最近参加了一位女士的追悼会，这位女士生前和她一起做志愿者。尽管她们每个月都见几次面，但她接到电话受邀参加追悼会之前，对同伴患癌一事毫不知情。"我真想之前有机会告诉她，我多么喜欢她，和她一起共事多么开心。"追悼会上，"她的弟弟对我说，除了他和他们的大姐，谁都不知道这件事，我听到这个话真是太伤心了。看来我的志愿者朋友对罹患癌症感到羞耻。"

孤立于他人不仅对我们的心理有影响，也对我们的健康不利。一项发表于 2012 年美国《临床肿瘤学杂志》的研究，探讨了社会性依附对于 168 位接受过卵巢癌手术患者的影响。[33] 这项研究的负责人是我的朋友和同事，艾奥瓦大学的苏珊·卢特根多夫，她是专注压力和社交支持对于疾病进展和疗效研究的顶级科学家。卢特根多夫和她的团队重点研究两类支持：情感社交支持（与他人的密切联系）和工具性支持（提供实际帮助的人士）。研究结果是，与情感支持较少的患者相比，有强烈情感支持的患者，其术后生存期明显更长。基于这个发现，研究者建议，拟接受卵巢癌手术的患者，术前应筛查其社会环境的缺陷，并据此提供支持的活动和资源，将其作为治疗和恢复方案的一部分。

在这本书中，艾利森和我强调社会关系的重要性，也强调应该对生活抱持警觉的态度，因为我们相信这些是基础要素，只有做到这些，才可能开始其他的改变，例如以素食为主，全天都应增加锻炼和运动，等等。节制饮食和新年愿望一样，大多不能坚持长久，因为它们是孤立的愿景，游离于整体生活方式之外。想要达到持久性的改变，关键需要一种体系，它能够强化改变，并且在我们意志力消退，快要退回老路时，为我们提供支持。

当然，最重要的还是为抗癌之路做好自我教育。抗癌生活基金会创始人梅格·赫什伯格指出，知识就是力量，对于癌症而言尤其如此。[34] 我们需要将完胜的想法转变为实际行动，与医务工作者建立有意义的联系，加强和亲友之间的沟通，沉着冷静地慢慢理解我们体内发生了什么，我们需要做什么才能感觉健康舒服。我们所做的每一个决定，都要保证一点：积极改善健康，而非有害健康。尽管我们可以读书，可以和医生交流，可以向亲友咨询，但是正确的答案总是自己提供的。

对于未受癌症侵扰的人来说，现在不妨看看自己的生活方式，开始做出更健康的选择和调整，以便减少患癌的可能性。保持健康体重，多运动，多吃蔬菜，改善夜间睡眠，这些都是简单易行的行动，却对预防癌症、心脏病、糖尿病和其他重病有极大的益处。[5, 35—39] 通常，从这些改变中获得的良好结果，会一步步强化，最终产生好的大变化。如果你一直无法做出这些调整，可能需要找一找更深层次的问题。是否因为情感问题，也许是过去未曾抚平的创伤，也许是现在的纠葛，都可能是关键。找一位合适的治疗师，或寻求同伴支持，助你解决情感或心理问题，这可能会让困境柳暗花明，甚至成为你的救星。在这里我想再次借用大卫·塞尔旺－施莱伯书中的内容，建议大家在寻求和评估所提供的护理方案时，务必诚实。也许要经历一些试错，才能找到正确的人或群体，将你视作完整的人，通盘考虑治疗方案，他们会考虑你的复杂性、典型性和个性等。不会给你一个万金油式的方案。找到合适的人帮你固然很难，但同样难以置信的是，帮助终究存在，一定可以找到。努力寻求帮助，也是康复旅程的一部分。

不管有没有癌症，我们都需要跳过恐惧。很多人改变生活方式，首先是因为害怕疾病。其实，抗癌生活方式能够经久不衰，靠的是它能为我们带来什么。积极的影响转而又催生新的习惯，也就是我们说的新的生活方式。感觉更好，更强壮，更有自信，这就是抗癌生活给我们带来的福利。

第三章

到底是什么触发了癌症？

艾利森和我经常出差做讲座，向听众讲解抗癌生活方式。听众有的是癌症患者，有的是健康人群，希望自己和家人永远不要面对这种可怕疾病。我负责讲解生活方式与癌症两者关系的科学依据，艾利森与听众分享持续不断改变生活方式的策略，这也是她在这本书中分享的内容。最近的一次讲座后，一位年轻的乳腺癌患者走上前来，和我们握手，讲了自己的故事。此前一年，她经历了艰难的离婚，为两个孩子的抚养权做斗争时，她被自己所在的海运公司解雇了。又过了 6 个月，她被诊断为乳腺癌 II 期。"我之前从来没有失业过，失业加离婚，这两件事情给我的压力，导致我患癌，肯定是这样的。"她说。

每一次讲座，不管我们在哪里开讲座，不管听众有多少人，也不管讲座的重点是什么，每场讲座至少有一位听众，会如此肯定地分析癌症的起因。我们首先要澄清的是，不论是哪种癌症，在哪个阶段，癌症的真正起因几乎从未厘清。我们这本书会提出降低癌症风险的建议，尤其是通过几种方式合力抗癌，但没有人对癌症免疫，当然也没有人注定要患癌。

如果我要随机调查人们对于癌症起因的看法，我会得到各种不同的答案。有人可能会说吸烟导致肺癌，绝对正确。有人可能会说辐射、环境污染、感染与癌症有关的病毒会导致癌症，这些也都正确。近来，由于基因（尤其是与癌症相关的基因）及其工作原理的知识已更加广为人知，所以越来越多的人会说："是我们的基因！"言语间流露出肯定的喜悦感。这个回答，无疑也是正确的，但同时在一定程度上又是错误的。

听我来解释。

从基因机制的角度看，功能异常的基因显然是引起细胞"癌变"的原因。[1] 但是这种复杂的过程通常是由细胞外部的因素（而且通常是身体以外的因素）触发的，因此我们常会感到困惑，基因功能异常是否会加速失控细胞的生长，并导致癌症的形成？基因功能异常主要缘于遗传还是外部触发因素？[2-4]

客观地说，鉴于已向基因研究投入海量资金，基因研究已成为癌症界的新宠。自 2003 年人类基因组测序以来，我们对基因的细胞内行为及其如何促进癌症发展的理解，一直都保持突飞猛进的发展势头。但是，关于基因行为，尤其是什么因素会影响基因行为，我们仍知之甚少。即便如此，已经存在广泛的误解，误认为遗传基因突变是引起大多数癌症的首要原因。[5] 公众认为，这全看运气。我们可能很幸运，生来就没有遗传癌症风险；也可能很倒霉，DNA 变异带来了某些癌症风险，不可改变。但事实并非如此。这对于我们所有人，包括遗传了基因突变，会增加罹患癌症风险的人，无疑是个好消息。

没有"与生俱来的"癌症

在所有癌症中，仅有 5% 至 10% 是由遗传基因突变引起的。[6,7] 大多数专家认为，这一数字在 5% 附近徘徊。尽管有些人的基因显示其罹患癌症的风险较大（如 BRCA-1 和 BRCA-2 基因，有更大的风险罹患某些乳腺癌和卵巢癌），但绝不意味着携带者注定将罹患癌症。[8] 例如，BRCA-1 基因突变致 70 岁女性罹患乳腺癌的可能性是 55% 至 65%，BRCA-2 基因突变致同样年龄的人罹患同样癌症的可能性是 45%，其他人群的可能性是 12%。[8] 与此类似，BRCA-1 基因携带者罹患卵巢癌的比例是 39%，BRCA-2 的比例是 11% 至 17%，而其他人群的比例则为 1.3%。[8]

对基因和基因突变的关注也揭示了一个重要事实：高达 95% 的癌症与遗传性基因缺陷无关。[6,7] 有些当然与运气有关，但大多数癌症的起因是我们有能力控制的，那就是，我们的生活方式，以及我们每天所做的选择。[2,6,7,9]

加布的故事

2010 年，加布·卡纳勒成为世界风云人物。年轻有为的企业家，在休斯敦生活工作，经营一家营销和公共关系公司，客户包括高端酒店、技术公司、房地产公司和高等教育公司。那时他事业成功，交友广泛，身体健康。在一次年度体检中，他接受了一系列检查，包括前列腺特异性抗原（PSA）筛查。之后他接到医生的电话，告诉他 PSA 指标有点高。于是他去做了一次复查，结果指标更高。泌尿科医生建议加布做活组织检查，但他意识到这是一种创伤性检查（穿刺针穿过直肠，取得前列腺的样本），于是拒绝了。医生劝他道："其实，也就扎一下。扎一下就结束，你就可以回去上班了。"

真正的检查远比"扎一下"复杂。加布说："后来我还是做了这个检查。局部麻醉药不管用，每次穿刺穿过直肠，取下前列腺样本时，我都能感觉到。我觉得要崩溃了。这是我一生中经历的最最难熬的疼痛。我记得当时一直在想："什么时候能结束？"太可怕了。"

一个半星期后，加布身穿运动服，手里拿着车钥匙，从家往外走时，接到了医院的电话。他的泌尿科医生告诉他，有个坏消息，也有个好消息："坏消息是你有前列腺癌，好消息是能治好。"加布听进去的只是"你有癌症"。

泌尿科医生告诉加布，需要手术："我们要把它取出来。"前列腺癌手术的副作用包括一段时间的性功能障碍和尿失禁。"那时我单身，35岁，日子还长着呢。我需要第二种方案。"

第二位医生告诉加布的是一种截然相反的方案。他的建议是"观察观察再说"。加布总是在想，自己体内的癌症到底会不会长大和扩散。难道他真的只有两个选择吗——要么接受对生活影响极大的手术，要么什么都不做？

加布又去了纽约市的纪念斯隆·凯特琳癌症中心（MSKCC），看看有没有不同意见。MSKCC 的医生做了一些测试后，也建议"主动监测"。他解释说，如果医院密切监视这个肿瘤，加布可能在未来 5 年、10 年甚至 15 年什么也不用做。

加布此时不再那么担心，但仍不是十分满意。他又去看了另一位医生，纽约大学温斯罗普医院首席泌尿学专家、石溪大学医学院泌尿学教授（当时也是哥伦比亚大学泌尿学专家）阿龙·卡茨博士。"就是这次就医，让我改变了生活方式。"卡茨博士提出一个之前无人谈及的问题：营养。他建议加布彻底改变饮食结构——放弃土豆牛肉，改为以素食，尤其是蔬菜为主。"他建议的食谱并非稀奇古怪的东西，相反，他只是希望我能自觉，最好少吃牛排和土豆，少喝啤酒和白酒，多吃新鲜蔬菜和水果——当时这两样我可是一样都没有吃。我飞回休斯敦后，决定采纳他的建议。"

加布开始自己学习相关知识，他也开始减肥，并成功瘦身。他第一次去做定期监测复查时，血液检查显示他的 PSA 值已经下降。"我意识到，这是因为我按照纽约医生的建议，改变饮食结构，所以才有了这个结果。这时我很开心。我知道，毫无疑问，我自己在癌症转归上也尽了一份力。我还要知道更多！我要开始真正去探索，生活方式和癌症之间是如何互相影响的。那时我每天必做的一件事是，喝两到三大杯蔬菜汁，菠菜、羽衣甘蓝、香菜和墨西哥辣椒混在一起，这些都是绿色蔬菜。"

今天，加布已然是抗癌生活的活榜样，也成了我的好朋友和同事（我是他非营利性组织"蓝色治愈"的董事会成员）。他永远也不会知道是什么原因引发了他的癌症，但是现在他已经达到了目的——处于人生中的最佳状态。通过他的非营利性组织，他将抗癌生活的信息传播给全国的年轻男士和男孩，因为前列腺癌正在侵袭越来越年轻的男性，而他相信，前列腺癌的预防比治疗效果更好。

隐性原因

我们知道，虽然遗传基因异常对一小部分人群来说是巨大威胁，但这并不是癌症的罪魁祸首。

我们走出实验室，放眼望去，看到的是两个世界。远处，在离我们越来越远的地方，是一个未被污染的自然世界。工业革命到来之前，大自然能够为人类提供美好生活所需的一切：清洁的空气、澄澈新鲜的水、丰富的食材，还有可以闲逛的美景。当然，那时也有疾病、饥荒、自然灾害和其他危及人类生命的威胁，但毕竟有健康生存所必需的基本条件。

我们现代人致力于打造更加轻松舒适的生活，就健康护理而言，我们的首要目标是长寿，但我们却在不经意间将地球笼罩于污染物之中，不仅损害环境，也影响所有生物的蓬勃生长，人类也不能幸免。不可否认，我们已然更加长寿，但我们现在必须面对一些伴随长寿而生的疾病，而为了长寿我们又不得不去预防疾病。多么讽刺啊！在这个反讽中，唯一让我们感到欣慰的是，既然这么多的疾病都是人为原因造成的，那么我们也可以消灭这些因素。

艾利森和我都是听着这句广告词长大的：化学开创美好生活。杜邦化学公司自 1935 年启用这句欢快的广告词，直到 1982 年才不再使用"化学"的字眼。如果你是那个年代的人，便知道当时提到"化学"，人们就会想到化学品和添加剂为生活带来的种种好处和便利。时过境迁，到了 20 世纪 80 年代，这则广告已经充满讽刺意味，因为大部分人终于认识到，到处都是化学品的生活，其实并不是美好生活。

化学带来的讽刺意味，在癌症领域体现得淋漓尽致。过去的 30 年间，我们已经认识到，人造化学品和癌症触发之间有直接联系。[10,11] 但是，我们治疗这种由化学品触发的疾病，却主要还是靠其他化学品，其形式是化学疗法。我们生病的原因是化学，我们试图变得更好也靠化学。与此同时，我们为身体、健康和整体的生活质量所付出的代价，仍在继续攀高。

有更好的方法吗？

现在有一些科学数据，我们需要据此做出选择，以避免化学毒素的侵扰。这些化学毒素潜藏在我们吃的食物、穿的衣服、日常使用的物品中。

以下列举的几个事实，是超过 50% 的癌症的诱因。

- 美国 30% 至 35% 的癌症都是由饮食、久坐、肥胖引起的。[12] 据估计，约 1/6 的男性癌症死亡者和 1/5 的女性癌症死亡者与体重超标有关。[12]

- 全球 30% 的癌症死亡是吸烟引起的（美国近年来吸烟引起的死亡率已大幅下降，但在发展中国家仍继续攀升）。[12,13]

- EB 病毒（鼻咽癌和儿童淋巴瘤的主要致病病毒）、HPV 病毒（宫颈癌和头颈部肿瘤的主要致病病毒）和肝炎病毒（原发性肝癌的主要致病病毒）感染引发的癌症占全球癌症的 15% 以上。（现在可以用疫苗预防 HPV 引发的宫颈癌。）[12]

- 超过 10% 的癌症是由辐射引发的。例如太阳光的紫外线可引发皮肤癌，这是年轻人中增速最快的癌症之一。[12,13]

- 美国国家毒理学机构计划将酒精列入已知的致癌物。[14] 饮酒越多，罹患某些癌症的风险越大，这些癌症包括头颈部癌、食道癌、肝癌、乳腺癌和直肠癌。[15,16] 据估算，2009 年美国 3.5% 的癌症死亡与酒精有关。[16]

- 有数千种广泛传播的环境毒素也会致癌，这些毒素包括石棉、煤尘和甲醛等。[10,11,14] 科学家们无法量化具体毒素和癌症触发之间的关系，除非这种关联极其明显（例如，煤矿工人由于接触煤尘和石棉中的致癌物而引发间皮瘤，他们罹患呼吸道癌症的概率高于平均水平）。

远离癌症

吸烟是一种生活方式，你也可以称其为一种上瘾的习惯，与癌症有直接关系。它也许是社交手段，是私密的恶习，是释放压力的方式，是风格的表达方式，不管怎么说，在过去的 50 余年间，我们已经知道烟草中含有超过 50 种致癌物，吸烟是至少 14 种癌症（包括肺癌和头颈部癌症）的主要诱因。每年，约 1/3 的各种癌症的死亡以及超过 80% 的肺癌死亡与吸烟有关。烟草中的物质与健康细胞之间到底发生了什么反应，非常复杂。我们已经知道的是，如果我们不吸烟，或者已经戒烟，罹患与吸烟相关的癌症概率将大幅下降。已有明确证据显示，戒烟对于健康有立竿见影的益处，并且这些益处可以日积月累起来。[17]

戒烟的短期益处立竿见影。外科医生通常不会为还吸烟的人施行手术，因为并发症和术后感染会增加。但大多数医生能够为戒烟短至几周的病人做手术。戒烟十年后，罹患很多与吸烟相关的癌症的风险将下降一半。[16] 确诊与吸烟相关的癌症后立即戒烟，有助于提高生存概率，减少罹患继发性癌症的风险。例如，针对十项肺癌病人研究的元分析表明，确诊肺癌后，如果戒烟，小细胞肺癌和非小细胞肺癌的 5 年生存率分别为 63% 和 70%；如果继续吸烟，这一比例分别为 29% 和 33%。[18] 很多其他与吸烟相关的癌症同样如此。[16]

吸烟再加上其他生活习惯，例如饮酒，它们掺杂在一起会是怎样的情景？这是最不可思议的。吸过烟的人都知道，一支香烟配上一杯啤酒或鸡尾酒，那是何等逍遥自在。但我们大部分人不知道的是，烟草和酒精（各自都和肝癌、乳腺癌、消化道有关的癌症等有关）掺杂在一起时，其致癌率会增加。[15,19–21]

换言之，如果你有超过一种生活方式与癌症有关联，就会有一种负面的协同效应。科学家尚不能判定这些坏习惯一起作用时，是什么物质增加了患癌的风险。但科学家们已经确认的是，烟草和酒精掺杂一起，患癌风险会成倍增加。[19,20,22] 如果你吸烟、喝酒、久坐，患癌风险会增加；如果你吸烟、喝酒、久坐、经常吃加工食品，患癌风险将更大。

但好消息是，如果你仅在某一个领域改变生活方式，就能够大幅减少罹患某些特定癌症的风险。[23-28] 如果在不止一个领域改变生活方式，那么就会有正面的协同效应，罹患癌症的可能性会更低，或癌症治疗的效果会更佳。[23-28] 正如加利福尼亚大学洛杉矶分校的医学教授史蒂夫·科尔博士所言："我们以前认为身体是静止不变的生物体，与外部世界完全无关。但是在分子层面上，我们的身体受外部影响，具有流动性和渗透性，且远大于我们的认知。"[29]

我们可能永远不知道是什么引发了某个癌症，但我们已经知道，什么会降低癌症风险，主动做什么会减缓癌症生长并预防癌症扩散。癌症的进程极其特殊，我们对此已有掌握，往后的工作会更符合逻辑，揭开癌症恐惧的面纱，观察它的真面目。我们对这种疾病的认知，已经能够保证我们直接面对它，采取措施阻碍它的进展，重新取得健康的主动权。

第四章

细胞追求永生

一切，都始于一个细胞。一个正常的、极小的细胞突然功能失常，由此触发了一系列变化，并最终引发癌症。[1] 我们每个人都有 37.2 万亿个复杂脆弱的细胞，数量惊人。更难以想象的是，在差不多 71 年的时光中（世界平均寿命），这些细胞按其本来分工，各司其职。但是，有时候它们也会走偏，这是不可避免的，好比无垠夜空中的流星。这种细胞异常现象的发生频率是多少？无人知晓。但可以预料的是，细胞腐败，或癌细胞的生成，比我们想象的频繁得多。这些突变的细胞出现后，我们的身体会做出反应，不正常的细胞要么自我毁灭，要么被身体相应的调节机制毁灭。此时，我们饮食起居一切如常，并未意识到因为体内发生的这些复杂过程，我们才得以免受癌症侵袭。直到有一天，一个细胞的 DNA 受损，这个受损的 DNA 开始复制，于是更多的 DNA 受损，这样不断地发展下去，形成一个新的坏细胞群，一些不太明确的东西开始在我们体内变得不可控制。一个微小的细胞突变，不再按照基因编码的规则运行，就可能触发癌症。这个基因不会自我消亡，也不会被我们的免疫系统抑制，它会繁殖生长。

不是所有人都会罹患癌症，但是所有人体内都会有突变、行为异常和生长异常的细胞，这些细胞有可能扩散，形成癌症。那么，为什么我们都有突变细胞，却又不会都罹患癌症呢？答案很复杂，但本质上是由于内部的生物系统持续不断地检查细胞生长，包括检查细胞自身、周围的细胞、微环境下的物质、我们体内的其他系统等。[2,3] 如果一个突变的细胞不受控制，它便会开始制造有利于这种细胞生长的环境，让体内自然防御系统更加难以工作，防御癌症也就变得更难。[4]

癌症的等待游戏

癌细胞从分裂到能够被检测到所需要的时间，从 5 年到 40 年不等。[5] 这就意味着，假使我们在中年以后被确诊癌症，那么癌细胞可能在我们青少年早期便潜藏在体内。回想起自己懵懂年少时所做的种种危险粗心的事情，我只能摇头懊恼一番。但是癌症能有如此之长的潜伏期这个事实，倒是引发了我的兴趣，因为这说明尽管癌细胞已经在我们体内，但是如果身体能够阻止其生长，它对我们倒也并无害处。

按照这个逻辑，如果身体已有癌细胞却并未受其伤害，我们如何扩展这种控制癌细胞繁殖和增长的能力呢？如果我们使自己身体抵制变异细胞的能力更强，更加不利于其发展，情况会是怎样呢？如果对于癌症而言，预防的关键因素在于保持癌细胞不发威的状态，并使其行为变成良性，情况会是怎样呢？如果我们能将这些不能正常工作的细胞像萤火虫一样放进一个罐子，情况会是怎样呢？

早发现对癌症治疗很重要，因为癌细胞增殖时间越长，将"种子"扩散到身体其他部位的风险就越大，这种过程称为转移。如果细胞从其起源组织脱落，就会经历"失巢凋亡"的过程，这是细胞程序性死亡的一种形式。"失巢凋亡"简单点说就是"无家可归"。细胞一旦脱离原来的生存环境就会凋亡。但是，肿瘤细胞能有效避免失巢凋亡，因为它们能保持活力并转移。一旦癌细胞规避了体内细胞死亡的自然过程，并且转化为自由循环的适应性细胞，它们就会寻找新家将其变为"殖民地"。在这个阶段，治疗就变得特别复杂和困难，因为现在需要应对的是突变的突变的突变。当癌细胞成功转移后，那个最初激发致命进展的原始癌细胞会被消灭，这并不罕见。病人将死于疾病的继发变异。早期干预，包括改变生活方式和早期发现，之所以这么重要，就是因为可以预防转移。

早发现是早应对的首要途径。随着检测方法的改进，癌症病人的生存率也有提高。[6]全世界有很多实验室正致力于开发血液检测方法，以检测循环癌细胞、蛋白质或 DNA，这样可以使发现更便捷、更及时。[7]已经确诊的病人也能从中受益，因为这种既简单又低成本的血液检测，也可以监测他们的病情缓解状况。例如，普渡大学的团队正致力于开发一种简单的试纸，和家庭中使用的早孕试纸很相像，用这种试纸可以检查与宫颈癌相关的蛋白质是否存在。这种常见的致命癌症，如发现及时，治疗会极其有效。[8]研究人员也在开发检测其他癌症的试纸。

毋庸置疑，癌症发现得越早，越容易控制，预计长期治疗效果也会更好。但是，如果我们在最初便能够预防癌症，情况会是怎样？

科学界的人士现在应当行动起来，关注如何预防一个单独的细胞癌变，或者细胞一旦已经癌变，如何更好地控制其生长。

癌症及其治疗简史

癌症的生物机理是什么，它对于改变癌症治疗方式有何影响，我们对这些问题的认识，经历了久远的发展。了解这种延续性非常重要，因为我希望我们将要进入的时代，人们对于真正的抗癌生活是什么，会有更好、更深、更有进步的理解。我们将会真正理解，个人的影响对于牵制这类疾病意味着什么。

癌症可能自人类诞生时便与我们同在。[9] 公元前 400 年前后，"现代医学之父"希波克拉底将其命名为 karkinos，这是一个希腊语单词，意为"螃蟹"。医学历史学家霍华德·马克尔认为，希波克拉底用"螃蟹"描述这类恶性生长，是很睿智的选择，因为它颇为形象地描述了癌症的几个特征：晚期肿瘤，由大量癌细胞组成，又硬又脆，甚至呈蓝色，看起来像是螃蟹的壳；这些肿块挤压健康的组织时，病人会疼痛难忍，据说像是被螃蟹钳子夹住撕裂一样。[10] 在希波克拉底时代，癌症无法检测，直到最终肿块从患者身上破皮而出，方才暴露病情。当医生和好奇的科学家开始剖析这些恶性增长时，他们指出，变质的细胞和为其提供营养的血管，像熔岩一样在健康的组织中蔓延，恰似顽强抓握的螃蟹。

早发现：是福还是祸？

早发现具有争议性，因为对于某些情况而言，这可能会导致不需要的过度治疗。[11,12] 准确地说，这类疾病处于"癌前病变"状态，并没有科学或医学证据表明，如果不治疗，这些细胞必会造成伤害，甚至致命。[13] 目前多有讨论的一个例子是，前列腺癌早期发现的风险和收益是什么。[12] 大部分前列腺癌的生长都极其缓慢，通常不需要施以手术、放疗或化疗。[14] 但是，一旦癌症被发现，我们的医学"规范"是将其切除，进行药物治疗或射频消融，而不是考虑病人的生活质量和总体健康。[13] 新的研究表明，对于患有低风险疾病的男性而言，前列腺癌症治疗与否和存活时间长短无关。[15,16] 但是接受治疗的病人，不得不面对放疗或手术带来的副作用，例如永久性勃起功能障碍或尿失禁的风险。[17,18] 确诊某种早期乳腺癌（乳腺导管内原位癌）的

女性也面临类似的困境。我们并无证据表明，身体的自然防御功能可以控制病情，或是使病情失控进而发展为 0 级以上。[19,20] 事实上，英美研究人员正在开展一项研究，探讨是否有必要治疗低风险的乳腺导管内原位癌。[21,22] 有些乳腺癌专家甚至开始建议，这些极早期的癌症，不应再列为癌症范畴。也许"主动监测"辅以抗癌生活方式，将成为极早期癌症更加标准的首选治疗方案，因为我们已有更多证据表明，生活方式可以影响癌症进展。

不同时期人们对于癌症的认知不同，这让我们看到了针对这种细胞疾病，医学方案经历了怎样的变化。尽管医学有了令人惊叹的进步，但是癌症仍是全球范围内主要死亡原因之一。现代医学千辛万苦想要跟上它的步伐，但并未成功，癌症如此顽固，也许与人类在地球上的进化方式有关。有些癌症发病率继续攀升，特别是年轻人和孩子发病率变高，看来现在我们真要转变焦点，看看我们的日常生活何以让我们面对这些疾病变得更加强大。

约 2000 年前，在古希腊，也就是希波克拉底的故乡，癌症病人能够准备的，只有面对痛苦甚至残酷的死亡。那时主要的，甚至很多情况下是唯一的治疗方法，便是对疼痛和不适予以同情，加以舒缓，我们今天将其称为姑息治疗。有时也尝试施行手术，但是在 19 世纪中叶现代麻醉问世之前，在不知道需用消毒技术杀菌之前，手术无疑过于粗野和危险。值得一提的是，据希腊古代医学文献记载，试行切除肿瘤手术后的生存者，也被鼓励改变饮食习惯，做某种特殊的体育运动，以期早日康复。即便在现代医学问世之前，好的生活习惯也被认为对治疗有积极影响，上述记载便是一个证据。

现代麻醉问世之后，19世纪下半叶，肿瘤切除成为治疗的焦点。此后差不多100年间，手术成为癌症治疗的不二选择，并且即便后来知道大部分癌症切除之后仍会复发，手术的地位仍未动摇。癌症手术的目标只有一个，就是快速准确地切除癌变及其周围的组织，毫不留情。其理念是，手术越彻底，复发的可能性越小。但有时事与愿违。例如，乳腺癌患者，失去的不仅是有病的乳房，还有腺体和淋巴结以及重要的肌肉和肌腱。其他癌症患者，可能因手术导致四肢不全、残疾或变丑，无法重获有意义的生活品质。即便付出如此代价，癌症还是可能卷土重来。

20世纪初，人们发现了放射线，并且很快认识到，这可能既是癌症的起因，也是癌症的治疗方法。癌细胞生长极快，与健康的细胞相比，对放射线更加敏感。但是，尽管放射线有效果，它也不可避免地带来很多副作用，癌细胞周围的健康组织也不能幸免。早期的放射治疗会灼伤患者，体内和体外都有，这引发了一系列继发性疾病，很多还相当严重。早期的放疗简单粗放，很多病人的生活质量因此大打折扣。

二战后，人们发现曾用于化学战争中的芥子气可以杀死癌细胞，由此开启了化学疗法时代。希望凭借化疗延长缓解期（术后癌症在其原始部位复发的时间段）以及预防转移（癌症转移到身体其他部位）。[23]

1971年，美国通过了《国家癌症法案》，拨款15亿美元用于为期3年的癌症研究。[24]这是癌症作为全国公共卫生危机第一次得以立法。我们取得的示范性成绩是，已拥有长期研究项目、众多病人数据库、帮助我们确定使用何种治疗工具的海量真实数据等。在过去的50年中，我们针对不同癌症的治疗方案变得更加细化，目标是减少不舒适的副作用，或减少继发性疾病。

往后的 40 年中，外科手术、放疗、化疗 3 种主要治疗方法协调运用，已成为癌症的治疗标准。多管齐下的治疗，助推我们走进了一个新时代，癌症生存率大幅提高，有些癌症如儿童白血病或早期甲状腺癌已被视为可治愈。到了 20 世纪 90 年代，尽管有些癌症（特别是结肠癌、直肠癌或其他胃肠癌，以及肝癌和口腔癌等与病毒有关的癌症）发病率上升，且在年轻人中尤甚，但是很多癌症的发病率下降了。现在越来越多的癌症患者生存时间更长，也愿意公开讨论病情，因此我们对于癌症如何影响身体已经有了更广泛的认识。

尽管我们对癌症生物学的认知已取得很多重要进展，但直到今天，大多数癌症治疗方案依然是三驾马车：手术、放疗、化疗。当然也有一些值得一提的重要改进。例如，新研发的靶向疗法以及免疫疗法，已改变了癌症治疗的蓝图。甚至手术本身也有了更加精细的方式。例如，自 20 世纪 90 年代以来，人们逐渐意识到，侵入性更低的手术（如肿块切除术）与创伤性更大的手术的效果完全一样，因此彻底的乳房切除手术比例便下降了。另外，与过去相比，现在终于强调不仅要延长癌症病人的生命，也要保证他们的生活质量了。

治疗的新焦点：基因行为

2003 年人类基因组图谱绘制完成后，我们进入了令人振奋的癌症治疗新时代。[25] 通过专门研究基因生物学及其功能，我们能够从更加复杂、更加细微、更加个性化（这点尤为重要）的视角揭秘癌症。能够真真切切地"看到"活动中的人类基因，让我们这些癌症界人士真正意识到一个事实，没有两个癌症是一样的，我们的癌症治疗三部曲（手术、放疗和化疗）过于泛化，确定的目标过于随意。换言之，说我们是抢起大锤处理一个微观问题，可能也不为过；但这更多地反映了在2003年前我们不可能理解细微的基因变化。

现在我们有了人类基因的完整图谱，形势大为改观。我们能够监视基因功能，确定与多种不同慢性疾病（包括某些癌症）相关的特定基因的活性。科学家们现在认识到，基因表达和基因调控负责细胞的有序复制，而错误的基因调控是癌症的首要诱发因素。科学家们还发现，生活方式，包括本书提出的基本6项因素，影响基因表达和调控，也影响癌症诱发过程。

现在，细胞医学领域的顶级人物关注的焦点是，更加准确地理解并锁定控制癌症生长的关键生物过程。当然，这是一个不断发展的领域，会不断发现新的机制和目标。但是，回顾一些迄今已知的关键路径，将有助于我们更好地理解，一个突变细胞何以变成一群突变细胞，并最终威胁宿主的生命。也会说明，好的生活方式何以能够影响许多癌症进程，让我们的身体尽可能不利于癌症生长。

2000年，在人类基因组图谱绘制行将完成之际，瑞士研究人员道格拉斯·哈纳汉和罗伯特·温伯格发表了一篇文章，提出一种癌细胞发生和进展的简洁明了的理论。在其原文中，两位作者归纳了癌症生长的6种基本关键过程，他们称其为"癌症的标志"。[26]

1. 维持增殖信号：癌细胞使正常控制失效并具有无限增殖的能力。

2. 逃避生长抑制基因：其通过规避生长抑制因子以继续不受限制地增长。

3. 抵抗细胞凋亡：癌细胞避免正常细胞凋亡过程（细胞自杀）的

能力。

4. 无限分裂：癌症通过过度表达一种酶来诱骗我们的系统，使细胞"永生"并继续增殖的方法（避免端粒磨损，端粒磨损是正常衰老过程的一部分）。

5. 刺激新血管生成：滋养肿瘤的新血管的形成。

6. 浸润及转移：允许癌细胞在体内自由循环的过程。

数年之后，哈纳汉和温伯格在他们的癌症标志理论中又增加了如下两条：[3]

· 能量代谢的重新规划：癌细胞以此最大化使用能量。

· 避免免疫破坏：癌细胞以此继续生长并扩散，不受免疫系统控制。

他们还增添了两个促因特征：[3]

· 基因组不稳定和突变：改变癌细胞的基因组特征以保护其免受"看家"基因的影响。

· 促发肿瘤的炎症反应：癌细胞模仿滋养肿瘤并助其生长的炎症状态的能力。

如需详细了解每部分细节，可参阅附录的相关内容。

"抗癌六法"中的每一部分均对癌症标志中至少一个方面（通常是多个方面）有影响。[27-42] 换言之，我们生活中所做出的选择，有可能影响复杂的生物过程，正是这些过程决定着体内的癌症发展抑或萎缩。影响癌症生长的主要是4种标志过程，恰好也是与生活方式关联度最大的过程：维持增殖信号、浸润及转移、避免免疫破坏、炎症反应。[38-40,43-45] 目标是改变肿瘤的微环境，也就是改变癌症（不管是第一个突变的癌细胞，还是已经形成癌症的细胞群）生长的土壤，将其变得不利于癌症生长。

我们对基因、基因表达以及癌症的理解不断加深，"标志"模型随之变化或被修改。但是它为研究人员提供了一个特别有用的蓝图，研究人员开始理解癌症生长的基本机制特征，因此能够更有效地治疗癌症。

值得关注的是，每种标志对于不同癌症的影响有多大，科学家们并没有统一的观点。原因之一是，癌症是一种异质性的疾病，即便在特定器官（如乳腺癌）内也是如此。不同生物过程扮演着不同的角色。我们很难区分生物过程、基因异常、基因功能是癌症的"驾驶员"还是疾病发展过程中的"乘客"。此外，我们对于癌症的认知也在快速变化，过去认为重要的现在被搁置不理；过去不知道、被忽略或不认可的现在被接受了；作为治疗选项的新的生物过程，也在不断发现和探索之中。这就是科学进程。

试举一例说明科学界缺乏共识的真实情况。朱达·福尔克曼在2007年美国整合肿瘤学会年会上做主题演讲时，提到他试图为血管生成项目申报基金用于早期研究工作的经历。血管生成是癌细胞的一个能力，目的是刺激形成新血管，为其持续供应营养。他向我们展示了美国国家卫生研究院评审委员会的审查意见，其中一位评审专家说："世界上只有一个人相信血管生成这个疯狂的想法，那就是申请这项基金的主要研究员。"结果毫无悬念，美国国家卫生研究院未批准这项基金申请。但福尔克曼并不气馁，他继续努力，证明血管生成对于许多癌症的发展极其重要。他的发现促成了很多药物的研发，这些药物成功治疗了多种不同癌症及其他疾病，例如心血管疾病和黄斑变性。[46]福尔克曼的发现为癌症标志理论提供了急需的依据，也为癌症研究界提供了一个从细胞学和机械学的视角研究癌症的伟大模型。

更具靶向性的治疗方法

我们在多个领域实现了科研和治疗的突破，这是因为我们已经愈发深入认识到，触发癌症生长的原因复杂且各不相同。这种更加个性化的思路非常重要，因为癌症就是一个变异大师，万金油式的治疗方案（尤其是根除方案）存在缺陷。

于是出现了一系列新的药物疗法，统称为癌症的靶向疗法，这些疗法有巨大的发展前景。[47] 它们作用于分子层面，针对癌细胞独有的异常，提供一种更加精准的治疗方案，以限制癌细胞的生长。它们所"靶向"的，是癌细胞独有的特定基因，以及调节基因行为（它们是癌症的"助推器"）的蛋白质。这些精准疗法在癌细胞层面起作用，对健康细胞的危害小于传统的化疗方法。即便如此，靶向疗法也有副作用，小则引起皮肤问题，大则引发心脏病和代谢紊乱问题。[48]

靶向疗法有多种。其一，激素疗法，它可阻止由特定激素刺激的肿瘤的生长。激素疗法在治疗乳腺癌和前列腺癌时有广阔前景，但也有副作用，例如骨质疏松、慢性疼痛、"化疗"脑、面部潮红、体重增加等。[49] 其二，信号传导抑制剂，它阻止信号在分子间传递，以阻断癌细胞的分裂和繁殖所需的信号通路。其三，凋亡诱导剂，它迫使癌细胞弃生求死。[50,51] 其四，单克隆抗体疗法，它与癌细胞结合在一起，可被免疫系统快速识别。其五，血管生成抑制剂，能成功阻止肿瘤生长血管，从而切断它们的营养支持。[52,53] 这些靶向疗法，通常会根据病人肿瘤基因异常的具体情况，与传统的化疗方法共同使用，形成一种多维的治疗方法。

研究癌症的另一个焦点是，我们越来越多地认识到，微生物（这里指在我们体内及身上发现的细菌菌群）可能是癌症发展不解之谜的一部分。[54] 已有理论认为，改变肠道细菌可能会提升治疗效果，尤其适用于免疫疗法。[55] 该领域的研究表明，癌症病人的微生物群落与常人不同，但有何影响尚不明确。[56] 我们也知道，有些微生物（例如幽门螺杆菌）的确是引发癌症的原因，因此进一步研究菌群是否致癌具有重要意义。[57] 自 2011 年以来，已有多项研究指明二者之间存在关联，其中尤为重要的一项研究，由欧洲分子生物学实验室完成。2014 年，研究人员发现，通过检测粪便样本中的某种细菌，可判定是否患有直肠癌，检测准确性与标准筛查测试几乎相同。[58] 这只是数个有信服力的研究之一（包括 MD 安德森癌症中心最近完成的一项[55]），这些研究正开始得出有意义的结论：某些细菌与致癌的细胞腐蚀之间存在因果关系。研究结论还包括，如何创造出健康的微生物，详见第十一章。

尽管靶向疗法颇有前景，但是如果癌细胞有多个基因突变，则治疗成效就会打折扣。[59] 共有 40000 多个基因突变，影响超 10000 个独特的基因，其中有 500 个基因被列为癌症的驱动因素。将真正引发疾病的异常基因与仅携带突变的基因区别开来，仍然有许多困难。[60] 但是，癌症基因组图谱在这个领域取得了成绩，新的发现表明，有些癌症的"驱动变异"可能低至一两个。医学靶向特定基因的最大挑战是，癌症有能力改变或表达新的突变，这通常会导致接受靶向疗法的病人产生抗药性或癌症复发。[60]

另一种癌症治疗的方法是免疫治疗。通过增强免疫系统的功能，成功摧毁癌细胞或消除免疫系统的制动作用，或者两者结合，从而真正治愈少部分癌症患者。如果没有免疫疗法，这部分癌症病人或将死于癌症。[61] 最新的研究正探讨将靶向治疗和免疫治疗结合，但效果如何尚待证明。我们不知道的是，如何确定哪些病人适用于免疫疗法。我们有很多理由可以假定，对免疫系统有影响的生活方式因素，能够改善免疫治疗的反应。这正是我们目前积极探索的领域。

预防癌症的疫苗

人乳头瘤病毒（HPV）非常普遍，九成性活跃的美国人在其人生的某个时点会感染该病毒。[62]10 年前，人们研制出一种疫苗，用以预防感染这种可引发宫颈癌和其他致命疾病的病毒。这些疫苗的成功令人惊叹，病毒的发病率有效降低了一半。[63] 美国癌症学会建议，9 至 14 岁的孩子（在变为性活跃之前）应接种疫苗。[62,64]

"过去数年的研究表明，疫苗的效果甚至比预期更好。"美国癌症协会人乳头瘤病毒癌及妇科癌高级主任黛比·萨斯洛博士说道。[65]

疫苗实际上能够预防某些由病毒引发的癌症，包括与人乳头瘤病毒（HPV）有关的宫颈癌、阴茎癌及头部颈癌症，以及由乙型肝炎病毒或丙型肝炎病毒引发的癌症，如肝癌。[62]

最近密集研究的另一种疗法是基因治疗。该疗法提取癌症病人的细胞，改变其基因，再重新植入身体。[66]该疗法成功率较低，经济负担也让人望而却步，并且再次取得这样的成功非常困难，至少在目前我们对癌细胞基因行为知之甚少的阶段是这样的。[67]

医学界正朝着细胞层面治疗癌症的方向迅猛前行。靶向疗法问世之前，肿瘤药物研发的终极目标是，制出最猛的药物，杀死最多的癌细胞，又不至于杀死病人。这种方法的附带损害太大，代价太高，过去如此，今天依然如此。更加靶向化的目标，用药的目的是重塑某物，而非摧毁某物。这是治疗目标的思维巨变，仅仅这一个转变，便会在不远的将来为无数癌症患者带来极大的慰藉。我认为会从根本上改善预后和生活质量。我们对 DNA 和 RNA（进而延伸到我们的基因）如何响应癌细胞的每一次突破性理解，都会让我们在从源头预防癌症的道路上更进一步。同时，让人信服的科学证据证明，生活方式的调整会直接影响癌症的某些生物标志，也会积极影响控制癌症进程的基因，有时其方式与化学干预相同，但没有副作用。

第五章

表观遗传学预防

毋庸置疑，人类基因组图谱的完整绘制，让我们对癌症生物学的理解有了深刻且本质性的提高。受益于此，我们正致力于改进并使用更加精细、危害更少的筛查和治疗方法。制药业正急于研发新的化学干预模式，以抑制或终止癌细胞变异和增殖。致力于通过治疗寻求治愈的人们紧紧盯着基因组，而我们这些关注预防和根除的人们正大步前进，这都受益于诸多新型科学，它们可统称为表观遗传学。广义上的表观遗传指基因表达（基因的行为）发生可遗传的变化，但基因中所包含的实际DNA序列不变。

表观遗传的过程很自然，也很有必要：假如没有表观遗传，我们的细胞将处于休眠状态。表观遗传的过程控制我们DNA的细微变化，因此基本相同的细胞，其行为却大相径庭。例如，我的两个细胞，含有相同DNA链，为什么一个充当肝细胞，另一个充当皮肤细胞？细胞分化的每个方面，都与细胞行为有关，或与表观遗传过程影响相同DNA链而导致不同表现有关。表观遗传学通常被看作是"改变的科学"，因为它研究的是基因表达的变异原因。表观遗传学管控所有细胞行为，好的，坏的，或其他的。

那么，是表观遗传的什么因素，导致一个正常的细胞行为失控，最终发展为癌症呢？既有外部因素，也有内部因素，并且外部因素的作用被认为大于内部因素。[1]什么外部因素驱动了癌症发展和增殖的表观遗传呢？环境因素（毒素），饮食因素（营养），行为因素（压力源），还是不计其数的某种其他因素，抑或是它们中的几个因素叠加呢？它们单独或共同作用，都可能导致细胞失调。

我相信，对上述问题的回答，会指引我们发现癌症预防及治疗难题的缺失环节。我们现在知道，癌细胞突变极不寻常且不可预测，每个新的癌细胞都与之前的癌细胞不同，也没有两个人的癌症是相同的，尽管他们确诊为同一"类型"的癌症。[2] 诚然，我们已经非常接近"治愈"癌症，但目前还未能达到这个目标。即使我们根除了肿瘤中99%的癌细胞，仍有1%的癌细胞会存活下来，并且通常会卷土重来，这一次，它们具有更强的突变和增殖能力。癌细胞这种强烈的、潜在的变异性使新药也失去疗效。

现在我们取得了许多学科上的突破，这些突破将我们的生活方式与细胞生物学关联起来。我们正在越来越快地认识到，生活方式因素的确直接影响基因行为，而基因行为是保障健康的、平衡的细胞生长（细胞有条不紊地生长）的必要条件。[3-5] 我们认识到，这些外部因素影响基因对于癌症标志的控制。[3,6-12] 我们在何种程度上能够控制这些动态的表观遗传，正是问题的关键所在。

关于生活方式对基因表达的影响，我们有了越来越多的发现，因此我们能够逐步绘制一种新的基因组图谱，这种图谱已被命名为"表观基因组"。这些不断累积的信息将为我们提供科学的指引，助力我们在癌症预防道路上取得重要进展。

社会基因组学：结论喜人的研究

社会基因组学研究日常生活环境是如何影响基因表达的。我们的生活极其复杂，而且不断变化，但是从事该领域研究的专家所做的工作是，阐释我们生活方式的某些方面，对于包括癌症在内的诸多疾病的预防和扩散有何影响。社会基因组学为我们提供了一个观察基因行为的方式，这是一个对于癌症而言极其正面和乐观的视角，因为不管我们的现状如何，都能改变生活方式。这个科学研究和探寻的领域，正是建立抗癌生活的基础。

埃莉萨·埃佩尔是一位著名的社会科学家，最近和我的一次谈话中，她提到对表观遗传学的兴趣。"我很感兴趣的是，心理和社会环境是怎样转换的……能渗透进人体……影响我们体内的不同系统，控制我们的健康，例如免疫系统、新陈代谢系统、饮食、饥饿感和食欲。个人选择的整个范围，真的在很多根本的层面影响我们的健康。"

包括我本人、史蒂夫·科尔、埃佩尔等在内的社会科学家，在我们的职业生涯中，致力于研究环境因素（包括社会、身体及情感因素）如何穿过体验自我和细胞自我之间的屏障，影响基因行为，并由此促进健康，提升幸福感，也可能触发包括癌症在内的疾病。我自己及他人的实验室研究都说明，压力和抑郁之类的因素，可以改变关键基因表达路径，导致我们对癌症的抵抗力下降。[13,14] 练习瑜伽、太极或其他压力管理运动，不仅可以提高生活质量，还可以改变基因调控路径，更好地控制细胞。[15-17]

史蒂夫·科尔是社会基因组学新领域的鼻祖，他做过一些极为可信的研究，探讨生活中的长期压力会给我们的健康带来怎样的负面影响。[18,19] 科尔和他在加州大学洛杉矶分校的研究团队发现，居住在贫穷、失业率高、孤独感强、社会孤立、令人心生恐惧（犯罪率高）地区的人们，基因表达发生了改变，更易于罹患癌症及其他疾病。好消息是，尽管这些效应可能历经几代人之后改变基因行为，但它们肯定是可以逆转的。[20] 也就是说，只要改善生活状况，我们就真的可以改变自己细胞进化的过程。

科尔的研究结论包括：

- 离开压力重重的环境，即便在迟暮之年，也能让人的基因重回平衡的状态。[20] 这意味着我们的健康有巨大的重塑潜力。

- 为改善孩子的状况，实施早期干预，即便这些干预历时很短，也能帮助孩子改善身体状况，为长期的合适基因表达做好准备。[21]

- 在生物学的层面研究这些生活压力源的表观遗传学影响，有助于我们确定可以改变哪些生活方式，从而在基因异常或癌症显现之前采取行动。

科尔开始意识到，研究基因表达时考虑生活方式的因素，这是用一种全新的视角研究基因行为。他的这个观点综合考虑了各种因素，承认在引发癌症发展的表观遗传进程中，存在心理学因素、身体因素以及化学因素。[18] 有了这个意识，我们能够采取日常措施，增强身体保持基因表达平衡的能力；或者我们任由自己的生活削弱这种重要的体内平衡。有些人饱受压力之苦，却又无法逃避，其实也能够采取简单易行的积极措施，即承认我们处于压力之中，并且正积极行动，以改变或减少压力带来的危害。这种心理意识本身便能够激活生物防御机制和系统调节机制，帮助我们免受癌症和其他疾病的侵袭。

童年不幸经历带来的表观遗传代价

科学家们逐步认识到，痛苦的经历何以融入身体，并带来一系列的健康问题。研究人们过往痛苦的经历，以及由此产生的思维模式、行为及生物特征，能够为情感平衡奠定新的基础，也能够塑造健康的新思维。

研究表明，遭遇童年不幸经历的人患有多种疾病（包括癌症）的比例更高。[22-24] 寻求帮助克服这些早期创伤（虐待、无视等），对于建立健康行为和重新获得高质量的生活极其重要。

（续表）

好消息是，尽管这些儿童时期经历的困境可能在早期影响了基因行为，但却并非终身影响。它们是可逆的。[20, 25] 以抗癌生活的核心内容为基础，辅以有针对性的心理学治疗，能够治愈创伤，让我们真正获得自由，取得实效。

人类表观基因组计划（HEP）

2003 年人类基因组计划行将完成之际，一些国际科学家创建了欧洲表观基因组项目。[26] 2005 年，在约翰·霍普金斯医学院的遗传学家安德鲁·范伯格领导下，这个团队又发起了美国人类表观基因组项目，这是欧洲表观基因组计划的姐妹项目，旨在建立互为补充（并非重复）的数据。[27] 两组结合在一起，期望绘制出基因的综合图谱，因为这也与表观遗传学的活动和标记（意为跟踪可遗传或从细胞传给子代细胞的基因表达变化）有关，却又不在任何方面改变固有的 DNA 序列。曾与我共事于 MD 安德森癌症中心的医学博士让－皮埃尔·伊萨，现供职于天普大学，也是美国人类表观基因组项目的发起人之一，他曾说："癌症、动脉硬化、阿尔茨海默病，这些获得性疾病很有可能与环境因素有关。"[28] 范伯格认为，癌症的细胞进程，比现在基因疗法推崇的细胞进程简单得多。他相信，有了这类数据库，我们就几乎能够确定恶变前的状态，并且可以通过改变生活方式对其施以积极影响。这就意味着，我们能够在癌症发病前就阻止它的发生，方法很简单，就是改变我们的日常生活方式。

经历何以影响我们的基因

学界在 2008 年发表了一项惊人的研究[29]，探讨大屠杀幸存者及其子女的压力等级。该研究发现，幸存者的后人有一种特殊的应激激素，导致他们比没有受此影响的同辈更易遭遇焦虑障碍。[29]专攻表观遗传学和创伤代际效应这一蓬勃发展领域的研究员拉谢尔·耶胡达，与西奈山伊坎医学院的同行，以及位于布朗克斯的詹姆斯·彼得斯退伍军人事务医疗中心的同行，共同测量了应激激素皮质醇水平，发现大屠杀幸存者后代的皮质醇水平低于对照组。[29]进一步研究发现，该组分解皮质醇的酶的水平较高。他们的结论是，在幸存者后代体内，压力相关的基因（与创伤后应激障碍和抑郁症有关的基因）发生了特定变化。[30]这意味着，这些人已经遗传了基因异常，产生了创伤反应的应激激素，而且还可能代代相传，这已被大量动物研究证实。这些研究表明，压力带来的负面影响会遗传多代。[31]现在，我们开始研究肥胖基因调控因子的遗传性，它会带来同样现象，从第一代算起，可影响往后的七代人。[32-34]

谈及这一现象的还有伊丽莎白·布莱克本，她因端粒研究，被授予2009年诺贝尔医学奖。2012年她和同事埃莉萨·埃佩尔共同认识到，作为表观遗传学因素，暴力、贫穷和虐待撕毁了个体基因组的"保护层"。[35]这引起了人们的极大兴趣，借此可进一步了解与疾病相关的表观遗传经历是如何发展的。这些压力源所带来的持久影响，以及随之而来的生活方式的因素，仅仅是一条单行道吗？

答案看来是斩钉截铁的"不"，至少在情感表观遗传因素方面是这样的，因为表观遗传的改变是"可塑的"或易于变化的影响。表观遗传有动态的特征，它颠覆了我们关于基因行为的所有假设——不论是遗传性的还是坏运气的结果。表观遗传的影响具有可逆性和可变性，认识到这一点，便走上了一条新的康庄大道，因为一旦接受了基因行为可逆或可改变方向这个理念，我们诊治疾病（如癌症）的方法将大大改变。

探讨化学原因带来的表观遗传影响时，"可逆性"的问题变得更加

每个人的新生

复杂。影响最坏的一个例子是，女性服用乙蒄酚（DES），会给其女儿和孙女（以及儿子和孙子）带来什么影响。[36] 乙蒄酚是一种人工合成的非甾体雌激素物质，作用是预防流产。该药物在 20 世纪的美国使用广泛，美国疾控中心判断，自 1938 年始，至 1971 年该药最终退出美国市场，全美各地至少有 500 万至 1000 万人服用过该药。服用该药女性的女儿在子宫时便接触了 DES，更易罹患一种罕见的阴道癌，怀孕及足月妊娠也会遇到问题；同理，服用该药女性的儿子也在子宫时便接触了 DES，更易罹患一些特殊的疾病，包括某些癌症。[37] 更加不可思议的是，这些女性的孙女，罹患卵巢癌的可能性更大。[38] 这些结论也得到了动物研究上的支持：DES 暴露的表观遗传影响在两代以后仍然存在，这是基因的一种明显的代际效应。[39,40]

改变这种由化学原因引起的基因破坏，相比于减少压力或改变生活方式，需要更有针对性的药物干预。但是如果知道这种家族暴露史，并且将其告知医生，就有机会尽早干预，可以预防与这种基因调节暴露有关的疾病发生或扩散。

来自瓦萨学院的珍妮特·格雷博士，高度关注环境与女性健康尤其是乳腺癌之间的关系。2017 年，她作为第一作者发表了关于乳腺癌和环境暴露相关最新证据的文章。[41] 最近，她开始探讨塑料化合物双酚 A（或称 BPA，一种刺激雌激素的化学物）在乳腺癌中的表观遗传作用。

癌症是现代生活的产物

2016 年，耶鲁大学发布了一项独特研究的结果。该研究使用了传统上进化生物学家使用的工具，重新定义我们对癌症肿瘤转移的看法，以期指导如何研发更有效的治疗方式。

该研究由杰弗里·汤森主导，已发表在《美国国家科学院院刊》上。[42]

很多科学家都认为，癌症的发生发展是一种进化过程。汤森和他的团队也秉持这种观点，他们从正常组织、原发或已转移的肿瘤细胞中收集肿瘤组织，这些肿瘤细胞来自无疾病或患有各种癌症的个体。研究团队采用进化生物学方法，创建了一棵"树"，通过精确定位在收集样本中发现的基因突变，绘制出这组癌症的进化图。他们发现，该图谱揭示了肿瘤年表和基因变化之间的关系。由此，他们能够确定采样的所有癌症都具有的三个关键特性：首先，转移灶起源于原发灶内的不同途径，然后以"分支状"的方式扩散，并非如先前模型推测的线性方式扩散。这意味着，单个基因改变不可能或不足以导致转移。其次，这种转移过程的遗传分化，发生时间远比我们之前想象的早，在原发灶发生的初期，甚至在原发肿瘤被确诊之前即可发生。最后，转移过程与"驱动突变"有关，因为"驱动突变"使某些突变具有选择性（或进化）优势，从而推动了转移过程。

这些发现具有重要意义，因为我们可以关注发生这种"进化"或"驱动"转移的基因，关注终止转移过程的靶向疗法，甚至在开始处理原发灶之前就可做到这些。

这将最终帮助我们理解，癌症是如何顽强求生的。我们必须明白汤森指出的观点："癌症同时沿着多个轨道进化"以及"为了战胜癌症，未来的肿瘤学家必须理解进化生物学"。[43]

癌症科学界曾奉行了数十年的经典理论是，癌症首先是一种进化的反应。但是，到了20世纪70年代，分子革命将我们的注意力从这个"宏大画面"转移到微观层面。颇具玩味的是，我们在人类基因组计划取得的最新突破，以及正在进行中的基因组革命，又将方向扭转回去了。科学家们很快认识到，处理所有这些数据的唯一方法是，从进化的视角，使用进化科学的工具，从而达到有效治疗方法的更高阶段，在癌症预防的道路上迈出关键一步。

科尔将癌症增殖视为一种"进化"适应，他还引入社会科学的因素对此解释说明。他注意到，我们的身体对急性应激会做出本能的反应（想象猛兽来袭拔腿就跑，或身陷大火仓皇逃离），但对于慢性应激及现代生活中常见的多种不健康行为并无本能反应。我对此完全同意，并且亲眼见到，癌症病人摒弃不健康的生活方式，对治愈疾病及重获健康幸福的感觉是极有帮助的。

我们必须牢记，癌细胞是已经失去所有平衡和正常行为的细胞。事实上，癌细胞经过基因编码后总是不断变化，唯一的目的是能够躲避任何形式的体内平衡调节或进化限制，不论是生物学的还是生活方式的。我们知道，这些细胞还劫持我们体内的多个系统，改变基因表达，其目的就是生存。这也是治疗癌症总是让人如此困惑的原因：癌细胞不断变化，但是其变化的根源非手术、放疗和药物所能解决。如果我们不能让大量的生活方式因素发挥作用，就不会得到有效的治疗。

癌细胞也许已经知道如何超越甚至干预正常细胞的进化，科学家们已经注意到，癌症发病加速，与社会环境应激源不断扩大和变化有关，与我们每个人的生活方式因素也有关，两者有明显的相似性。

我们的基因并非我们的宿命

当我们在图表上绘制表观遗传的负面影响，以及全球不断上升的癌症发病率时，便会看到，长期处于现代生活的不健康状态会有何结果。这为我们带来了新的启迪和对话，也能够借此鼓励病人和我们自己行动起来。我们的社会经历被持续不断地写入我们的 DNA 中，我们因此能够提高理解能力，更好地发挥能动性。事实上，通过改变生活方式，我们可以改变生物学层面上的表达。

我们现在认识到，对于癌症而言，基因并非宿命，进化亦如此。我们自己有伟大的力量影响基因和进化，力量之大已远超想象。这就意味着，尽管目前病与不病的概率各占一半，但癌症并非不可避免。在统计数据面前，我们可以与其竞赛，向其挑战。

为了取得预防和控制癌症的更大成功，应当降低行为风险。对于癌症患者而言，除此之外，还应当对非正常基因进行靶向治疗，以及刺激免疫系统。尽可能保持癌症标志物平衡的同时，我们修复越多影响正常基因表达的因素，我们的身体就对癌症发展越不利。高科技、高投入的科研持续探讨癌症标志物及靶向干预，与此同时，我们还可以全面改变生活方式，过上一种更加健康的生活。这种方案虽然科技含量低，但一直以来都是防癌抗癌的强有力方式。你不需要等到食品药品监督管理局批准之后才启用这个方案，你也不需要四处奔波或者环游全球，苦寻良医帮助你实施这个方案。

因为，你所要做的所有工作，便是接着读这本书。

第六章

抗癌六法的协同作用

大卫·塞尔旺－施莱伯在《每个人的战争》一书中，重点关注了生活方式的 4 个关键方面：饮食、环境（毒素）、运动和压力。他知道这些都曾帮助他战胜癌症。在本书中，艾利森和我补充了健康生活方式的另外 2 个关键要素：社交支持和睡眠。大卫本人也知道，他与家人之间的密切关系对其生存非常重要，他也同样知道良好睡眠的重要性。我们知道这些日常习惯具有治愈能力，全世界的研究者，仍在持续贡献有价值的研究及数据，从而进一步证实或加深我们的理解。下面，我将逐一详述这 6 个方面。

归属感很重要：人类原本就不是离群索居的，所以我们要成家生子，要交朋结友，要加入组织社团，总之我们要融入社会活动，从中增进与他人的交往。即便是内向的人群也需要与他人建立关系，使社交和独处达到一个平衡。只要有陪伴，不论其形式如何，都会保护我们免受压力、孤独和伤害之苦。正是因为看到越来越多的研究都在关注爱和社交支持的治愈能力，艾利森和我知道这非常重要，决定将其置于"抗癌六法"生活方式的首要位置。

释放压力：我们的确需要一些生活压力，唤醒我们起床工作。但是，生活中我们应当注重的是，感觉自己能量满满，而非压力重重。我们已经知道，压力刺激癌症的增殖，并且还会以多种方式侵害我们的健康。[1-3] 慢性压力同样具有侵蚀性，在社会和生理层面消耗我们体验健康的能力。[4] 压力是多种疾病的导火索，因此在我们的讨论中对此也予以高度重视。

睡眠是一种超级营养素：好的睡眠有极强的治愈能力，为了健康和幸福，我们必须践行这项重要的"活动"。事实上，睡眠能够改变你的生活态度和治愈能力，非他物所能及。而且，从生物学的视角看，睡眠中的那段时间发生了什么，有太多的内容可讨论。[5—7]抗癌生活提倡重视这段身体高度修复的时间，以解决任何障碍和困难。你的身体会感谢你的！

运动的快乐：我们的身体天生需要运动。如果我们久坐不动，体内的化学物和液体的节律与流动就会变得堵塞、不畅、低效，从而影响保持我们健康的进程。我们需要尊重身体的天性，伸展四肢，活动腰腿，走起来，跑起来；运动能激活和增强我们内在的修复过程。体育锻炼对于预防疾病很重要，对于恢复健康同样重要（尽管听上去似乎有悖常识）。[8] 癌症会给体育锻炼带来特别的挑战，但我们要意识到体育锻炼是治愈疾病的一种形式，也是身体滋养和快乐的源泉。我们要有休息的时间，也要有运动的时间，这是保持身体平衡健康的重要因素。

找到可以带来健康的食物：保持体形匀称，这样才能感到健康、强壮、灵活、精力充沛。我们都知道，如果我们睡眠好，饮食适量，能够参加自己喜欢的活动，这样我们就能够有让自己感到舒适（即健康之意）的体重。这个原本简单的道理，现在却变得异常复杂，原因就是我们被海量的错误信息误导，另外还有太多深加工的不健康食品。现在，我们要重回本源，保证饮食健康。

排查毒素：不论是在家里还是外面，我们所有人都被毒素包围，它们大多闻不到、尝不到、感觉不到。这种暴露我们大多无法控制，但并非全部不可控。我们对环境毒性的理解，将有巨大的改变；现在就主动采取措施，长远来看会让每个人都受益。在这个方面改变我们的意识，是抗癌生活的奠基石。

"抗癌六法"中的每个部分，都与癌症形成、生长、存活所需要的关键生物标志，存在科学意义上的关联。[9]研究还表明，这些生活方式因素之间也会相互影响和强化，正面负面皆如此。[9]例如：

- 稳定可靠、相互支持的关系会强化我们好的习惯。信息共享，合力相伴，达到健康目标。即便是简单的爱意，也能激发我们的健康的生理功能。没有它，我们会变得索然无趣，失去希望，最终被压垮。

- 压力之下，健康食物带来的益处也会减少，我们可能还会去挑选不好的食物。压力还会影响我们锻炼的兴趣，扰乱睡眠，所有这些，都会最终成为良好关系的负担。我们要学会截断这个恶性循环。

- 睡眠紊乱可影响我们的食物偏好，改变营养代谢途径，减少运动所需的能量。

- 与此相反，持续锻炼帮助我们减少压力，饮食更均衡，新陈代谢更佳，睡眠更好。

- 暴露于环境毒素之中，给我们的身体带来过大压力，消耗我们的能量，最终影响我们的体重、代谢过程、改变身体和大脑发育方式的能力。

"抗癌六法"中的各个部分互相影响，这种共有效应可以在"不好的日子"中支持我们。例如，某日暴饮暴食后，可能会在第二天不吃任何东西，以此惩罚自己，并陷入一种罪恶—羞耻的循环。其实，除挑选食物更加谨慎之外，我们还可以增加身心锻炼。多做冥想或多练习瑜伽，可消除压力和不健康食物带来的坏处。同样，多做运动也可减少这些错误选择带来的损害。我们难免会犯小错误，通常也能事先预知，那么事先事后，我们可以多做运动，做好压力管理，保障健康睡眠，以此走向更加健康的生活方式。做更加强大和明智的自己，这样在生活中我们就会更有条理，更主动。

通过观察 MD 安德森癌症中心的病人，我发现"抗癌六法"中的自我强化品质，会给人们带来惊人的变化，变化因人而异，却又不乏奇迹。知晓生活方式的各个要素及其相互关系，认识到自己有极大的控制力，唤醒我们找回生活最基本却又最易忽视的目的——我们应当这样生活，如此我们的身体便能享受最多的健康和幸福。不管有没有癌症，我们都要这么做。

哈什马特·E. 是一位人权工作者，主要工作是护理全球各地的残疾儿童。她曾挽救成千上万的生命，接触的病人不计其数。但是，她付出的代价是，由于长期从事强度高、压力大的工作，她忽视了自己的健康，这在医护群体中并不罕见。在巴基斯坦工作时，她发现自己乳房上有肿块。待她能够就医时被诊断为癌症，且肿块已经变大四倍。

确诊为乳腺癌之后，哈什马特需要设法先考虑自己，这可是平生第一回。和 CompLife 项目的其他参与者一样，她发现需要待在家里，按照"抗癌六法"调整各个方面，从饮食、运动，到睡眠方式及日常压力管理，不一而足。这个案例的特点是，她拥有强大的支持资源，为她要做的种种改变提供了很好的基础。首先，她改变饮食习惯，之前由于时差原因过于辛劳，或者日常工作太累，她都是靠甜品续命，现在她限定了糖的摄入量。然后她开始计算步数，跟踪体形状态。学习放松自我的重要性后，她开始实践我们的冥想和瑜伽课堂知识，她告诉我，晚上睡得特别香甜，这是这么多年的第一次。

随后又有一个意想不到的改变，她发现了一个字"不"。学会说不，为要求设限，更加有效地分配自己能够提供的支持，这是哈什马特的转折点。她认为日常的身心训练，让她能够更好地与人交往，更好地回应他人的需求，即便是紧急需求也能从容回应。她这么说道："我感觉现在更加快乐，更加享受生活。我和所有人的关系变得更好，我有自己的意见了。之前和我共事的人都问我：'他们在医院都教你什么了？你比以前更睿智了。'之前让我不开心的事情，现在我不会反应过度了。"

对于哈什马特而言，癌症确诊和治疗带来的额外压力，反倒让她认识到生命中的其他压力源。管理癌症经历的情绪非常重要。事实上，在加入 CompLife 项目之前，她总是忽略了生命中的这些方面。现在，她有能力将最有利于健康的事情置于每日清单的首要位置。她自己的体会是，这能够让她更好地满足他人的需求，当然，满足的方式与之前不同了。不管她之前经历了什么，她说现在比确诊癌症之前的感觉更好。她告诉我："我每天检查自己的步数，感觉真好。我按时睡觉，对自己说：'今天做不完这件事情也没关系，可以等等。'"

协同治疗

受益于世界顶级科学家所做的开创性工作，我们已然知道，改变某些生活方式，可以深刻地影响癌症的轨迹和结果。之前多强调某一种生活方式的重要性，如饮食、运动及减少压力（包括心理的和生理的），但是越来越多的研究机构已经发现，如果我们在不止一个领域做出改变，就会增加每个方面的改变所带来的益处。[10-12] 这就让抗癌生活变得动态多姿，虽然从研究的角度看，有些棘手。

尽管存在挑战，但仍有几个具有里程碑意义的研究表明，综合生活方式的改变具有极大的效果。美国俄亥俄州立大学哥伦布分校芭芭拉·安德森教授领衔，研究了综合生活方式的干预，对于已接受手术治疗的Ⅱ期和Ⅲ期乳腺癌病人，有怎样的长期和短期影响。[13] 研究组的病人参加了为期 18 周的培训，学习的内容包括减少压力，改进生活质量，改进健康行为（饮食、运动、戒烟），确定能够坚持治疗，完成随访。安德森和她的团队向病人讲授渐进式肌肉放松，帮助他们认识压力，学会以不同方式应对压力。第一轮的 18 周学习结束后，干预部门又实施了 8 次月度培训，帮助他们坚持改变，重点关注社交支持这个因素，在此过程中参与者确定了生活中可以寻求帮助的人群。

11 年后，与对照组女性相比，研究组的女性癌症复发率低 45%，死于乳腺癌的可能性低 56%。此外，前者比后者死于任何原因的可能性低 49%。[14] 即便研究组的女性疾病复发，她们复发后生存的时间也长于对照组的女性。[15] 研究还发现，与对照组的病人相比，研究组的女性在心理、行为、健康结果、免疫功能的改善等诸多方面均有显著优势。[13,15-17]

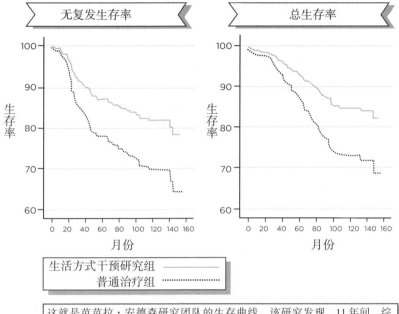

这就是芭芭拉·安德森研究团队的生存曲线。该研究发现，11年间，综合生活方式干预研究组（实线）的女性疾病复发率及死亡率均低于对照组（虚线）的女性。

Adapted and reprinted by permission from John Wiley & Sons, Inc.: B. L. Andersen, H. C. Yang, W. B. Farrar, et al., "Psychologic intervention improves survival for breast cancer patients: A randomized clinical trial," *Cancer* 113, no. 12 (December 2008): 3450–3458.
与劳拉·贝克曼合作改编。

此外，加利福尼亚大学旧金山分校预防医学研究所医学博士迪安·奥尼什及其团队，研究了综合生活方式的改变对于心脏病及前列腺癌症的影响，并发表了令人难以置信的研究成果。在这项2005年所做的具有革命性意义的研究中，奥尼什召集了93位早期前列腺癌症病人，他们处于主动监测状态，即已被确诊为前列腺癌，但临床上宜推迟手术治疗。[18] 这些病人的一半被随机抽取进行强化生活方式改变，另一半则不加干预，仅仅随访。这种设计可以让研究人员评估生活方式改变这个唯一因素，因为随机对照组未接受任何治疗。研究团队建议研究组成员做如下生活方式改变：全植物性饮食，降低脂肪和精制碳水化合物的摄入；每周 6 天做 30 分钟运动；练习瑜伽或冥想，以此管理压力；每周参加支持小组会议，坚持 1 年。

研究结束时，研究组参与者的前列腺特异性抗原（PSA）指标下降了 4%，而对照组该指标则上升了 6%。[18] 此外，与干预前相比，研究组男性干预后的血液抑制前列腺癌细胞生长能力提高了 70%（而对照组在皮氏培养皿中的血液，抑制前列腺癌细胞的能力仅增加了 9%）。[18] 奥尼什考察项目中所有男性，并对生活方式的改变程度分类时，发现改变程度越大，PSA 指标下降得越多，体外血液细胞控制前列腺癌的能力越强。[18] 两年以后，研究组中仅有 5% 的男性接受了传统的前列腺癌治疗（根治性前列腺切除术、放疗或化学去势），而对照组则为 27%。[18]

2013 年奥尼什又做了一项重要的研究，研究方法与之前相同，但把干预时间减少到 3 个月。[19] 他的团队发现，干预实施 5 年后，研究组前列腺癌生存者的端粒长度（该长度体现我们的生物年龄）增加了，而对照组的端粒长度缩短了。端粒变长，说明细胞衰老出现了逆转。

奥尼什的上述两个研究都表明，生活方式改变程度越大，结果就会越好。[18,19] 研究还发现，干预仅 3 个月后，端粒酶（一种有助于维持端粒长度和完整性的蛋白）的水平便比干预前提高了。奥尼什及其团队还在干预前后进行了前列腺活检，发现 501 个基因发生了改变。[20] 此外，研究组中的促进癌症并影响慢性炎症和氧化应激的基因被下调或关闭，而保护我们免受癌症标志的有益基因被上调或开启。

这些初期研究成果告诉我，综合生活方式的改变能够提高临床疗效，对于关键癌症标志有重要影响。正如迪安所言："我们越来越多地认识到，这些机理的可塑性远远超过我们之前的认识。这为许多人带来了新的希望和新的选择，是之前他们不曾拥有的。"

抗癌生活的关键原则

· 开启抗癌生活方式的时间，没有太迟，也没有太早。

· 抗癌生活计划基于"抗癌六法"生活方式的因素编写，这些因素对身体防癌抗癌的能力有最直接的影响。

· "抗癌六法"各因素以积极方式互相影响，在某一方面取得成功，便会帮助其他方面取得成功并持续积极的影响。

· 我们必须首先为自己建立社交支持网络，为其他生活方式的改变奠定基础。

· 即便没有治愈，你也能够达到较好状态，保持健康，延长寿命。

· 健康的行为具有示范效应，与他人分享你的抗癌生活习惯。

· 当你做出抗癌生活方式的选择时，你会感到更加自由，更能够感悟生命，满是欢喜，满是爱意。

· 抗癌生活是一种生活方式，并非速成康复疗法，它是动态的、可变的，因人而异。

一次改变生命的诊断

格伦·萨宾是"抗癌六法"协同效用的鲜活证明，也是唯一有据可查的未接受常规癌症治疗即可从慢性淋巴细胞白血病中康复的患者。1991 年秋天，格伦 28 岁，健康活跃，新婚燕尔，但在年度体检中，被诊断为一种血液肿瘤，不可治愈，但能够存活（他的父亲最初被告知，格伦的生存期仅有 6 个月，这是医生最早的判断）。

以抗癌方式养育孩子

艾利森和我有 3 个未成年的孩子，我们一直努力向孩子们灌输抗癌生活的总体原则，主要靠身教。父母（尤其是未成年孩子的父母）大多知道，要想让某个理念真正深入其心，以身作则是唯一的方法。"照我说的去做，不要看我做什么就做什么"极少管用。艾利森将她的授课内容搬回家中，尝试了很多方法，将健康的生活方式融入日常生活，如"咬三口法则""卧室无手机"等，均取得了不同程度的成功。从父母的角度看，我们一直在尝试，这才是重要的。我们不会因为某种方法失败，或我们的努力被其他家长破坏，或孩子们耍滑头按自己的想法来（即便这样对他们不好），而感到失败气馁。我们努力坚持到底，鼓励他们做出健康的选择，我们自己也会做出这些选择，这样我们就在示范抗癌行为，也能够以父母的身份，保持足够警惕，关注当前，且安然面对下一个挑战。

所以，我们应当为孩子做好榜样，示范如何做到癌症预防。向他们解释，为什么你自己选择这些食物，并且持之以恒地食用这些食物。你要备足全家食用的量。每个人都要戒掉糖和垃圾食品！告诉他们，你希望他们有充足的睡眠，因为睡眠帮助大脑和身体战胜疾病，会带来更好的学习和运动成绩。你想要他们尽可能健康，时间越长越好，那么你自己就不能熬夜看电视，或者全家睡觉前都不碰屏幕。要真正引起他们的注意，告诉他们，你想要他们走出现有统计模型的魔咒，你们的寿命会比这些模型预测的时间更长！但也不要太死板，注意帮助他们在自己的选择和感受之间建立联系。他们可能有一些惊人的智慧可以分享。记住，生命本不完美，我们自己不完美，我们的孩子也不完美。

确诊白血病时，格伦的脾脏（过滤血液并参与调节免疫功能的器官）已经被肿胀到正常大小的四倍，肚皮明显被撑起来了。脾脏病得这么严重，只得摘除。除此之外，当时适用于格伦的其他标准医学治疗方案，只有骨髓移植。如果接受这种方案，他就要忍受化疗的痛苦，杀死骨髓中的癌细胞，然后再移植他人捐献的骨髓，希望这个骨髓能够"融入"他自己的身体。这种治疗方案不仅疼痛难忍，而且之前接受这种方案的病人，有20%的比例会死亡。在格伦看来，这无异于医学版的俄罗斯轮盘赌博，他放弃了这个方案。

他还有什么其他选择吗？他的医生说："再等等看。"格伦遵照医生的意见，但有一点显著的区别：他并非被动等待，而是开始自学相关知识。他勤于学习，了解了病情的生物学原理，并且还学习了可以改变哪些生活方式，以使癌症尽量处于消极不发作的状态，同时改善自己的身体状况。他将此称作"积极观察"，并解释说："我的目标是，尽己所能成为一个最健康的癌症病人。"

他立即行动，改变饮食，喝清洁的水，吃膳食补充剂，调整工作生活节奏以减轻压力，增加每日运动量，因为他知道体育锻炼可以改善心理和情绪，增加幸福感。"我做的体育运动是放松式的，比如游泳和走路，这样可以释放压力，让我心平气和。"他对我这么说道。他还开始关注深度的、修复健康的睡眠。他的妻子（两个人青梅竹马）给予他关爱和支持，这帮助他克服了确诊慢性疾病后自然产生的恐惧和焦虑。在他走向自己的抗癌生活道路时，他的妻子帮助他保持镇定。

确诊之后的12年里，格伦的癌症一直可控。尽管检查时仍能看到，但并未扩散，所以他的医生鼓励他，不管之前做了哪些努力，仍要坚持做下去。但是，2003年，病情急性发作，出现持续低烧、夜间出汗、严重贫血等症状。用他自己的话说，他的血细胞计数"绝对一塌糊涂"。这时，他咨询了巴尔的摩市约翰·霍普金斯医院、波士顿市丹娜－法伯癌症研究所的医生，专家们的意见很明确，他需要接受化疗、类固醇和其他有效药物的治疗。尽管当时他已病得很重，但是考虑到这些治疗会带来严重的副作用，且并不能"持久缓解"慢性淋巴细胞白血病，他并不想接受这些治疗。他的行动是，请假休养，探索新的健康生活方式。"我想试一试，我坚持12年的自我治疗能不能更进一步，看看我能不能影响自己疾病的生物进程，我做这些事需要很好地把握分寸才行。"

虽然格伦拒绝医生们的建议，但他并未终止与他的一流医疗团队的联系。其实他和他们还有个协议。他会继续调整生活方式，每周去看几次医生，密切监视他血液的检测指标。"我们想观察病情的发展趋势，看看我们能否见证我所做事情的'因果关系'。我成了单病例试验对象，具体到我的情况，这是对一个患者过往几十年的非正式研究。我们决定收集数据必须做到组织有序，可操控。"

尽管格伦大部分时间都极其疲惫，但他仍然坚持锻炼，在阳光下游泳，每日散步，这有助于他恢复体力并保持头脑清醒。几个星期后，他的贫血消失了，夜间不再出汗，血液水平稳定了。两个月后，他的血细胞计数回归正常。

2014年的病情报告，已看不出格伦之前曾患的疾病。他解释道："我的骨髓和血液绝对干净。说白了，就是没有证据显示我曾患有慢性淋巴细胞白血病。"

28岁时，格伦·萨宾被诊断为慢性白血病，如今他54岁，这一疾病消失了。他的伟大经历和无与伦比的康复状态，已经被丹娜-法伯癌症研究所和哈佛记录在案，成为医学文献的一部分。[21] 他的案例也收录在他自己的《单病例》一书中，这本书的合作作者是肿瘤学家道恩·勒曼（医学博士，公共卫生硕士）。[22] 有趣的是，格伦本人并不认为他已经痊愈。他只是承认，尽管癌症已经伴随了他将近半辈子，但他所遵从的抗癌生活方式，帮助他康复并且达到了很高的健康水平。

格伦的经历表明，如果同时改变多个生活方式，将达到协同的效果。接着读下面的章节，你会看到，"抗癌六法"各因素的治疗效果有叠加效应。抗癌生活的全部就是让我们自己重获健康。让癌症预防成为现实而非空想，这是抗癌生活的神圣使命，鼓舞着全世界范围内的生活方式医学研究，包括我们自己的 CompLife 研究（如哈什马特的病例）。我们的目标是，收集能够为"抗癌六法"提供科学依据的数据，以便将生活方式医学纳入癌症治疗及预防的范围，成为医治护理病人的顶级标准。一旦我们将目光投向早期癌症预防，我们就会最终从疾病治疗模式转向一种真正的健康养护模式。这就是抗癌生活的目标。

第二部分
抗癌六法

第七章

爱和社交支持是基础

"抗癌六法"的六个方面都很重要，说哪个部分是引领先锋，可能都会有争议。我们选择将社交支持置于首位，尽管对于有些人来说，不太可能会做出这个选择。饮食、运动和其他部分当然非常重要，但艾利森和我的发现是，支持最为重要，其他生活方式的改变成败与否，取决于此。支持的方式有多种，可以是后勤保障的支持（你去学习瑜伽课的时候，有人照顾孩子），可以是情感支持（帮助你克服根深蒂固的饮食习惯），可以是心理支持（帮助你发现深层情感问题，这些问题使你不能成为想要的自己）。你列入支持名单中的人是你取得成功的关键。建立一个有效的、针对你实际情况的支持网络，是抗癌生活的开端，而非结束。它是树木赖以挺立的根底，它是房子保持稳固的地基，它是让你前行的定力。

但是我们受到的教育并非这样看待生活。西方文化倾向于强调个人成就，这是一种"独自完成"的态度，不强调或较少强调向他人提供支持，助其实现目标。我们关注结果，而非过程。对于生活方式的改变同样如此，人们从自认为可以独立完成的生活方式改起（改变饮食、多做运动），却未认识到如果没有爱和支持做坚强后盾，这些改变将会举步维艰。正如"抗癌六法"的各个神奇部分互相影响并形成协同效应一样，人与人之间的亲密关系，可以集结出不可思议的帮扶力量。

社交支持的力量到底有多大，且听一个我知道的最为励志的故事。

我们的朋友苏珊·拉夫特，确诊晚期转移性乳腺癌后已生活20余年，她的经历引人注目。1995年，她被首诊为IIIB期浸润性导管乳腺癌并接受治疗时，只有30岁的年纪，刚刚做了妈妈，宝宝玛丽卡才9个月大。那时，她对自己的一生已经有了规划。生玛丽卡的那天，苏珊辞去了法律助理的工作，计划再生两个宝宝，然后和丈夫一起在休斯敦抚养孩子。她发现乳房上有个敏感的肿块时，她的父亲，一位儿科医生，在电话里为她做了诊断。后来的活检证实了他们最坏的担心。没等苏珊从初期诊断中完全恢复，又得知癌症已经扩散到她的骨头，她经历了一个危险的过程，从体内取出干细胞，使用大剂量化疗药物将体内的癌细胞全部杀死，然后再将干细胞回输到体内。幸运的是，手术成功，但过程绝非易事，而且通往康复的路还很遥远。她的家人，从一开始到后来的治疗和休养，全程陪护着她，每个人都有自己的分工。她的妹妹简是纽约市的舞蹈演员，对苏珊的病情感慨极深，她筹备了一个非营利性项目，取名粉色丝带工程，旨在为癌症研究筹集资金。最终，简从纽约市搬来休斯敦，全天候照顾姐姐。在最初的过渡时期，简中止了自己的职业生涯。等到苏珊恢复健康和体力之后，简在休斯敦运行她的粉色丝带项目。简还将舞蹈技能融入她的行动中，创立了一个名为"抗乳腺癌——舞蹈演员在行动"的组织，义演筹资用于癌症认知和研究。

苏珊认为，正是有了家人和朋友的支持，她才能经受密集的治疗，才能从担心无法活着看到女儿长大的恐惧中走出来。确诊为癌症的年轻妈妈要面对独特的挑战和情感压力，但是苏珊发现，除了她的家人和朋友之外，她很难找到生存者群体关注这些挑战和压力。"那时，并没有这些支持群体。"她解释道，"我当时坐在一群老太太中，心想：'我有个宝宝，我想努力活着，看着我的女儿上幼儿园。但你们说的都是孙子的事情了。'"

苏珊决定，要填补休斯敦癌症支持社团的这个空白，为年轻妈妈提供支持，重点关注晚期癌症女性。她和另一位生存者一起，在 MD 安德森癌症中心设立了粉色丝带志愿者服务台，志愿者现已增加至 18 名女性，帮助指导病人治疗癌症，以及解决治疗过程中所有的情绪起伏问题。"我们遇到的病人什么情况都有，有的刚开始化疗，有的第一天来看病，有的是从外地赶来的晚期病人。"苏珊解释道。这个志愿团队被戏称为"暴露狂"，因为，在有的病人犹豫不决接受哪一种手术治疗时，苏珊和其他志愿者会把她们引入后面的房间，脱去上衣，让她们看看种种病程之后，手术带来的真实样子是什么。

作为 Ⅳ 期转移性乳腺癌患者，苏珊已经生存了 20 年，她的光辉榜样和对生命的热爱，给其他女性带来了希望。乳腺癌转移病人通常是被遗忘的群体，因为很少有肿瘤专家会预期她们长久存活。苏珊和一小群病人，通过组建转移性乳腺癌的支持群体，为纠正这一疏忽迈出了重要的步伐。20 世纪 90 年代，年轻人确诊为癌症尚属罕见，但是今天已然不是特别之事，这一事实说明，我们要尽一切努力预防癌症，提高癌症患者生存的可能性，这是非常重要的。苏珊支持团体中的女性，多为年轻女性以及幼儿的妈妈，平均年龄为 40 岁。

社交支持及其对我们健康影响的部分魅力在于，它是一种双向的行为——既是给予，也是接受。对于癌症生存者和我们其他人而言，接受他人的支持固然非常重要，越来越多的科学证据也表明，奉献我们的时间支持他人，也会让我们在身体和情感上获益，可能会提高我们身体防病抗病的能力。[1—4] 2013 年的一项综述回顾了 40 个研究，发现志愿工作可降低死亡率 22%。[3] 每个月至少做一个小时志愿工作的人，其抑郁率降低，对生活更加满意。这项综述并非针对癌症病人，且对于某些与癌症及癌症治疗做斗争的患者而言，志愿帮助他人听起来似乎有违常识，但是我们知道的是，这对于提供支持的人会有深刻的积极影响。

的确，做好事会让你感觉很好，但是真的会让你的健康产生可以检测的影响吗？几年前，芭芭拉·弗雷德里克森和她在北卡罗来纳大学教堂山分校的研究小组勇于探寻真相。他们考察了该校 65 名教职员工后发现，感觉社会联系加强了的人群，其迷走神经信号也增加了。[5]迷走神经根据你的呼吸调节心率，它与副交感神经系统相连，后者是神经系统的一部分，帮助我们放松身心。[6]迷走神经还与人们彼此之间联系的亲密度有关——我们的耳朵如何接收人类的语言，我们如何调节情绪表达。[7,8]从生物学的角度看，迷走神经张力越好，心率变异性越大，这与心脏病发病率更低，免疫功能和血糖水平更佳，全因死亡率更低都有关联。[9-11]从我们的社交互动角度看，我们同他人的亲密程度越高，利他行为越伟大，迷走信号就越好。[12]通过志愿工作和利他行为与他人建立了深层关系，可以产生好的迷走信号，意味着你帮助他人时，你自己的身体得到了很好的调节。

虽然我没有测量苏珊·拉夫特的迷走信号，但我想无疑是非常好的。通过做志愿工作（以及在粉色丝带项目中的专业工作），她从自己的疾病中发现了意义，增加了社会交往，帮助自己保持积极投入的状态。

与此同时，苏珊妹妹发起的粉色丝带项目（该项目后来由苏珊负责），在 2016 年关闭之前，募集了 600 万美元资金用于癌症研究。早期募集到的资金，用于研发一种紫杉醇类（Taxotere）药物，该药帮助苏珊缓解了病情，她才能渡过 1997 年干细胞移植的难关。所以，从不同层面来说，苏珊的社交支持关系都曾帮助她挽回生命。

从生物学角度来说，癌症是一种想要将我们彼此分开的疾病。没有两种癌症是相似的，因此，从深层次来看，癌症的历练只能由病人本人完成。癌细胞悄无声息，却又咄咄逼人，试图把病人的一切和它捆绑在一起。但癌症又像是一个冲锋号，让关爱病人的人们集结精力行动起来（如上例中苏珊·拉夫特的妹妹那样）。癌症所带来的影响，自治疗开始，会改变每一个关爱病人的人。从这个意义上说，一个人的癌症会变成一个群体的健康问题，为所有相关的人提供一个评估和改变生活习惯的极好机会。教育当然是关键。当我们判断某件事情有无帮助时，就会做出有依据的、更加健康的选择。这正是功力强大、可治疗、可预防的"抗癌六法"大显身手之处。当我们自己或深爱的人确诊为癌症时，我们可以改变生活方式，提升我们身边的每个人的健康和幸福。

参加 CompLife 研究的这些优秀女性，她们改变了生活方式，我见证了改变的影响。她们知道如何过上更健康的生活之后，渴望同自己的亲朋好友分享这些信息，让他们也能够感觉很好，并预防慢性疾病。抗癌生活的传播还有另外一种路径。CompLife 病人的亲人们，他们想帮助自己的母亲、妻子、姐妹生存下来，因此自己接受这种理念，改变自己的习惯，以此作为积极支持的方式，同时也提升了自己的健康。此外，还有很多参与者同苏珊·拉夫特一样，是年幼孩子的母亲，她们改变生活习惯，成为一种新的健康生活的范本，影响着孩子甚至子孙几代人。很多人有误解，将这些改变分为饮食（例如全家人改变饮食习惯，以支持妈妈治疗癌症）、运动（例如丈夫诊断为早期前列腺癌症后，夫妻两人一起散步），或身心训练（例如爸爸要减少压力，家人早上练习瑜伽或冥想）。但在这些例子中，我们要认识到，它们都起始于社交支持。先有爱意满满，才会有这些改变，而且研究也显示，具备了坚实的基础，就有可能让改变持续进行。也许你为了支持朋友加入了跑步小组，也许你从兄弟姐妹那里学习了健康的烹饪技术，也许你看到同事因恐惧生病需要放慢生活节奏后，自己也想管理压力，不管怎样，持续的改变需要他人的帮助和启发。

对于确诊癌症的人来说，爱和社交支持变得更加重要。我们都知道，如果我们想尝试新事物，那种又害怕又猎奇的感觉，是很不好受的。如果我们将自己的希望和愿望与他人分享，却招来冷眼相向，抑或直截了当的批评，这种打击甚至是毁灭性的。相反，如果他人认真地倾听我们，对我们的愿望感兴趣并表示尊重，我们又该感到多么欣喜。我自己的感受是，如果我想做一些新的、复杂的、困难的事情，即便别人的支持姿态看来并不起眼，例如点头肯定，微笑认可，或是一句简单的"告诉我你需要什么"，我都会感到受到了鼓舞。

保持密切联系的重要性

有一家重要的研究机构，其研究成果表明，如果癌症病人能够与亲人、朋友、工作中的同事、有共同理念的群体、支持网络等联系紧密，那么共同坚强面对癌症的力量就会更大，病人也就会生活得更好。[13-17]2014 年美国俄亥俄州立大学哥伦布分校医学院研究人员，根据对 164 位乳腺癌生存者的研究发现，接受治疗前社交支持程度低的女性，其疼痛和抑郁程度更高。[18]此外，她们治疗前的血检以及治疗后 6 个月的血检都显示，与炎症有关的基因水平升高，这与癌症的生长和进展有密切关系。[19,20] 基于这些发现，俄亥俄州立大学研究人员的结论是"对目标生存者的社交支持实施早期干预，可提高其生存期的生活质量"。[18] 换言之，物色并建立抗癌团队是抗癌生活的第一步，极其重要，就像我们希望通过改变，以强身健体改善生命一样重要。

研究发现，如果我们与爱我们、想帮助我们的人在一起，癌症进展的可能会变小，生活会得到拓展，总体健康水平会提高。我们的身体会保持天生的抵抗能力，会更好地防止变异细胞增殖和肿瘤发生进展。2017 年的一项针对乳腺癌女性的研究表明，社会联系越多，死于癌症的可能性越小，复发的可能性也越小。[21] 美国凯撒健康计划和医疗集团*的研究人员为实施这项研究（迄今同类研究中规模最大），跟踪美国和中国乳腺癌病人的生存和复发情况长达 20 年之久。在此期间，社会联系较少的女性复发可能性多出 43%，死于乳腺癌的可能性多出 64%。

但最为重要的是，不论我们体内的疾病是否仍然活跃，如果我们同他人的关系亲密，便会体验更高的生活质量。[22,23] 科学研究显示，不论我们是否有癌症，如果幸得他人帮助，我们得以关注当下、保持理智、积极向上，我们就会有最佳生存机会，甚至能提高我们的生活质量。

罗塞托效应

1964 年，科学家们前往宾夕法尼亚州东部，考察这里名为罗塞托的小矿村的文化。因为这里居民的心脏病发病率远低于全美平均水平，甚至低于其周边居民。[24,25] 研究者们想知道，这个意大利移民的社区为

＊美国的一个医疗保险计划，是美国最大的健康维护组织。——编者注

什么有这个现象，是否因为他们有独特的饮食或其他方面的生活习惯。最终的发现让研究者们大吃一惊。

后来渐为人知的罗塞托人，与他们周边的班戈和拿撒勒居民一样，都在同样有毒的石板采石场工作，暴露于有毒粉尘、气体中，也面临工伤事故的危险。他们也抽烟，手卷的无过滤嘴雪茄，尼古丁和焦油含量高，喝酒，菜品多为油炸肉丸、香肠、萨拉米香肠和奶酪。

那么是什么让他们的健康与众不同呢？是他们紧密的家庭和社会关系。[25]罗塞托人的一切都和家庭有关，他们在一起生活、工作、娱乐，死后也在一起。每个家庭三代同堂，这种文化尊重年龄和智慧。富有一些的罗塞托人，也同邻居们一样生活，没有炫富，没有社会等级歧视。这种紧密的社交支持，降低了他们罹患心脏病及其他疾病的风险。[24]他们的生活井然有序，平和安宁，所以才没有内化压力。

时过境迁，年轻一代开始过上"美式"生活时，罗塞托效应便褪色了。罗塞托式的社会结构开始解体，舒缓压力、以家庭为中心的生活方式所带来的健康益处也随之不复存在。

蓝色地带

罗塞托效应中的支持式社会结构，可能也是"蓝色地带"的核心特征。蓝色地带是世界上百岁老人比例最高的地区。[26]蓝色地带的相同特征是，社区较小，家人关系密切，社区结构呈互帮互助型。现以亚洲的冲绳岛为例加以说明。让冲绳岛上的年长者引以为荣的是，他们不仅有最长的寿命，而且还有最长的健康预期。始于 1975 年的"冲绳岛百岁老人研究"项目发现，该岛屿的百岁老人极为苗条、健康，精力旺盛，心脏病和癌症发病率很低。[27]

　　冲绳岛有一个行之久远的活动，即建立并维护"部落"——朋友们在生活中互帮互助的小组织。[26]这个理念起源于部落的农民，他们一起讨论种植技术时，发现部落的其他成员将要歉收，便会承诺提供帮助。今天，这些组织更像是一个大家庭，共享资源，彼此帮扶解决问题和处理危机，在悲痛和有人离世时彼此支持。人们老去时，不仅有年轻成员的支持，他们自己也会有一种使命感，要支持家人，也要成为社区的积极成员，即便在传统意义上的退休年龄之后也如此。

　　人们在家人和亲戚之外，拥有较广泛的社交群体，对健康和长寿均有显著影响。对于有广泛且深远支持网络的癌症生存者而言，这一影响同样适用。乔治·华盛顿大学医学中心 2005 年的一项研究表明，Ⅱ期和Ⅲ期乳腺癌女性中，拥有多个"可依赖的非亲戚关系"的患者比拥有较少关系的患者存活时间更长。[28]事实上，这项发表于《身心医学研究杂志》的研究认为，拥有亲戚之外更多支持的女性，首诊后 10 年死于癌症的可能性会减少 60%。

边看边学

　　2007 年，乔希·梅尔曼 46 岁生日进行常规体检时，家庭医生感觉他的胸腔下面有些异样，说道："感觉有点不正常，我不知道这是什么，但是我建议你去做个超声波检查，这样我能做出判断。"彼时乔希的血检和其他常规检查都正常，感觉也很好，似乎并无大碍。但乔希是一位良医的儿子，他尊重医生的建议，几个月后做了超声波检查。检查结果如乔希所言："天都塌下来了。"他的胰腺和肝脏都有病变，活检后被诊断为非常罕见的神经内分泌癌，由于他没有症状，因此被归为"非功能性肿瘤"。但他的肝脏中有 70% 的肿瘤负荷，胰腺中有垒球大小的肿瘤，属于晚期癌症。乔希后来问他的医生，她是如何凭"直觉"判断事情不妙，如何在他并无症状时感觉他体内已经有严重的变化。"我脑海中对健康的肝脏有个印象，感觉你的肝脏不太对。"正是家庭医生隐隐中发现了疾病，改变了乔希的生活轨迹。

就在乔希恶补自己疾病的知识，了解有哪些治疗方案选项时，他得到的反馈和回应一直都是负面的。他不具备手术条件，市场上也并没有针对他这种肿瘤的药物。看来他唯一的选择是，姑且等一等，待几个月之后再让医生观察病情，以便能更好了解他这种罕见癌症的性质。

令人欣慰的是，乔希并未因此变得被动无为，或是将自己孤立于群体或专业资源之外。他前往位于旧金山的加利福尼亚大学的综合肿瘤学系，接诊的是唐纳德·艾布拉姆斯医生。最初几次的问诊中，唐纳德医生从未问过乔希的癌症病情，他关注的只是乔希的生活质量。他想了解乔希以前的生活经历（一位成功的技术企业家，已婚，有一个宝宝）；以前的希望和愿望（健康长寿、充实富足）；关键想了解的是，在医生查找病因的同时，为了给他最佳支持，他的身体需要些什么。医生提供了健康、友爱、专业的支持（这种支持关注的是乔希这个人，而非他的癌症）。受益于此，乔希能够改变生活方式，自我康复的主动性变得更大。"我关注的是我自己，不是疾病。"他这么对我说道，"经唐纳德医生的指导，我真的开始关注我吃什么，我怎么生活。我开始以全新的方式关注身体，感觉需要重新平衡我的生活。所以我就开始改变了。"

3 个月后，乔希去拍了片子，他的癌症没有变化。这非常了不起，因为他的癌症已经是晚期。6 个月后，还是一样。看来像是什么东西叫停了癌症进展，这有悖于癌症的性质。这激起了他的肿瘤医生和研究团队的兴趣。他们想知道乔希改变了什么样的生活方式。其实，乔希主要是靠自学，力所能及地掌握了和自己疾病有关的知识。他仍然每天骑自行车，调整了饮食，也开始服用益生菌和其他补品。除此之外，他并没有什么大的改变。他也加入了一个支持小组，据他的描述，这个小组帮助他从"边看边等"改变为"边看边学"。

"我想利用身体给我的这段缓冲时间，尽自己最大努力自学，这样当我最终需要有所行动时，不至于惊慌失措。"确诊一年后，乔希飞往多伦多，参加一个大型的国际患者会议，大会上他得知，德国已成功使用一种核医学药物，对他这种癌症进行成像和治疗。他走向这位做讲座的医生，进行交流，3个星期后，他去了德国，接受第一轮名叫镓-68的治疗。此时是2008年。

2009年，他的癌症发生了进展，于是短期住院，但短期内仍无有效治疗方案。所以他给德国医生打电话，又去德国接受了三轮治疗。这些治疗及他对生活方式的关注，让他的病情又稳定了6年。2016年，他又去德国接受了一轮治疗。2017年，他仍然是晚期神经内分泌癌病人，但是他的生活却一直是充实、积极、富足的。正是因为乔希保持与社会的交流，走向外面而非自我孤立，他才能自我学习，在看来没有方案时找到了治疗方案，并且出人意料地延缓了他晚期癌症的进展。

"我并不是抗癌生活的完美榜样。"乔希告诉我，"但是我真的重新以自己为中心，关注自己从长远看希望有什么感觉。那就是平衡我的生活，尽管有病在身。病还在那里，但没有那么要紧。我并不是在和疾病做斗争，我只是成功地带癌生存。"

乔希的故事在多个层面说明了社交支持的重要性。他的医生们思维开放，关爱他这个人，而非仅仅关注他的病。他们冷静且耐心地等待乔希的病情现出原形时，认真倾听、仔细观察、频频认可，表现出了极大的同理心。这种方法看似矛盾，但数据和研究结果显示，却能带来最为积极的结果，因为强调的是救人，而非简单的治病。在乔希的案例中，他一直保持着探索和希望之心，未将自己与身边的资源分离开来。通过与支持小组的联系，他从经历过同样事情的他人处，了解到自己病情的一手信息，而且也得知了一个会讯，进而把他引向一种有希望的新方案。

他取得成功的一个主要原因是，周围有人真心爱护他、支持他、守护着他的健康和幸福。他所拥有的支持，极其重要地影响了他的生活方式，以及他的前沿癌症治疗方案。研究显示，有了这个坚实的基础，以及正确对待与外界交往的态度，不做孤家寡人，即便他仍癌症缠身，也有更大的希望继续生存，更好发展。

选择最佳医疗团队

医生说出癌症确诊消息的那一刻，便定下了医患这层重要关系的基调，那一刻甚至还能预见病人对治疗方案的服从和响应度如何。[29] 有同理心的医生，会尽量亲自向患者透露确诊消息；会解释这意味着什么，信息量足，坦诚相告，态度友好；会根据患者的理解程度及情绪反应，调整告知的方式方法；还会与病人家属谈话。

即便是早期癌症，确诊时也会如五雷轰顶。[30] 它会带来各种各样的情绪，绝非仅仅是害怕。富有爱心的医生深谙此理，会把确诊谈话营造得最为真实，恐惧的氛围却又最小。"我要告诉你，你有这个病。我们会收集信息，然后我会和你分享，我们一起商量下一步怎么走。"一位医生这样将病人引入病情，给人以平和和信任之感。消除了疑虑，也增强了信心。

> 　　一个好的医生，不会低估确诊带来的情感影响，所以她不会在病人处于悲伤甚或感觉被逼迫的情形下，让病人匆匆确定任何一种治疗方案。
>
> 　　实际上，最好的肿瘤医生总是将病人放在首位，确保他或她是第一个掌握最新消息（化验结果、新的治疗方案选项等）之人，努力让病人拿主导意见，决定是否用第二种或第三种方案，甚至是更换主诊医生。好的肿瘤医生知道，处在风口浪尖决定胜负的不是他，而是你。

健康工作者能做的工作

　　医生和其他健康工作者应当发挥中心作用，帮助癌症患者（以及其他面临健康挑战的人群）建立社交支持网络，以最大可能实现其生存和康复。与定期随访或处方用药一样，这也应当是治疗方案的核心组成部分。医生可以发挥极强的权威，帮助患者寻求他人的帮助，而不是尝试独自应对。

- 在进行常规健康史评估时，增加"爱护和支持"一项。涵盖的信息包括患者在家中和谁一起生活，另外添加一至两位能提供支持的可靠朋友或家庭成员，列出其姓名和联系方式。简单询问紧急联系方式是不够的。

- 告诉患者，如果能有一位亲友参与所有的预约、看诊和治疗会议，他们总体治疗及康复的成功性会更大。不要求每次都是同一个人，但是要求这个人能仔细聆听，增加患者的幸福感。患者往往压力过大，理解健康工作人员的建议有困难，记住也难。

· 更新不同种类的癌症支持小组的名单，在治疗初期即告知患者。

· 向患者提供一份就近的组织名单（癌症中心、老年活动中心、图书馆等），这些组织提供的项目能够让患者增强社会联系，在班级和小组中获取改善生活方式和总体健康的信息。

· 最重要的是，心态要放开，要记住积极主动的患者，会为治疗过程带来有价值的信息和感悟，因此治疗结果有可能会更加积极。

· 判断病人是否因为长期孤独而患上抑郁症或焦虑症，告诉他们寻求治疗师或心理学家的治疗。有充分证据表明，可使用认知行为疗法，而其他形式的疗法，如接纳与承诺疗法或长期心理疗法，也可能会有帮助。

癌症会如何影响我们所爱的人

应对确诊的癌症需要时间和情感投入。癌症这一概念让很多新确诊的患者无所适从，不知道如何与自己所爱之人讨论这件事。[31] 很多患者和我说过，他们担心确诊的消息会给自己所爱之人带来情感伤害，所以他们选择了隐忍不言的做法，认为这样会保护他人，免受病情带来的恐惧和不确定性之苦。但是认为我们不得不"独自面对"的想法，可能会损害我们最重要的人际关系，而且重要的是，会影响我们的癌症转归。[32,33] 癌症让我们所有人面对现实，以及人类身体的极限，接受并尊重我们必将死去的事实和现实，一起努力找到如何让现在的生活更好的办法，而不是沉迷过去或是忧虑未来。我们前行的路，不应当孤单一人。

对于很多癌症患者而言，看着爱人的眼睛并且说出"我有事和你说，我得癌症了"，是他们做出的最勇敢、最容易受伤的事。说出之后会发生什么，对于患者及其所爱的人而言都极其重要。我们都需要说出我们的恐惧，分享我们的希望和梦想，彼此帮助。我们不得不和家人谈及癌症时，就是一个独特的机会，让我们彼此变得更加亲密。

不论是患者还是家人，学会倾听彼此也非常重要。我们都想直奔主题让事情变得更好，但是如果跳过倾听，直接进入宽慰鼓励之辞，会错失沉淀和消化事实的机会。如果是家长和年幼的孩子谈及此事，这点显得尤为明显。但是如果妈妈显然受惊不小，或者看起来就不甚健康，这样的话会让孩子们感到不解。和孩子讨论新确诊的癌症，最好的方式是像与彼此信任的成人的谈论方式一样，开诚布公，富有同理心，带着希望探讨这会对家里的每个人带来什么。患者进入治疗阶段时，对其要求就会发生变化，开诚布公的交流才会让家人及所爱之人不用靠"猜测"揣摩病人需要什么，这样才能最好地照顾病人及家人自己。所以要倾听。你所爱的人谈论癌症体验时，要倾听；你的家人想要和你说他们的诊断经历以及带来的感受时，也要倾听。倾听之后，要做有心之人。

如果那个你所爱的人患病后开始退缩，你要留心。他或她可能在忍受着疾病带来的情感或身体的折磨，抑或两者都有。如果你能多做一些家务或琐碎的事情，你都应该做，但是事先要和病人沟通。有时仅仅了解一下他们正在经历什么，便足以让他们重获力量，继续处理一些日常事务。或者，他们可能会对提供的帮助表示感谢，并且可能让你做更多的事情。无论如何，这就是沟通。

对孩子们来说，行动无疑比语言更有力量，因为他们可能无法用语言描述涌上心头的复杂情感。注意观察孩子听完确诊消息后的反应：他们可能会变得更加深情，或者变得更加孤僻，又或者更加情绪化。癌症会影响我们所有人，并不仅是那个患病的家庭成员本人。面对病情带给我们的改变，我们需要彼此温柔以待，以爱护航。

癌症带来许多新的情感，许多新的经历，而且癌症病人治疗期间可能还会变得虚弱，所以我们需要认可彼此的经历。癌症没有对错，如何应对癌症也没有对错，唯一的法则是我们要一直彼此相爱。

最后，我们需要增强同理心。这并不是让我们放纵情感，顾影自怜或怜惜他人：同理心作为抗癌生活的术语，其实是要防止癌症把我们降伏为受害者，或者夺去我们的力量让我们束手无策。真正的富有同理心的倾听和关注，能够为我们带来能量和力量。它能现无形于有形，挖掘出复杂的情感或我们对未来的担心，从而让我们置身其中有所行动。

癌症其实是牵涉全家的疾病，但会让我们彼此走得更近，通常让每个人都做到了最好的自己。这是一次难得的机会，让我们发现隐藏的力量，应对艰难的事实，最终让我们聚焦于抗癌生活。

但是得到一个家人的爱护和支持，并非是获得有益的强大社交支持的唯一形式。研究显示，得到至少一个人的爱护及持续支持，就能使癌症预后大为不同。

无论疾病还是健康，同甘共苦不离不弃

哈佛大学曾做过一项研究，对象为美国 75 万癌症病人，他们于

2004 年至 2008 年确诊，分属 10 种不同类型的癌症。[34] 研究显示，已婚患者比单身、离异或丧偶患者生存机会高出 20%。其中，生存率改善最大的是非霍奇金淋巴瘤或头颈部癌症的已婚患者。该研究认为，有伴侣的患者更容易及早发现疾病，接受正确的治疗，坚持治疗方案，报告健康状况的变化，改变生活方式以便改善整体健康状况。

当然，癌症患者并非一定要成婚，才能得到这些伴侣支持带来的种种益处。贴心朋友，或是家人，只要他们理解你的诊断，陪你一起随访，帮助你做研究，确保你在治疗期间能得到好的照顾，同样能够积极影响疗效和你的总体健康幸福感。

孤独能致命

一项针对 300 万个 65 岁以下人群的研究显示，长期的孤独或社会孤立可引发疾病或早亡，其发病率与肥胖症或每天抽 15 支香烟相当甚至更高。这项由美国杨百翰大学的朱莉安娜·霍尔特－伦斯塔德教授领衔，发表于《心理科学透视》的研究，将孤独和社会孤立列为严重公共卫生问题，需要医学界加以解决。[35] 当今面对面的交流和社会互动让位于数字化交流，在所有领域都如此，从购物、银行再到教育，不一而足，这也加重了孤独问题。此外，诸如网络欺凌和网络喷子的现象，让问题显得更加严重。当然，我们有解决压力问题的锦囊妙计。

孤独部分源于对社会暗示过于敏感。感觉孤独的人，往往对模棱两可的社会暗示予以负面的解读，从而进一步孤立自己。[36] 将下意识反应从负面转为正面，从指责、自我批评或判断转为感激，对于很多人来说，是一项要完成的心理健康"内务整理"基本任务。最近的研究表明，这会对我们的社会联系和融入感产生连带效应。如果我们下意识解读为积极，而非消极，我们的自信心就会提升。我们就更有可能接触他人，建立更深层次的关系，就会做出更有利于长远健康的选择。

强大的社交支持能延缓癌症进展

过去的 20 年中，研究者收集的相关数据表明，拥有强大社交支持的癌症患者，比没有这些支持的患者生存时间更长。[15-17] 此外还发现，由孤独或缺少社交支持带来的压力，通过影响与炎症、免疫功能及其他癌症调节基因有关的基因表达，触发肿瘤细胞的增殖。[32,33,37-42] 有强大社交支持的癌症患者，其应激激素水平较低，激活癌细胞生成的数量更少，这让我们所有人能更好地理解导致疾病扩散和转移的过程。[43,44]

艾奥瓦大学的苏珊·卢特根多夫博士，在美国国家癌症研究所的资金支持下，与卵巢癌患者合作，调查了社交支持对于死亡率的巨大影响。[45,46] 她的研究表明，与社交支持度高的卵巢癌患者相比，社交支持度低的同病患者生存时间约减少一年。[47]

卢特根多夫还与我的同事，MD 安德森癌症中心研究员及外科医生阿尼尔·苏德医学博士，共同发现社交支持度高的患者，其两个关键肿瘤促进因子的指标更低。这两个因子是白细胞介素 -6（IL-6，炎症指标）以及血管内皮生长因子（VEGF，血管新生指标）。[46] 情感关系越强，IL-6 指标和 VEGF 指标越低。另有其他研究也认为社交支持与降低癌症标志的指标有关，这些标志包括维持增殖信号、诱导血管生成、激活浸润和转移、避免免疫破坏和促进肿瘤炎症反应。[18,28,32,33,38,45,48-57]

卢特根多夫还发现，社交支持度低的卵巢癌女性，其去甲肾上腺素水平较高，这是一种与炎症和肿瘤生长有关的应激激素。[58] 研究表明，手术时，肿瘤部位的这些有害激素和炎性因子会增加。

加州大学的史蒂夫·科尔博士，与阿尼尔·苏德、苏珊·卢特根多夫通力合作。科尔通过热图，直观地追踪了社会孤立如何"点亮"癌症基因，从而刺激扩散。[59-62] 这三位科学家还研究了心理风险最高的卵巢癌患者，她们不仅孤立于社会，还感到抑郁。与社交支持度高的患者以及抑郁症状较轻的患者相比，她们有更高水平的基因表达支持肿瘤生长。[63, 64]

这些"压力生物学"的社会影响因素研究，帮助癌症生物学家及肿瘤学家开始理解，超出肿瘤及其微观环境之上存在重要的系统性影响。[65-67] 科尔、卢特根多夫、苏德及其他研究者正在进行的开创性研究，帮助癌症治疗人员从癌症微观环境中走出来，进入患者的宏观环境，以更加全面地理解生活方式如何影响癌症活动。理解了生活方式对于癌症进展的影响，便建立了抗癌生活的科学基础，也就会认同社交支持以及"抗癌六法"其他生活方式因素，在成功治疗癌症及其他疾病中的重要性。

团体的治愈力量

著名精神病学家戴维·施皮格尔医学博士及其在斯坦福大学医学院的团队，正在进行一项前沿研究，旨在理解癌症患者在正式的团体情景下，与患有类似疾病的他人建立联系，将体验重要的心理及情感优势。[68-70] 40年前，施皮格尔率先组建癌症患者精神疗法团体时，当时普遍的观点认为，让患者谈论自己的病情将增加其不安与恐惧。持怀疑意见的人认为，将癌症病人安排在同一房间，将削弱他们的幸福感，降低治疗的成功概率。施皮格尔的直觉则与此相反，他的研究已证明，将癌症病人安排在一起，共享彼此的经历，会产生重要的益处。研究显示，患者可以彼此讨论恐惧和担心，尤其在面对相似的问题时，能增进他们的总体健康，特别是情感健康。[71-73] 某些情形下，成为这些支持团体的一员，可延长晚期癌症病人的生存时间。[74-76] 如施皮格尔所言："团体支持的力量对我有极大的意义。我们是社会性动物，大脑能够让我们与他人建立关系，组建支持网络，帮助我们生存，帮助我们应对威胁，帮助我们养育孩子，形成稳定和相对安全的文化。我认为，这种社会关系，尤其在面对疾病时，是一种力量极大的同盟。它帮助我们管理压力反应，帮助我们的身体做得更好，也帮助彼此渡过威胁生命的难关。"[77]

支持团体还会组织讨论会，定期共享和传播信息。我听说一位病人将她的支持团体称作"行动团队"，她告诉我，与"行动好友"在一起她感到能量满满，为她度过艰难治疗时刻提供了必需的精气神。上文提到的乔希·梅尔曼，也是在支持团体中得知治疗他这种罕见癌症的新方案，并且通过了解病友的经历少走了弯路。这位有"行动好友"的病人，则得到了团体深层次的富有同理心的支持，帮助她葆有饱满的情绪，对在家中与丈夫和孩子的关系大有裨益。关注教育，关注行动，这一直激励着她善待自己，不论是身体上还是情感上，也不论是在治疗或康复的哪个阶段，都应如此。

我们的朋友多萝西，也经历了这种癌症群体特有的社交支持。多萝西是一位乳腺癌长期生存者，其所在的生存者群体自称为"粉红团"。这个团体中的女性彼此分享自己治疗方案的各方面私密细节，不论什么时候有人需要帮助，只要她们能做到，总会伸出援手。她们之间十分亲密，其中一人发现多萝西在丈夫也被确诊癌症后陷入绝望时，坚持要带她去参加冥想班。另一个好姐妹得知多萝西处于完全崩溃的边缘后，请她参加了几次心理治疗师的会议。多萝西认为，这些干预改变了她的生活，病情得以持续缓解。而且，她也承认，她不曾想到，会有家人或自己生活圈子之外的人为自己提供这些帮助。她正需要得到心理治疗，消化学习，以便使自己舒缓，重获平静，并强化自己的抗癌生活方式。

大家的健康、幸福和安全

1976 年，迈克尔·勒纳和两个同事一起，在崎岖不平的北加利福尼亚太平洋海岸上，创办了一个卓越的康复社区，他们将其命名为"公共福祉"，这个名字折射出他们创办该学习型社区的愿景，聚焦三个公共领域：健康和康复、教育和艺术、环境和正义。[78] 过去的 40 年间，勒纳见证了社区在康复方面的力量，尤其是在癌症方面的作为。他的努力成果之一是，与多个康复俱乐部合作，提供公共癌症帮助服务。这些康复俱乐部中的工作人员报酬很低或无偿服务，为癌症或其他疾病的患者提供宁静且充实的社区环境。这些康复俱乐部的目标是，提供一个场所，人们可以公开交流，共享信息，互相学习，在情感上互相支持，从而每个人都将走向康复和健康。其中有一个康复俱乐部，是由黛安娜·林赛协同创办的，她是一位肺癌长期生存者，我们曾在第二章中分享过她的故事。她的康复俱乐部分部位于华盛顿州惠德比岛的兰利镇。他们的使命是为当地社区提供便捷、开放、持续的康复渠道。自 2015 年成立以来，每个月的平均来访人数为 600 人，要知道兰利镇很小，人口仅 1000 左右。"我康复后，我们（指黛安娜和她的丈夫凯利）想着要回报社区。我们想创办一个地方，向大家承诺，这里有社会和情感支持，面向我们社区任何有需要的人。我阅读了大量科学文献，这些文献都指出，强大的情感和社交支持有助于在多个领域改善健康结果，比如，痴呆症、心脏病、癌症、精神疾病等。相反，消极的社交支持有害健康，这点已经通过研究成功和失败的婚姻证实了。"她接着说道："我们把健康俱乐部看成一个大的社区试验，想要通过努力，建成一个强大的社交支持网络。这对我来说意义很大，而且我知道，这种使命感对我影响极大，帮助我继续生存。"

寻找在线康复社区

如果我们用心选择，可以借助多种技术方式与他人建立联系，找到伙伴，对于癌症患者来说尤其如此。网上有海量的有用信息，问题在于我们要相信什么，要留下什么。

熬夜在网上胡乱搜索一番，或是看看某人的博客，写着他们治病的秘诀只是吃个水果，或者每天进行咖啡灌肠，以此为自己寻找一些不合适的建议。靠这种方式自我诊断，我认为不够明智。虽然你有了些想法，但我们还可以利用一些很好的资源，帮助自己与我们所爱的人保持联系，如果我们形单影只感到孤独，这些联系还可以使我们得到支持。

我最喜欢的一个网站是 CaringBridge，这是一个非营利性在线平台，癌症患者可以记录他们的经历。[79] 病人们邀请朋友加入网站，以便积极查看病情进展，或提供各种各样的帮助。那些正在接受艰难治疗的患者，可以因此不用逐一回复邮件和电话，也不用耗费有限的精力，向更广泛的人群分享相关重要信息。这样安排的神奇之处在于，它鼓励人们主动接触病人，而不是增加病人负担让其接触他人。与此类似，还有一些日历应用程序，朋友或邻居可以用来组建"吃饭团队"，按照设定的时间将饭菜送到病人的家中。病人可以在这些网站上设定最合适的时间

（例如每周一、每周三、每周五），说明用餐需求和喜好，家中有多少人需要用餐等信息。这种帮助和社区支持非常有意义，使用这类精心设计的在线平台，让所有有关的人都感到超级便捷。

有一些在线论坛，针对特定种类的癌症患者，他们可以在上面提问，论坛会员予以回应，彼此共享经验。还有一些医学研究网站、患者博客等，当然，也还有很多医院、医学中心、癌症中心、大学网站等，不仅提供当前研究和数据信息，而且提供基于社区的支持团体、教育项目等网站链接。

有目标的生活

有生活目标的人，比受目标激励较少的人，感到更加快乐和健康。[80] 而且有目标的人会与自己的群体联系更紧密，与朋友的交往更深，研究表明，这些对其健康（直至细胞层面）都有影响。[81,82] 对于我们大多数人而言，与他人的关系和对他人的支持是我们生活目标的一个重要方面。"哈佛成人发展研究"追踪了数百名哈佛毕业生及工人阶层，历时 80 年。[83-86]（这是迄今为止跨时最长的研究项目之一。）该研究的一个重要发现是，两个群体中最幸福和最健康的受试者，都是在生活中与他人维持亲密关系的人。正如研究负责人罗伯特·瓦尔丁格解释的那样："善待身体固然重要，善待关系也是一种自我爱护。这一点，我想，就是我们得到的启示。"

确诊癌症或任何其他危及生命的疾病，通常会让人们再次与所爱之人联系，重新确定生活的轻重缓急，发现并界定清晰的生活目标。能够从疾病中发现意义的患者，生活质量更高，应激激素更低。[87] 身心锻炼

（如瑜伽及认知行为压力管理等）的好处之一是，它们能增加患者从疾病经历中找寻意义的能力。[88-91] 关注积极的事物，学会感恩，有目标的生活教人积极向上，能直接改进社会联系，增强归属感，而社会联系和归属感正是建立抗癌生活团队的重要因素。

在这本书中，你会读到许多关注癌症病人康复的故事，他们有一个重要的共同特质：每个人，尽管方式不尽相同，但都决定走出恐惧和失望，通过践行抗癌生活，并分享从他人处学到的知识，培养自己更加真实的目标感。他们每天都努力改善健康，也努力在生活中保有目标。癌症威胁生命，从这种经历中找寻积极的意义，实属不易，预后残酷时将会更难。但诚如著名维也纳精神病学家、犹太大屠杀幸存者维克托·弗兰克尔在其大作《活出生命的意义》中所言："从某种意义上说，在找到意义的那一刻，苦难便不再是苦难。"[92]

艾奥瓦大学的苏珊·卢特根多夫及其团队，研究了两大类幸福感的不同生物学影响：（1）心盛幸福感，由追求生活目标和意义而产生的幸福，人们根据支持自己的核心价值行事，并根据"真实自我"或"精神"（古希腊人称为半神）对其调整；（2）享乐幸福感，源自人们最大限度地享受了个人的快乐。[93]

健康人群中，与体验更多即时满足和物质成功带来的幸福感（享乐幸福感）的人相比，体验更深层次幸福感（心盛幸福感）的人的炎症基因信号更少，但两种幸福感均与更低水平的抑郁有关（见下表"你的幸福属于哪一种"）。卢特根多夫及其团队发现，卵巢癌患者中，体验心盛幸福感更多的女性，其肿瘤部位的应激水平较低。[94] 而体验享乐幸福感更多的患者，则未明显体现这个特征。社会联系的这个方面，降低了关键癌症标志，包括维持增殖信号、逃避生长抑制基因、炎症等。换言之，与他人有更紧密的联系、体验到生活的更深意义，能够帮助我们避免或战胜癌症。

大量相关研究表明，社会关系和基因表达之间存在相关性。也就是说，我们可以说它们是有联系的，但我们不能下结论说，是甲导致了乙。但是，加利福尼亚大学河滨分校的索尼娅·卢博米尔斯基教授及其同事（包括史蒂夫·科尔）在 2017 年的一项研究显示，某种类型的善良的确可以改变打开的基因的特征。[95] 卢博米尔斯基和她的团队将 159 个健康男性和女性分为四组：（1）对他人行善；（2）对整个社会泛泛行善；（3）对自己行善；（4）中立，作为对照的行为。对这些分类跟踪调查仅四周后发现，与对照组相比，对他人行善组出现了不同的基因表达特征，这也是唯一出现变化的小组。该组人群的炎症基因信号降低，抗体应答有关的基因增加。这是我们第一次有科学证据，证明对他人友善影响我们的基因，可以预防疾病。该研究作者的结论是："这些研究表明，亲社会行为与白细胞基因调控有因果关系。该研究有助于绘制个人行为和身体健康相关联的分子路径图。"[95]

你的幸福属于哪一种？

加州大学洛杉矶分校考辛斯心理神经免疫学中心及北卡罗来纳州立大学的研究人员，共同研究了积极的心理状态如何影响人类基因表达，这在同类研究中尚属首次。[81] 他们的发现是，幸福的来源不同，对人类基因组的影响就会有惊人的不同。

心盛幸福感来源于对生活目标和意义的深层体验，是一种对人生更为宏大命题的意识，以及投身于这类活动的感受。体验心盛幸福更多的人，具有良好的免疫细胞基因表达，炎症基因表达程度低，抗病毒及抗体基因表达强。[81,94]

（续表）

> 享乐幸福感来源于我们自己做一些开心或有趣的事情时所体验的快乐情感。体验享乐幸福感更多的人，与体验心盛幸福感更多的人相比，炎症基因表达程度高，抗病毒及抗体基因表达弱。
>
> 两种幸福感并无孰优孰劣之别，我们都应当享有。但是，其中一种比另一种对于重新开启基因具备更加积极的影响。
>
> 这项研究的作者之一史蒂夫·科尔写道："体验更多享乐幸福感的人，并不比体验更多心盛幸福感的人感觉差。他们似乎都体验了同等高度的积极情感。但是，他们的基因组却有着极为不同的反应。"他继续写道："这项研究告诉我们，做得好与感觉好对人类基因组的影响大相径庭，尽管两者都产生了相似水平的积极情感。"从"做得好"中体验心盛幸福的时间越长久，产生的有益影响就越多。"显然，人类基因组对实现幸福感的不同方式极为敏感，其程度远远超过我们的想象。"[96]

宠物也能帮助我们康复

斯图尔特·弗莱施曼医学博士在位于纽约市的贝斯以色列医疗中心的纽约癌症中心医联体，领衔进行了一项单组研究，探讨数十位正在接受高强度且有挑战性治疗的头颈部癌症患者，在治疗区或医院房间内接受治疗犬辅助治疗，是否有任何益处。[97]这些患者已经有多种不适，如疼痛、乏力、说话甚至吞咽困难。治疗（同时化疗和放疗）总是在初期让他们的身体状态变得更糟，通常这些副作用的加重，会使情感和社会幸福感主要指标向负面发展。这些接受宠物疗法的患者，在大约7周的治疗结束后，汇报了预计的负面情感影响。出乎意料的是，这些每天都与治疗犬和它们的管理员相处一段时间的患者，汇报他们的情感和幸福感都有提高。一个患者甚至告诉弗莱施曼博士，他一度想要放弃艰难的治疗方案，但没有这样做，就是因为他"想要看看宠物狗"。甚至癌症工作人员也汇报，他们的情绪和工作满意度也有提高，他们将此归功于这些宠物狗带来的轻松和快乐，这真是一个额外的工作福利。弗莱施曼2015年发表研究成果之后，短短数年，帮助患者的治疗犬，在整个美国的癌症中心已随处可见。宠物对我们的爱与忠诚是无条件的，这与我们人类自己形成了有趣的对比。正是因为这个原因，我们的文化趋向于再度欣赏生活中的四足朋友。

说到彼此的关系，我们有时候会以自己的动物伴侣为例。确诊癌症是件严肃重要的事情，通常会打断我们的关系，帮助我们做积极重要的关系调整，或是走出不支持我们的关系圈。自满、宿仇、失望、未曾实现的愿望，癌症将这些力量统统瓦解，并且为我们提供一个重新审视所有关系的机会，无论亲疏远近。在我们的生活中远离"双腿毒素"，与选择抗癌疗法和健康团队可能同等重要，别人给自己的感受如何，直觉会告诉我们。我们要跟着这个感觉走，尊重这个感觉，与支持健康和康复的人与事为伍。

团体的治愈力量

尽管未曾发现精神因素能够直接影响癌症治疗结果，但是如果有信念，且感觉与世界有更深的联系，便会很大程度影响我们的生活质量和幸福感，帮助我们避免抑郁或社会孤立，而这些都与疾病或癌症标志有关。多少次与癌症患者一起工作，我都看到了确诊癌症带给患者的警醒感，有的生存者相信，上帝给他们带来了癌症，必有原因，现在他们新的生活目标就是面对癌症，克服癌症带来的挑战。之前对宗教和精神并不十分在意的癌症患者，也可能会在患病过程中变得在意。癌症会荡涤生命中的琐碎之事，生存者转而考虑更大的意义，通常会是精神层面的意义。

我们的朋友莫莉脑瘤确诊并手术后，仅 6 个月便又复发。她告诉我，那时她已经直面生死，面对第二次手术出奇地平静。"看来我今生的路就要走完了。"她想。毫不夸张地说，过去的 6 个月太过煎熬。她经历了瘫痪、多次让人衰弱且恐惧的癫痫。"我当时想，'就这样了，我是扛不过去了。'"

第二次手术的那天，莫莉 6 点到达医院，约定的手术时间在上午较晚时候。中间等候时，她感到一股暖流穿过五脏六腑。在那澄澈一刻，她意识到，自己将要否极泰来。她告诉丈夫别担心——她能活下去。他压力很大，但仍要显得若无其事，这是为了她着想。

从第一次手术的经历看，莫莉感到她会在手术过程中醒来。她请医生为手术过程摄像，给她的生物学学生用，但是医生说临时提出这个要求，他无法满足。手术结束时，莫莉试图起来自己走出手术室，但医疗团队坚持让她坐轮椅。最终，她仅在恢复室休息几个小时后，便离开了。

莫莉不知道的是，她在候诊室的时候，她任教学校的 450 名学生聚集在晨光教堂，为她送上治愈的力量和祈祷。莫莉千真万确地相信，这些关爱她的人们赋予了她扭转乾坤的力量，使她的第二次手术取得成功，生存至今。"那天在我和我学生之间，有一种强大的治愈力量。"她说道，"这是一种最深刻的感受，我确定这影响了我的生存。这也让我更加相信精神的力量。"

这是莫莉转向抗癌生活的重要时刻。在过去的 18 年半里，她能健康生存，安居乐业，恐怕与此有很大关系。她决定尽己所能证明医生是错误的，她还一丝不苟地重新锻炼心智和身体。她认为取得如此惊人的结果，要归功于她的丈夫和"天使"团队——家人、朋友、社会工作者、临终病人安养所的志愿者、医院和脑瘤中心的医务人员、中医师、按摩技师等的支持。莫莉常说："多半是因为奇迹！"

莫莉的核心理念是，生命不止，希望不灭。她还相信，我们都有精神治愈的能力。"抗癌生活的最佳途径是，拥抱对你来说最好的治疗模式，不管它是什么。"她解释道，"把注意力集中在最适合你的冥想形式上，同时要平衡好休息、锻炼、健康有机的生活方式以及饮食。"积极向上，增强免疫力，摄入健康食品，借鉴我们祖先几千年前的技术，有了这些，莫莉相信我们可以预防癌症。有证据显示，她对于精神和行动如何深层次地影响我们健康的理解，在她的年代可能是超前的。她的经历一直深深鼓舞着艾利森和我。对我们来说，她是一个活生生的案例，可以现身说法抗癌生活何以扭转乾坤。

莫莉完全相信她的团体给予了她治愈能量。有的人和组织性更强的宗教团体联系得更紧密，对他们来说，礼拜场所也是抱团取暖之地，对于可能没有亲人，或至少本地没有亲人的人来说，这尤其重要。亚娜是一位 60 岁的科研护士，确诊为 Ⅲ 期乳腺癌后，她和教堂联系更紧，教堂成为她社交支持网络的更重要的部分。作为亚娜 60 岁生日庆祝活动的一部分，她和自己的女儿女婿一起，正在接受参加圣地亚哥朝圣的培训。这个朝圣需徒步一个月，穿过西班牙北部，抵达圣地亚哥 – 德孔波斯特拉。从我们的视角看，亚娜去朝圣的这个案例非常重要，因为这不仅体现了精神的重要性，也说明了社交支持何以成为其他生活方式改变的基础。在这种情况下，亚娜的整体状态变好，因此能够陪伴女儿穿过西班牙乡村，进行一次精神朝圣。她的信念和社交支持增强了她的身体素质。

当然，信念影响康复的理念已经有很长的历史，可能与人类历史的长度相当。但是现代医学将全部目光瞄向数据、统计和科学依据，很难将信念及其对癌症疗效的影响纳入其中。当然，这并不适用于所有人。

社会协同作用

社交支持在生活方式改变的每个方面（从压力管理到睡眠，再到饮食和运动等）都扮演着中心角色。此外，研究人员还发现，社会关系和不同年龄段（从青少年到老年）人群的身体健康均有密切关系。[28,82-86] 上文提到的阿尼尔·苏德、苏珊·卢特根多夫、史蒂夫·科尔、芭芭拉·弗雷德里克森及其他人的研究表明，社交支持与压力密切相关，可能对多个癌症检测指标有直接影响。

从我们已经分享的故事中，你能够看出社交支持与其他领域互相作用。多萝西"粉红团"的一位成员看到她压力太大时，敦促她不仅要关注身体健康，还要更多关注精神健康，这改善了多萝西的睡眠质量，她得以停用睡眠药物。亚娜更加关注精神，参加活动更积极，不仅让她缓解了压力，还促成了她和女儿一起参加培训，完成西班牙的朝圣之旅。通过社交支持，她增加了运动，减少了压力，更加注重饮食和睡眠，保证她参加培训期间保持健康。加布·卡纳勒解释说，社交支持能夯实责任感，助力持续改变健康："改变终生习惯会有挑战，需要强有力的支持系统：重要的人、配偶、朋友、同事、营养师、支持团队等，他们是你能够倾心沟通你想达到什么目标的人，他们也是能够帮助你坚持目标的人。"

线上和线下都有的"抗癌生活方式课程"，其创始人是梅格·赫什伯格，我们曾在第一部分介绍过。梅格成功地将抗癌生活的理念传播给大众，堪称典范。[98] 她本人曾两次患癌，是已过世的大卫·塞尔旺－施莱伯的朋友。对于自己规划和领导的抗癌团体，她如是介绍其治愈力量：

> 将人们聚集在一个团体，就会发生神奇的事情，他们开始笑起来，并建立了联系。这也是我们课程的一个重要部分。我们尽量鼓励大家广交朋友。参与的人员每周说出一个不同人的名字，这样就会在班级层面，与每个人一个接着一个建立起联系。
>
> 刚开始时，可能有人对此有些怨言，但最后大家都会喜欢上这个活动。
>
> 多数情况下他们的家人有饮酒吸烟的毛病。他们自己真是工作非常努力，并且已经有严重的健康隐患，最终他们面临癌症确诊的打击，崩溃无助。我们班级有个人这么说道："我加入这个班级后，感觉有人朝我扔来了救生筏。"
>
> 这种情感支持非常赋能，非常重要。这类课程和这种病友支持，帮助他们将心理幸福和支持纳入自己的计划，这是他们生病之前不曾有过的。能够亲眼见证这种康复的发生，极具治愈力量。

人们很快意识到，团体的治愈力量是抗癌生活的基石。在 CompLife 研究项目中，我们见证过这样的患者，他们之前多在家里照顾他人，现在第一次感受到了真实的情感和心理支持，让他们改变了生活，并且尽管身患癌症，却活力满满，而非勉强生存。

我最近遇到的一个人，非常能说明问题。米其林·H. 是 CompLife 研究的第一批参与者，我必须承认的是，最近我遇到她时并未认出她。从我上次见到她到现在，她瘦了 50 磅（约 23 千克），并且还不止这一个变化。她浑身上下散发着正能量，棕色的眼睛炯炯有神，就在我盯着她看这些变化时，她朝我点点头，仿佛在说：对的，我就是米其林。

她曾接受双乳切除手术及乳房再造术，并且癌症三年没有复发转移。米其林告诉我，在手术后，她用冥想呼吸技巧控制疼痛。她说现在仍注意食物标签，避免食用硝酸盐含量高的食物，仍然每天锻炼，每天冥想。

在米其林的成长环境中，上述活动并不常见，更不是日常行为。她成长于费城北部的贫苦家庭，16 岁时便离开暴力频现的家庭环境，外出寻求更好的生活。她来到休斯敦，部分原因是尽量远离家里的有毒能量，决心打破家庭虐待的循环，给自己年幼的孩子一个更加健康的生活。她成为 CompLife 研究的一分子，学习了抗癌生活的各个方面，3 年后，我看到的她健康、有活力、坚强。

米其林现在一个名为"癌症联络"的项目中做志愿者，指导和她一样身患三阴Ⅲ期乳腺癌的患者。因为自己就是三阴乳腺癌生存者，所以她这个志愿者显得很特别，也很励志。米其林告诉其他癌症病人，确诊癌症之后仍要好好生活，即便确诊的病情很严重也一样。她在癌症治疗期间主要靠女儿支持，女儿目睹母亲的抗癌之旅，颇受鼓舞，回到学校之后成为一名注册护士。我遇到 CompLife 病人时总感到很欣慰，因为尽管研究尚在进行之中，但看到像米其林这样的女性，便知道我们的工作是有作用的。她不仅在确诊严重的癌症后做得好，而且还生机勃勃。

她不仅能照顾好自己，而且还改变了外表和精神面貌，处处洋溢着自豪和力量。米其林已经拥有足够的自信主动帮助他人，最新研究显示，这进一步提升了她的健康和寿命。

米其林和我说起的另一件事情让我颇感意外，也让我充分认识到，拥有并保持社交支持网络的重要性和影响力。米其林完成集中学习后，又完成了为期6周的所有支持活动，之后，因为没有了这种社交支持，她感到失落。在这里，她有很棒的团队教她学习更加健康的生活，就在她按照新的、更加健康的习惯调整自己，并且老师也帮助她坚持改变时，集中学习阶段结束了。随后她又继续参加下一年的咨询课程，后来也结束了，这时就靠她自己了。

事实上，米其林感到的失落很好理解。如她所说："想看一看我已经走了多远时，如果不回顾自己走过的路，遇到的困难，接受过的祝福，我真的没有意识到我有过这么丰富的经历。我有时不得不掐一下自己，问自己：'我真有癌症吗？'现在，回过头来看看我那时真有被遗弃的感受，但是我坚持并尽量学习更健康的生活方式，这让我把这些负面感受远远抛在后面。教学团队教我如何获得新生……比患癌之前还要好，对此我感激永远！"在我们的生活中，我们大部分人永远也不会成为这个集中学习的一分子，但问题是，没有这个集中学习，你何以在自己的生活中完成同样的改变？

科学研究和我们自己做这些改变的亲身感受都表明，传统的改变生活方式的模式是有缺点的。试图靠节食，或报名参加半程马拉松以改善健康，并未掌握可以影响行为改变的核心内容。比这些更重要的是，你需要引发米其林强烈失落感的——抗癌团队。

每个人的新生

在我们的全美巡讲中，艾利森和我遇见很多人，未曾建立坚实的社交支持网络，而是跳过这一重要的步骤，直接进入饮食或健身环节。但是，如果没有社交支持作为基础支撑其他的改变，这些改变可能会功亏一篑。现在是我们转换思维的时候了，从关注是什么让我们保持健康，到更好理解我们的朋友、家人、同事、专业护理人员、选择的社区以及老师所给予我们的影响。他们是可持续抗癌生活方式的核心。另外，积极投身于产生心盛幸福感的活动也很重要。在心盛幸福感中，你的健康源于对生命目标和意义的感悟。矛盾的是，我们只有经历了大磨难，才能有大感悟，这在上文中已有分享。

组建自己的抗癌团队

组建团队之前，你应该考虑并评估身边的人。如果你在这个集体已有较长时间，你可能能够组建一个大的网络。如果时间不够长，你就要考虑有哪些资源，如何整合这些资源，为自己提供必要的帮助和支持。从有利健康的角度看，我们最重要的人脉，是在情感上与我们足够亲密，能够为我们提供广泛且移情照顾的人。去医院随访时，有人为你开车，有人为你照看孩子，这固然重要，但最为重要的支持是，有人在你面对任何健康危机或生命威胁时，帮你渡过情感的难关。

五个支持领域

1. 切实支持：给予你切实、看得见的支持的人。在困难的时候，你能指望他们开车送你去随访，组织轮班陪护、帮助订餐等。

2. 信息支持：为你提供信息建议的人，一起探讨治疗选项和决定。你信任他们的意见，你知道他们将你的最大利益放在心上。

3. 动机支持：他们支持你在这个世界上的价值，知道你要做出的改变很重要，帮助你保持动力继续坚持下去。对于癌症病人来说，这些人提醒你们作为完整的人——而非仅仅是病人——应当具备哪些素质。

4. 社区支持：团体联系和社会融合带来归属感和帮助他人的能力，这也强化了自己在世界中的价值。

5. 情感支持：你能与之分享最大的困难和快乐，他们无条件给你爱和舒适。

这些支持是你前行时保持均衡的力量。想一想这些不同类型的支持，哪些方面的支持还不够稳定？哪些方面已经有足够的支持？哪些方面可能还希望得到更多的帮助？

找出你社交支持的弱项

· 找一找哪些人和小组能帮你组成团队、向你提供支持。一个人，即使是你的至亲伴侣，对你无微不至，也不可能在所有领域支持你。寻求多个支持渠道非常重要。照顾你的人自己也可能精疲力竭，必须平衡每个人的需求。

· 社会融合方面：你能否按照自己喜欢做的事情，例如自己的喜好、活动或运动，加入一个兴趣小组？你能否加入或更深地融入精神小组、瑜伽中心、图书馆、健步小组、音乐小组等？

· 如果你缺乏帮助意识和被帮助意识，是否能找到一个做志愿者的地方？在那里你可以与他人沟通，帮助他人，并得到他人的帮助。

· 如果无人向你提供情感支持，你能否请治疗师帮助你渡过难关，或者寻求团体的支持？团体成员与你有共同的背景或问题，你们可以互相交流。

人脉储备方面，想一想自己和谁接触过，和谁短期内尚未说话，甚至很长时间都没说过话。即使是故友旧交，或已经失去联系的人，也不妨纳入其中。也许他们最终会成为你抗癌网络中最重要的人。

提升心盛幸福感的第一步——探索你的核心价值观

核心价值观是一个视角，我们由其评价所见、所感、所听。这并非叙述我们为了生活做了什么，或者我们如何实现了自己的目标。它是隐藏在我们的行动、我们与他人交往的方式、我们做出的选择等之后的价值观。找出我们的核心价值观，记在心中，识别出我们的日常行为哪些与此不符，这是非常重要的。只有迈出这重要一步，我们的生活目标才会更明确，我们日常所做的决定与那个理想的自己才会协调一致。我在斯塔根领导力学院的学习中获知，这是走向心盛幸福感的第一步。[1]

考虑自己的核心价值观时，想一想对你个人最重要的是什么，生活中你最优先考虑的是什么，把这些词汇或术语写出来。

且用我自己的例子来说明核心价值观。我写出来的字词是：

- 关注当下

- 保持健康

- 富有同情心 / 同理心

- 诚实 / 诚信

- 有所贡献

- 葆有好奇心

这些词显示了我想要在世界上成为什么样的人，什么对我重要，然后关注我希望怎样影响他人。我的核心价值观反映了我的工作，以及我对待新人新事的态度，那就是，对新的观点和情感抱持开放的态度。

你的核心价值观是什么？

指南

- 写出描述自己核心价值观的词语。

- 将关键词汇限定在 20 个以内。

- 压缩到 10 个，最终压缩为五六个关键词汇。

- 确定每个词汇 / 短语都真实表达自己对待生活和世界的态度。

践行自己的核心价值观

将核心价值观付诸生活实践，能够帮助我们成为真实的自己，指导我们的一言一行，这样我们离想要的生活就会更近一步，而不是随波逐流地过活。你写出自己核心价值观的字词后，可以将其扩充为句子，解释一下这些字词何以塑造你的生活。我自己的例子是这样的：

价值观	行动
关注当下	尽量关注当下，思考是谁或什么影响我的言行。
保持健康	我吃的是有营养的食物，尽量不吃没有营养的食物。我每天锻炼心脏和肌肉。训练心智，以求内心的宁静。
富有同情心／同理心	不管我遇到的人处于什么状态，我都认真倾听，真诚交流。我的言行会考虑他人。
诚实／诚信	我讲真话，负责任，可靠。
有所贡献	我要让世界因我变得更好。我每天都积极行动，帮助他人。
葆有好奇心	对所有新鲜事物抱持开放态度。继续学习新知识，以新的方式研究世界和人类的经验。

如何提炼并表达你的核心价值观？

指南 用一句或两句话解释自己核心价值观的每个部分，它们对你意味着什么，你打算如何在未来的生活中按这些价值观行事。

提升心盛幸福感的第二步——向他人提供支持

我们所有人都需要身边人的支持，他们可能是朋友、家人、同事，或是其他熟人。我们知道，向他人提供支持是一件礼物，赠人玫瑰，手留余香，对双方都有益处。我们帮助他人时，会逐渐在心理和生理上产生益处，因此倾听他人、向他人提供支持，是获得心盛幸福感的积极方式。

做志愿活动能为我们带来更长久的生命、更健康的生活、更大的满足感。有一项综述研究，梳理了 40 项有关帮助他人对自己健康有何影响的研究，发现定期做志愿活动可将早期死亡率降低22%。[2]你也不必为了有助健康，而将做志愿活动列为专门的生活目标。研究人员的报告显示，即便每个月做志愿者的时间仅有一小时，仍会有助健康。大卫·塞尔旺－施莱伯讨论癌症时用了"土壤"这个理念，要让我们体内的土壤尽量不利于癌症生长。现在我们用同样的逻辑来思考给予。你所开垦的这片沃土富有生机，能够改进你对生命的看法，帮助你维护并扩充健康支持网络。做善事，帮他人，便是为你的社交支持土壤施肥。

在线志愿活动：联合国有许多在线志愿活动的机会，你可以借此与其他国家和大洲的人建立联系。志愿活动的形式多种多样，例如翻译文件、制作视频、设计信息图形等。发布职位列表的网站是 Idealist，在其"志愿者资源中心"中有整个板块针对在线志愿服务，在匹配志愿者栏目（VolunteerMatch）中发布了6000多个"虚拟志愿者机会"。在数字时代，志愿活动有无限可能，跨越了国界、地区、兴趣和意识形态的障碍。

组建自己的抗癌团队

根据本章讨论的支持人群的类别，列出你自己的支持网络，考虑在哪里以及如何物色人选，建立起这个团队。

确定你的核心价值观

思考心盛幸福感、生活目标以及自己的具体经历。列出五六个字词，作为生活的准则，然后再分别用一两句话，阐述你的核心价值观，并说明如何更好地将其与日常行为协调一致。

向他人提供支持

支持他人和接受他人的支持，都能带来生命和健康的益处，对此不能轻视。可以考虑和身边的人组建一个团队，一起做志愿服务，每个月几个小时。

第八章

压力和弹性

生命中的万事万物，从细胞的产生，到日常生活中大大小小的事情，再到每个生物体的死亡，都是某种摩擦和互动的结果，我们称这种刺激为压力。这个定义持中立的态度，将压力视作一种互动的能量，而非我们熟知的负面影响，这其实是符合生命事实的，甚至是一个中心事实。认识到这一点很重要，因为从短期来看，应激反应极大地激发了生命、行动以及互动。当然，如果长期遭受压力，我们便无法有效应对挑战，压力就会成为我们心理、情感、身体健康的问题根源。这时，压力会演变为我们身体、心智和精神的负担，破坏健康，加重疾病，缩短我们的寿命。

压力渗透在我们生活的各个方面。千钧一发之际，我们会有一个本能的生理反应：战斗或逃跑反应。但是，如果压力过大，从日常紧急事件演变为长期问题时，不仅会引发消极的心理及情感，还会带来生理损害。越来越多的科研数据表明，压力对我们生活方式及身体健康的所有方面都有影响。

就压力和癌症的关系而言，我们现在知道，压力可以调节与癌症发生和进展相关的关键性生物进程，长期压力还会让癌症变得更严重。[1]事实上，长期的压力破坏免疫系统，降低我们身体天生的防御癌症能力，导致炎症增加。[2]同时，压力会促使血液释放蛋白质和激素，帮助肿瘤利用身体的资源实现其唯一的目的——生长，因此压力会促进肿瘤生长。[3,4] 最可怕的是，我们现在知道，压力能够改变关键的细胞过程，实际上可以直达我们身体的每个细胞核，并改变基因路径，让我们的身体更有利于癌症生长。[5]

尽管越来越多的研究表明，压力有害健康，但好在压力并不遗传。没有人会无端地承受生活的压力。事实上，我们可以积极控制和管理压力。加州大学洛杉矶分校的研究人员发现，从事护理工作的人员，通常面临长期高压的困扰，如果每天练习特别设计的瑜伽冥想12分钟，则可改变其炎症状态。[6] 此外，这种冥想对他们的生物标志物*有极大影响，比起让他们安心休息并听听舒缓音乐，会有更大的益处。[6]

我自己的研究表明，瑜伽对于接受放疗的乳腺癌生存者的影响，并不止于解除疲困、提高生活质量（这些对于接受放疗和化疗的癌症生存者都很重要）。[7] 将瑜伽呼吸、放松、冥想融入瑜伽练习的患者，改善了整体健康水平，降低了压力激素水平。所以，尽管长期压力会产生严重的健康风险，但我们有现成的解决方案，而且还是免费的，唯一的附带影响是会让你感觉很棒。

癌症带来的情感压力独一无二

确诊癌症带来的严重心理、情感及身体压力，非任何他物所能比拟。你刚刚还在过常人的生活，下一分钟却是天翻地覆。很多确诊患者，尤其是晚期患者，猛然发现，自己已经时日无多。生命中，我们很难遇到比这更有压力的事情。

---

* 通过测定生物体液，细胞和组织的种种反应，用生物学、免疫学、遗传学等方法，来指示污染物的存在与否及生物个体的反应。——编者注

确诊癌症还会带来很大的创伤。[8] 好比是没有任何预警便狂涌而来的海啸，癌症席卷而来的巨大焦虑，可以影响生活的方方面面：我还能活吗？我的孩子会好好的吗？我的家庭会因此债台高筑吗？我不在了，我的配偶或其他重要的人能照常生活吗？我还能工作吗？我会变得面目全非吗？谁来照顾我的宠物？这些问题伴随着震惊一起涌来，我们将陷入创伤性压力的全面爆发状态。至少，我们被卷入的这种情感是之前一辈子都在回避的，或者这些冲击带给我们很艰难的感受，是平生第一次有的感觉。

肿瘤心理学家开始研究癌症可能带来的情感创伤。起初，癌症患者经历的情感创伤可能是急性的，美国《精神疾病诊断和统计手册》（《DSM》）将其归为"急性应激障碍"（ASD）。[9] 如果处置及时，患者可自如应对初期创伤后的其他情感问题。但是，创伤反应仍然会有，只不过被推后以长期的"创伤后应激障碍"（PTSD）形式出现。[10] 已有针对黑色素瘤患者、霍奇金淋巴瘤患者、乳腺癌患者等的 PTSD 研究。综合这些研究（使用完整的 DSM-IV 诊断标准）的成果来看，约有 3%~4% 的早期患者有某种形式的心理创伤，有 10%~15% 的癌症生存者在治疗过程中或之后，会有临床定义的情绪障碍，例如抑郁或焦虑。[11] 如果采用更严格的心理健康测量标准，例如采用与生物学结果和生存相关的抑郁症筛查方法，则这些数字将会飙升，约 35% 的早期病人有创伤症状，高达 80% 的癌症复发患者有心理压力的症状。[11-15]

成功应对癌症带来的创伤，是患者首先要迈出的关键一步。只有接受并积极应对疾病带来的极大心理情感压力，患者才能构建良好的情绪弹性，这是走向抗癌生活的必经之路。

每个人的新生

直面死亡时的情绪

我们的文化向来鼓励压抑情绪，认为隐忍不发胜于真诚地、开诚布公地表达情绪。在癌症诊治这个领域可能表现最甚，病人被鼓励与疾病"战斗"及"做斗争"，为了生存下去要"坚强地生活"。要求病人坚强起来与病魔做斗争，并不是处理癌症的最有利方式，对于新确诊的病人来说，这甚至是不可能的。[16,17] 诚然，每个癌症患者都必须有勇气面对未知，但是在勇气之前必须是接受，在接受之前必须是真诚地表达及处理癌症带来的复杂感受。

癌症患者的主要诊治团队，必须理解诊断对情感和心理的影响，这非常重要。基于这个原因，整合肿瘤学变得极为重要。

应该允许并鼓励每位癌症患者表达自身的恐惧、希望、愿望，最好在做出任何治疗决定之前就这么做。但这并非易事：一个年轻的母亲，如何表达对死亡的恐惧却又不至于惊吓年幼的孩子？一个单身男子，化疗期间工作减少，他如何开口向父母寻求经济支持？一个女子，因病情需要切除双乳，她担忧自己失去魅力，这种心情又该如何向丈夫表达？

这些问题确实存在，真实且重要，我们作为癌症诊治的专业人员，必须意识到患者需要寻求或掌握一些方法，克服癌症带来的复杂情感问题。否则，悲伤之类的简单情绪可能会演变为长期抑郁，放任自流的恐惧可能会演变为长期耗费心神的焦虑。积极处理患者流露出的真实、必要、人之常情的情绪，不仅可以预防我提及的这些严重心理疾病，也可以增强患者的力量使其专注于治疗。

首先，我们要帮助癌症患者发现他们经历的情感。可以由富有同理心的肿瘤内科医生或有经验的护士完成，当然也可以由关爱支持他们的家人朋友完成。但有时仅仅倾听是不够的，在这一章中，我将讨论癌症病人以及我们自己如何培养宁静的心绪，这是我们持续改变生活方式的重要条件。我们要发现、表达、克服我们的消极情绪，然后才能叩问我们的"心田"，也就是与生俱来的心智，与这个心智一起做出决定。面对癌症这样的重病，做到这一点尤其重要。我们承认并管理情绪，才能够更好地做决定，因为这时做的决定基于我们真实的价值观和想法，而非压力带来的恐惧和焦虑。情绪平稳才能让我们选择健康的生活方式，从而提高我们的治愈能力。

直面死亡时的情绪

确诊癌症或其他致命疾病时，人们会表现出一些相同的情绪，列举如下。不论你是否有过癌症，这些情感你经历过哪些呢？

- 焦虑
- 恐惧
- 生气 / 暴怒
- 沮丧
- 否定
- 无能
- 后悔
- 自责
- 孤独 / 不合群
- 颓废
- 羞愧
- 迷茫
- 被征服

（续表）

> 有没有谁能和你分担这些情感？你能否承认、遵照、管理这些情感，从而让情感变得更完整，直面自己所处的现实？你的情感生活中，是否感到被理解和受尊重？如果你有癌症，你的医疗团队是否意识到你的情绪，并在工作中统筹考虑你的情绪感受？你所爱的人是否体会到你要克服的种种情绪？
>
> 生活中出现的这些情绪，让人不堪重负，但绝对是正常而且必要的。自己内心要正视，对他人要开诚布公，这样你就能避免生活挑战（包括癌症）产生的压力，从而实现长久的受益。

为避免产生能加重癌症和其他疾病的压力，我们需要在情感上放得开想得通，这非常重要。在本章中，艾利森和我将要讨论已经完成的关于压力和癌症扩散关系的开创性研究，我们还会提出一些实用性建议，探讨如何减少生活压力，从而帮助遏制癌症，提升总体幸福感和健康感。

另外一点也很重要，在我们当今的文化和背景下，压力事件本身，或压力源，似乎是无从回避的，但它们自身并不产生危害。真正产生危害的，是我们对这些生活挑战所做出的消极反应。为预防疾病，尽量健康生活，我们一定要学会管理压力，也就是说，管理我们应对生活中压力事件和交流所做的反应。我们只有把控了压力，才能以积极的生活方式去改变，从而过上抗癌生活。

拥抱现实

有些癌症生存者将确诊癌症描述为"有生以来遇到过的最好事情"。但是我们之前提及的莫莉，那位已生存18年半的罹患严重脑瘤的女士，并不这么认为。"患上癌症太糟糕了。但是它逼着我放慢生活，真正倾听自己身体的声音。我只好离开我热爱的学生和教学工作，搞笑的是，我的新的全职工作变成了教育自己，因为这样才能治愈自己并帮助他人。我可永远不会说癌症是我遇到的最好事情，但是我能这样说：它让我变得更有智慧。至少是，我有一个选择：我是让癌症支配我，还是我支配癌症。我决定，我比疾病更重要，所以我现在每天花大量精力关注抗癌生活。"莫莉的话，说出了癌症带给我们的一种极端实用主义。癌症或其他改变生活的事件，能让我们有充足的理由，走上抗癌生活的道路。但是，首先我们要克服不良情绪，找到平衡情绪的方法，这样我们才能武装自己，应对生活中不可避免的情绪波动。我们掌握了远离压力的技能之后，就能开始选择生活方式，将健康和幸福置于压力和疾病之上。

积极的态度有帮助吗？

我常听到癌症患者讨论他们的压力来自何处，其中有一处大大出乎我的意料，那就是来自他们善意的家人、朋友甚至陌生人。简单的一句"要积极"，或不以为然的"你已经有这个病了"，还有更糟糕的"我知道这个病不难对付"等，都给癌症患者带来不必要的压力（紧张），可能让他们感到被忽略或不够重视，尽管说话者原本绝无此意。建议保持饱满的精神状态，与鼓励找到一种方式达到乐观的精神面貌，并不完全一样。我知道这是细微的差别，但是我见过太多的癌症患者，尤其是病情复发的患者，常自责没有保持正确的"积极"态度。作为一个心理学家，我慢慢意识到，并不是每个人都知道对癌症患者说什么，有些人，甚至就是患者的朋友和家人，并不具备我们所期待的支持和关注能力。对于癌症患者来说很重要的一点是，寻找能在情感上给予他们更大支持、富有同理之心的人，将他们引入自己的生活中。

迈克尔·勒纳博士探讨了我们自认为支持他人时所传递的微妙信息，以及和癌症病人说话时的注意事项，例如"如果你保持积极的心态，你就能战胜它"，其实强调的重点是错误的。这是逼着病人关注癌症这个疾病，而不是强调围绕着癌症打造一种开心的、有目标的健康生活方式。[18]"不管有什么样的情感，就顺其自然去体验。"他最近这么和我说道，"不管是恐惧、焦虑、抑郁、敞开胸怀拥抱世界之美或爱情等，都可以。"他接着说："只要这样做是开心的、幸福的、能够领略大千世界无限神奇之美的，都有建设性的意义，有强大的改变能力。我认识的两个癌症病人，都是快要走到生命尽头的人，却疯狂地一见钟情爱上彼此。我想不到还有什么是比这个更加积极的生活体验了。"

和许多研究抗癌生活运动的前沿学者一样，勒纳博士强调，一味强求乐观是有害的，我们追求的目标应当是放松自己，掌握处理情绪的技巧。他相信，如果做到这些，我们的生活态度会变得更加积极，对终有一死的他人会更加亲近，对当下生活的驾驭能力会变得更强，这些都是水到渠成之事。

满是压力的世界，愁云惨淡万里凝。走出这个环境，是迈向健康生活的关键一步。著名健康心理学家、《端粒效应》合著者埃莉萨·埃佩尔，则将其称为离开"我们所有人都居于其中的压力房间"。[19]这是一种向内的转折（转向我们人人内心都有的宁静和认识中心），有意识地接受死亡唤醒我们的所有情感。正如大卫·塞尔旺－施莱伯在其回忆录《并非最后告别：对生命、死亡、治愈和癌症的反思》中所言："防御癌症的最佳方式之一是，找到内心的宁静。"[20]

格伦·萨宾，我们在第一部分介绍过的终身癌症生存者，他也将找到内心宁静的能力，归结为自己能够走出确诊后的初期情绪。"心态变得更为平和之后，我才能够解答更深刻的问题：自己如何管理病情才有意义？如何在有病的前提下创造健康？我保持健康的基础是无拘无束的心态。"

他们都是超乎寻常的人，每个人都在生命出现巨大的不确定时，积极面对，坚守希望。这足以令人钦佩，而且我认为具有强大的能量，为癌症病情注入了无穷的人为"机会"。希望可以让人（不管是否有癌症）走出恐惧，采取行动。走出恐惧之后，我们对生活会有新的态度和探索之心，从而意识到，不管治愈概率如何，生活会给我们更深刻的奖赏。承认事实，直面自己的健康状况，向内追寻答案之时，便能调动内在的强大治愈资源。

最近我问黛安娜·林赛，成就她传奇般康复的关键因素是什么。"我只能说，我不知道。"她这么回答，"我走进了一个未知的世界，现在仍然停留在这个未知世界。如果一定要表达出来，我恐怕要说：'首先，如果你的治愈概率和我当初的一样，你要挺住，要冒险坚守希望。'对治愈我全力以赴，放弃一切，完全投入到这一件事情上。我学会了倾听身体的声音，辨别出它需要什么，现在我尽最大努力让身体保持健康。"

僧侣式的冥想控制

对于心智能极大影响我们身体和健康这一观点，西方的医生向来既好奇又质疑。20 世纪 70 年代初，哈佛大学医生赫伯特·本森博士带领一组科学家前往印度北部，他听说这里有的僧侣能通过冥想控制自己的生理机能。那时西方的主流思想认为身体指标如心率、血压、皮肤温度等不受心智的控制。本森的发现震惊了自己。这些僧侣能够轻松控制自己的身体机能。仅仅通过冥想，他们便能够降低心率、降低血压、改变身体特定部位的体温。[21]

此后，威斯康星大学的理查德·戴维森也将一些僧侣及其他人员请进实验室，研究其大脑如何运作。[22] 他发现，已经练习较长时间冥想的僧侣，其大脑功能与常人截然不同，他们对压力源的应对方式，与从不练习冥想或新近练习冥想的人也大不一样，他们的心率更低、新陈代谢更慢、呼吸更慢。[21,23,24] 他们能更好地控制身体和心理的反应，即便身处压力困境也能够保持镇定状态。

大约 40 年前，马萨诸塞大学医学院减压临床的创始人乔恩·卡巴特-津恩，开创了一项临床及研究项目，他称之为"正念减压（MBSR）"。[25] 正念减压是一项为期 8 周的项目，融入了东方传统中的不同操练，主要是内观禅修，这是正念冥想的一种形式。通过数十年的研究，卡巴特-津恩及其团队发现，仅练习了 8 周的正念减压之后，患者的脑电活动便呈现出明显的变化。处理积极情绪的大脑区域活动量增加，而处理消极情绪的大脑区域活动减少。[26] 他们的研究还显示，冥想带来的大脑变化与免疫系统功能改进之间有直接关联。2003 年，卡巴特-津恩、戴维森以及他们的团队做了一项研究，将完成了 8 周正念减压的冥想新人与等待参加该项目的人员（对照组）进行对比，研究内容为脑电活动。在 8 周结束时，两组都接种了流感疫苗。接受了两个月正念减压的人免疫反应更强，所以身体对疫苗的反应更好。而且，研究人员还发现存在剂量效应，换言之，冥想越多，疫苗越有效。[26]

哈佛大学的萨拉·拉扎尔博士将卡巴特－津恩的研究更进一步，用核磁共振扫描，探索经过 8 周的正念减压之后，大脑是否有解剖学意义上的实际变化。[27] 她发现，大脑杏仁体（负责"战斗或逃跑反应"的区域）变小，大脑海马体（与记忆有关）变大。所以，就像我们可以通过身体锻炼提升心脏功能、增大肌肉一样，我们也可以通过心智练习锻炼大脑，改变其功能。

冥想

冥想有很多种类，其共同特征是关注并控制呼吸调节，以及在某种程度上控制自己的思想和感情。这并非传统意义上的真正"控制"。其目的是允许思想和情感自由抒发，却又不允许因此分散对呼吸的注意力。

专注冥想

专注冥想通常从关注呼吸开始，随后可以背诵一个音节或短语，或者背诵简单的祈祷。你也可以将注意力集中于一根燃烧的蜡烛，或者对你有影响的一个影像。

正念冥想

练习正念冥想时，你的思想、感觉及情感，可能仍在穿梭往复，但关键是不去关注它们，又任其来去自由。这需要练习，可能比专注冥想难度更大。如果你走神了，或是开始注意到某个念想或物体，不要失望，重新关注呼吸，再次尝试。

慈悲冥想（也称为仁爱冥想）

慈悲冥想的本质是培养爱。首先，培养你对身边人的爱和怜悯感。然后，对自己施以仁爱，培养自爱之心。其次，扩大至家人、朋友、亲近所爱之人。在这一步，你可以选择一个曾经与你有矛盾或争执的人，以此来考查慈悲冥想的能力。最后，以仁爱和慈悲之心面向陌生人和芸芸众生。

每个人的新生

冥想的惊人益处

过去 10 年发表的研究已明确表明，冥想不仅改善我们的生活，也会改变大脑功能及其生理结构，减少炎症，调整直至细胞核的关键生物过程，改变基因表达，减少焦虑，改善记忆力，降低血液中的压力激素。[28-33] 美国维克森林大学的研究人员发现，接受冥想训练的人可以降低疼痛感达 40%（可将 48 摄氏度的热垫子放在右小腿上持续 6 分钟），[34] 而服用吗啡和其他止痛药只能降低疼痛 25%。心理学家现在训练美国海军陆战队冥想，以此确保他们在战区能够集中注意力并保持警惕。研究人员发现，如果海军陆战队队员每天训练冥想至少 12 分钟，他们在面对生死攸关的紧急情况时，就能够更加集中注意力，更易于保持工作记忆力。[35] 遭受创伤后压力困扰的非洲难民，如接受冥想技巧的训练，可大幅减少焦虑。已有同类研究表明，冥想可缓解退伍军人的抑郁、失眠和酗酒问题。[36,37]

我也有类似的工作体会。参与 CompLife 研究项目的乳腺癌生存者大多认为，学习心智练习是他们从该研究项目中收获的最大益处，这改变了他们的生活。[38] 参与该项目时，患者要学习打坐冥想和瑜伽运动练习（流瑜伽*当中的"拜日"）。在为期 6 周的项目中，要求患者增加每日练习量，达到每天拜日 12 次，并学习一种简短的放松技巧，还要练习 20 分钟引导冥想。在我们的项目结束访谈中，参与者一致认为，压力管理训练帮助他们改变了观念，提升了生活质量，有助于健康的饮食、运动、睡眠习惯和人际关系。

---

*瑜伽的一种类型，是时下流行的一种瑜伽，它的体式之间的衔接给人一气呵成之感，故有此称。——编者注

这些乳腺癌生存者都是普通阶层的女性，并没因追求内心宁静而放弃日常生活或离职。她们只是面对日常压力时改变了自己所做出的反应。以伯切特为例，她在休斯敦做销售，负责店内布置，大部分时间都是站着的。下班后回到喧闹的家中，有结婚16年的丈夫，两个成年的孩子，两个十几岁的孩子。她确诊Ⅱ期乳腺癌时才43岁。和我遇到的很多人一样，伯切特能够长期生存、快乐生活，关键是她找到了管理压力的正确方式。她之前常常因为一些事情而烦恼——当天发生的一些意料之外的事情，和孩子们的沟通似乎有些粗鲁，懊悔有时想说却又没有说出的事情，等等。冥想让她自我意识更强，对压力源如何反应的意识也变得更强。她这么和我说自己的改变："我不知道其他人是不是也有这样的感觉。以前有太多的问题纠缠着我，就是没办法走出来。我有这种感觉有太长时间了。现在呢，我意识到通过冥想和深度放松，这些问题自然变得烟消云散。说实话，我从来没有这样深刻地思考过我的人生。"

伯切特经历的改变，以及更多的研究成果都清楚地表明，我们的心智能够帮助我们度过确诊癌症这样的危机，也能够让我们面临任何挑战时，仍能保持心定神明。我唯一的问题是：既然冥想的益处如此广泛深远，为什么我们所有人不能每天花15到20分钟，屏气凝神，以重新焕发我们的心智、身体和精神的活力呢？

瑜伽：是一种身心练习

很多身心练习起源于东方的印度、日本和中国等地，有的还与数千年的宗教（如印度教和佛教）有渊源。西方的基督教传统也将这类练习纳入静观祈祷的范畴。我们这个星球的各个地方，人们都找到了沉思神往的方式，

（续表）

> 向内关注自我，关注自我与他人的联系、自我与更大力量的联系、自我与整个世界的联系。做身心练习，便是寻求内心宁静之时，放慢身心，关注此刻。有精神追求和生活目标，不断扩充其领域，这是获得更佳健康和更大幸福的重要手段。

压力和癌症扩散的关联

尽管尚无科学数据证明压力会触发癌症，但是有越来越多的研究显示，长期压力与癌症肿瘤的生长和癌症扩散有关联。

我在 MD 安德森癌症中心的同事阿尼尔·苏德医学博士，近 20 年来一直致力于一项开创性研究，探索长期压力（包括长期抑郁、焦虑、社会孤立等社会心理因素）对癌症的生长和扩散有何直接影响。[39–41]

所有癌症死亡的主要原因是转移，即癌症从原始位置向体内其他位置扩散。发生转移时，癌细胞可以从原发的肿瘤中挣脱出来，在血液系统中穿行，停留在身体的不同部位，适应新的血液供应，并茁壮成长。癌症一旦发展到这个过程，治疗便会极其困难。转移的步骤包括血管生成、增殖、侵袭、栓塞和逃避有效的免疫系统监视。研究表明，患者的慢性负面影响与这些增殖过程的持续（或慢性）激活有关。[3,39]

苏德最有影响的一个实验是，对一群老鼠注射特定量的卵巢癌细胞，[42] 将其中部分老鼠置于压力环境中（老鼠无法活动便会感受到压力），每天两个小时，持续三周，其他老鼠则可自由活动。对比结果是，感受到压力的老鼠癌症生长得极快，已扩散至全身。

苏德发现，导致肿瘤生长和扩散的主要原因是应激激素去甲肾上腺素。他用普萘洛尔（一种常见 β 受体阻滞剂）阻断去甲肾上腺素对老鼠的作用时，压力对肿瘤生长的影响完全消失了。这说明，暴露在压力环境中的动物，如果去甲肾上腺素被阻断，其结果与没有暴露在压力环境中的动物一样。而我们人类则可以通过冥想等压力疏缓方式（不用通过 β 受体阻滞剂）阻断去甲肾上腺素的作用。[42]

这些关于压力影响癌症生长的实验，已在其他动物身上重复进行。这些研究清楚地表明，压力会导致生物学上的变化，从而使肿瘤微环境更有利于癌症的生长。[3,43-45] 苏德和其他研究人员已经明确表明，长期压力以及由此产生的应激激素级联作用，能够影响所有与癌症生长相关的癌症的标志和其他生物过程。[1-4,31,42,46-49]

阿尼尔·苏德和其他研究人员还有一个惊人的发现，那就是，随着癌症的扩散和蔓延，肿瘤会分泌一种称为细胞因子的炎症物质，它可以影响大脑。[50]苏德最近这样解释道："想一想吧，我们现在知道压力过大的人炎症水平更高，同时，活跃的、扩散中的肿瘤释放出同样的炎症因子，这些因子可以刺激我们大脑的应激反应，进而改变患者的生理状态，这可能使抑郁症状变得更糟糕。"换言之，癌症不仅会导致心理压力，还会通过在我们体内产生生物学上的变化，影响我们的情绪。苏德这样解释道："这是一种双向影响。我们之前认为，长期压力给我们的情感影响（我们视其为情感状态）与癌症表现没有关系。但是现在发现的这种双向影响，打破了这个神话。"苏德和其他研究人员的实验还证明，肿瘤不仅会造出自己的脉管系统以保证供血充足（压力会加快这个进程），而且还会发展自己的神经供应。[3,41] 长期压力和应激激素的释放，会强化这种基于肿瘤的神经发生。综上，这项研究明确无误地告诉我们，长期压力和癌症会形成一个双向回路，从而加快癌症扩散，并可

能影响患者的心理状态。[1-4,42,49]

另一个重要领域的研究则证明，慢性压力能影响每个细胞核，并带来损害，我们曾在第四章中讨论端粒和端粒酶时涉及这部分内容。端粒位于染色体的末端，而染色体位于我们体内每个细胞的细胞核中。端粒保护染色体的结构完整性。端粒缩短，染色体变得不稳定。染色体不稳定的细胞繁殖时，便会导致突变。如果放任不查，染色体不稳定将导致癌症。在我们的细胞核中，还有一种称为端粒酶的酶，可帮助保持端粒"健康"。细胞分裂时，端粒长度会略有缩短，这称为端粒磨损。随着年龄的增长，端粒酶减少，端粒缩短。实际上，端粒磨损是正常衰老过程的一部分，端粒长度反映了人的生物学年龄。

研究员埃莉萨·埃佩尔和伊丽莎白·布莱克本将健康儿童的母亲与照顾慢性疾病儿童的母亲进行对比，比较她们的端粒长度。该研究发现，照顾生病儿童的母亲的端粒较短，端粒酶水平较低。[49]而且，照顾孩子的时间长度也反映在端粒长度上，时间越长，端粒越短。这说明，长期压力会加速她们的衰老过程。

照顾好自己，方能照顾好他人

现代人越来越长寿，所以更多的人被迫承担起照顾他人的任务，而这些人没有受过护理或助手的培训。美国现在的长期护理任务，80%都是由非正式护理人员承担的。照顾他人意味着承担难以想象的负担，所以不让护理人员独自承受重担是非常重要的。[51]照料自己所爱的人，这种压力可能会是长期的，可导致护理者免疫功能下降，炎症增加，甚至生病或早亡。[52-55]如果你正在照顾他人，不妨按照如下步骤，管控自己的压力，以防自己生病。

1. 不要独自承担。社会支持是身心健康的重要保障。也许你可以多和朋友以及所爱之人沟通，也许你可以加入护理人员支持社团，同大家交流你所

经历的事情。加入社团的另一个好处是，你能接触到一些有用的资源，帮助你舒缓因为照顾他人健康而感到的压力。

2. 认识到自己的极限。照顾他人，你不可能做到尽善尽美。如果你想每时每刻都要有求必应，最终会拖垮自己。在持续的护理过程中，为自己找点休息的空隙，哪怕其他人只是每天来照顾几分钟，或者是每周来几次，都是必要的。要充分利用好这个休息时间。别再用这点时间去买柴米油盐，也别再考虑为照顾的人做点其他事情。这点时间要用在你自己的身上，做一些心智锻炼。

3. 为自己设定目标。把任务细化为若干小步骤，形成一个日常事务惯例。别再额外增加任务。如果有人请你帮助做护理任务之外的事情，应该拒绝。为自己的付出设限，学会照顾好自己。

4. 接受帮助。想要为自己减轻负担，唯一的方法是让别人帮助你，即便他们不知道你照顾的人的风格，或者他们做事的方式和你的不完全一样。只要有可能，就学会放手。这会让你自己保持体力，预防疾病。

5. 看医生。不要因为延续他人的生命，而牺牲了自己的健康和幸福。如果你能先想到自己，这对你们双方都会更好。

6. 践行日常健康行为。照顾他人的人，面临的一个最大问题是，常常忽略了自己的身心健康。应该找到保持自己健康的方式，就算是在家里跟着视频做运动，或者放弃吃甜点而把切碎的蔬菜当作零食，也都会有所裨益。积少成多。每天选择健康的生活方式，做到饮食健康、做运动、管理压力、保持良好的睡眠习惯，这些都有利于自身健康。

压力和身体

我们关注压力对健康有何危险时，需要理解慢性压力和应急压力的区别，这一点非常重要。我们感到有压力，或者说觉得危险就要袭来，这时我们的全身都会产生级联化学反应。我们知道惊惧万分时身体会发生什么：我们浑身都是应激激素，包括皮质醇、肾上腺素和去甲肾上腺素，我们的心跳加快，呼吸加快，随后我们可能会出汗。这些生物信号表明，我们已做好应战准备！我们之所以能够进入这种状态，是因为释放了应激激素，例如皮质醇，在高效的血液输送系统帮助下，控制我们的调节系统，直到危险解除。

但是，如果我们无法结束这种"战斗或逃跑反应"，始终处于皮质醇的控制状态，会发生什么呢？这时，我们的身体调节功能便会受到干扰，不再像之前那样由关键调节系统指令其切换至"闲散"状态。做一个类比也许有助理解。试想一下，在你开车上班的路上，听到后面有警笛声音。你扫了一眼后视镜，发现是一辆救护车，灯光闪烁，呼啸而至。你会做什么？你会减速，停靠在路边。待紧急事件（救护车）过去，你再次上路，继续前行。

紧急、短时间的压力通常就是这样，不可避免，却又对我们核心生物系统的整体健康功能并无大碍。但是，假如当你想再次上路时，却发现车胎瘪了，情况会是怎样呢？这又是一个紧急情况（尽管看起来和上一个并不一样）。你下车换轮胎，却下起了冰雹。这种情况，你懂的。本来只是一个压力小插曲，现在却看不到什么时候是个尽头。你无计可施，只能坐等汽车援助。一次重要的工作会议以及其他事情都因此而延误。应激激素，包括皮质醇、肾上腺素和去甲肾上腺素等，会持续通过你的血流释放，以引起注意。你的消化系统、免疫系统及其他调节系统会因此中止工作，甚至开始功能紊乱。这都是由慢性压力引发的问题，它侵害着我们全身，从头到脚都不放过。

你有没有想过，在压力巨大的工作之后，你终于得以休假，却不料在假期第一天便生病了，这是为什么？类似情况还有，上大学时紧张的期末考试结束了，你却在考试后很快累趴下，这是为什么？俄亥俄州立大学的一对夫妻，妻子是心理学家贾尼丝·基科尔特－格拉泽，丈夫是免疫学家、病毒学家罗恩·格拉泽，对此有过研究。俄亥俄州立大学的学生考试结束后，会感冒、嗓子疼、咳嗽，每个学年都如此，颠扑不破。这对夫妻教授凭直觉认为，这是因为压力引起免疫系统功能减弱所致。[56]为了验证这个直觉是否正确，他们招募了一批批医学专业的学生，进行跟踪研究，这项研究持续了数十年。他们发现，学生之所以更易受到病毒和感染的侵袭，是因为体内应激激素水平上升，免疫系统受到破坏。

2013 年，俄亥俄州立大学的研究员还有另外一项精彩的研究。他们考察了沉浸在负面事情中，具体而言是一次糟糕的求职面试，是否会在健康的年轻女性身体中增加炎症。[57]这是一个模拟的求职面试。每一位年轻的女性（年龄都是三十几岁）都尽力展示自己的才华，但是"用人单位"实验室的考官们却人人身穿白大褂，双臂交叉，盯着这些年轻女性，一言不发，毫无反应。（想一想我都感到紧张！）"面试"结束后，一半"求职者"被要求回想刚才发生的事情，一个小时后，抽血。其他"求职者"（对照组）被要求想一想更为平和的事情，随后抽血。化验结果显示，被要求沉浸在压力感受中的女性，C 反应蛋白水平升高（这会引发炎症，并与伤害、疾病、死亡率增加、癌症预后较差都有关系），[58-60]而对照组中的女性，未发现 C 反应蛋白水平升高。

压力对于癌症预后的影响，可以从我自己的研究中得出结论。我发现，确诊肾癌时，更沮丧、压力更大的患者，其应激激素皮质醇更易失调，关键炎症基因通道被激活得更多。[61]尤其值得关注的是，与压力较小、抑郁程度较低的患者相比，那些压力更大的肾癌患者的生存时间更短。

压力和基因表达的相互影响

在前面的章节中，我曾提到人类社会基因组学在新的领域有哪些开创性研究。这些研究探讨了社会及心理因素和我们的基因功能表达方式之间的联系。已经完成的有关生活方式影响疾病进展的伟大研究，在诸多方面都交汇于这个主题，我们在该主题下能够直观地看到基因表达方式。它控制所有细胞及生物进程的方式，受生活方式影响，或积极，或消极。

加州大学洛杉矶分校的史蒂夫·科尔，研究慢性压力因素，如贫穷、孤独、悲伤、接触犯罪、确诊重疾如癌症等，对我们的健康有何负面影响，这种影响深入到我们的细胞，严重程度远远高于大多数生物学家及肿瘤学家的认知。[62,63]科尔的研究处于前沿地位，他率先探讨的课题是，负面的健康行为及心理过程如压力和孤独，即便在具体的某日看起来并不糟糕，日积月累却能够引发严重的健康问题。[64]

该领域的研究人员知道，长期的社会行为会引发疾病，但是我们也知道，这些负面的影响可以被改变，它们带来的损害也许可以逆转，甚至停止。我想，这种命运的逆袭（也许可以这么说），就是我们已经读到的长期生存者的故事，包括大卫·塞尔旺－施莱伯（已过世）、莫莉、梅格·赫什伯格、加布·卡纳勒等。为了让医学界的其他人士也知道这些，科尔绘制了基因功能图，考察它们与压力、孤独和其他健康行为之间的关系。[65]科尔知道，做到这一点，要归功于最近才完成的人类基因组图谱，之前是无法完成他的研究课题的。现在研究人员能够细究特定基因在特定外部应激源的影响下会做何反应。现在我们能真正看出，外部因素和内部因素如何跟着压力的节奏一起"跳舞"。这是抗癌医学的一个伟大进步。现在科尔和其他研究人员做出的文件清晰地显示，慢性压力会渗入我们的细胞，增加导致我们更易患病的基因表达，同时减少帮助保持身体健康的关键基因通道。[65] 这些基因分析，为证明瑜伽、太极、气功等身心练习对生物学的影响，提供了新的科学依据。2014 年，加州大学洛杉矶分校研究人员（包括科尔）的一项研究发现，长期疲惫的乳腺癌患者，练习 12 周瑜伽后，与炎症有关的基因表达减少了。[66] 此外，加州大学洛杉矶分校研究人员（也包括科尔）的另一项研究发现，乳腺癌女性练习太极 3 个月后，与炎症有关的基因表达也减少了。[67] 类似的基因表达改变所带来的益处，还见于其他有关练习瑜伽、气功、冥想以及行为疗法的研究文献中。[31,66,68]

陈年旧账，终要清偿

童年时期的经历会影响以后的健康，如果童年有过高度紧张以及逆境，这种影响会更大。对儿童期不良经历影响的研究表明，儿童期不良经历过多、过重与多种疾病、行为问题、药物滥用及依赖、后期肥胖等均有直接关系。[69-71]

美国疾病预防与控制中心对儿童期不良经历的分类是：[72]

1. 虐待

a. 情感虐待

b. 身体虐待

c. 性虐待

2. 功能失调的家庭环境

a. 母亲被粗暴对待

b. 家庭药物滥用

c. 家人有精神疾病

d. 父母分居 / 离异

e. 家人犯罪

3. 忽视

a. 情感忽视

b. 身体忽视

也许你不幸经历了一项或更多，这其实并不罕见。美国疾控中心与美国凯撒健康计划和医疗集团永久合作，开展了一项大规模调研，研究儿童期虐待及忽视的长期影响。该研究发现，在接受调查的 17000 多人中，大约有 2/3 的人至少经历过一种不良经历。[73,74]1/5 的人经历过三种甚至更多，其中身体虐待及药物滥用最多。美国疾控中心还组织了一项大规模的电话健康调查，联系了 32 个州的 55000 人，调查结果类似，1/5 的人经历过三种或更多儿童期不良经历。[75]

最新研究表明，暴露于有害等级的压力中，不仅影响大脑结构及功能，而且影响免疫系统、激素系统，甚至 DNA 读取和转录方式。[76,77]如果是幼儿，这些影响会更严重。越来越多的证据表明，儿童期不良经历的数量与后期罹患癌症、心脏病、脑卒中、糖尿病、肝病的风险有关，也与成年后的成瘾、精神疾病问题、行为问题等有关。[78]

医学博士娜丁·伯克·哈里斯是面向公众普及教育儿童期不良经历的先锋人物。她和她的团队在旧金山青年健康中心，筛查每一位患者的儿童期不良经历，并给出评分，以便更加全面地评估他们的健康状况。她在 2011 年的一项研究中发现，在评估的 700 个患者中，有 2/3 的人至少经历过一种儿童期不良经历。评分为 4 分或更高的儿童，与评分为零的儿童相比，学习和行为问题的发生率为 30 倍，肥胖发生率为 2 倍。[79]

"我对患者说，由于你之前经历过的事情，你身体里产生的应激激素比常人多。"伯克·哈里斯解释道，"我们就是要帮助人们控制应激反应。"

酗酒的人对酒精反应并不完全一样，同样的道理，儿童期不良经历得分较高的人，对压力和刺激（包括确诊癌症）的反应也有差异。事实上，很多研究表明，有过童年创伤经历的乳腺癌患者，在其治疗过程中，感觉更加疲惫和抑郁，压力更大，生活质量更低。[80-83]此外，有童年创伤的女性，免疫功能降低，炎症标志物增加，与炎症相关的基因表达更活跃。这意味着，从癌症预防和生存的角度看，童年期曾经历很大压力的人群，其抗癌生活方式的最重要因素是，选择并坚持身心锻炼，建立安全和支持力度大的社交群。

"没有药物可用。"伯克·哈里斯解释道，"如果你有儿童期不良经历，你对压力的反应会更快，也更艰难。没有人能说：'哦，这些都是过去的事情了，都挺过来了。'"伯克·哈里斯在其著作《深井效应：童年创伤如何影响未来健康》中，提供了一种应对有害压力的方案。伤害虽未终结，但终归能够控制，可以缓解。

我们在上一章中提到的米其林，有至少三种儿童期不良经历（有此经历的人群占比1/5）。孩童时期的米其林，遭遇过情感和身体虐待，情感和身体忽视，以及父母离异。她16岁离家，历经坎坷后，意识到如果想要达到最佳健康状态，她必须解决这些过去的问题。漫漫长路，峰回路转，她才有了今天的生活：她是家中唯一上过高中和大学的孩子，而且现在比患癌症之前感觉更加健康。她这么说道："我最终直面问题，而且意识到，虽然我之前受过虐待，这并不是说我要一直像个受虐者一样生活，而且我绝对不会虐待我的孩子。"直面孩童时期的经历需要时间，但是她必须直面这些问题，才能拥有今天的健康。

不好的经历，如同坏习惯一样，不加解决，终究躲不过去。虽然我们倾向于忽略或否认艰难痛苦的事情，但是正确面对和理解童年时期的经历，是保持健康的重要条件。

营造积极的心态

拥有积极的心态与我们提升健康的能力，二者有独特且密切的关系，但是要想做到这一点，需要对我们的进化结果做出180度的大改变。对于早期的人类而言，意识到险境并极力趋避，是一项重要的生存技能。但是研究结果显示，沉浸在负面的心境中不利于健康，也不利于我们建立并维持抗癌生活方式。[84,85] 我们的天生趋势是，做出决定避开负面的结果。我们受消极新闻的影响，大于积极新闻的影响。我们认为说消极事情的人，比说积极事情的人更聪明。研究还表明，如果我们闲下来无所事事，便会关注消极的事情，过去或未来的事情都有可能，总之处于忧心忡忡的状态。[86] 过多关注消极的事情，将刺激应激反应，触发身体的炎症进程。[87] 除了对健康有影响外，我们的心态和观念也很重要。获取社会支持，在信任和同情的基础上建立起来的友谊和人际关系，都会受其影响。要想和他人感同身受，首先要认同自身价值。相信自己，也即意味着关注并欣赏周围的美好事物，这反过来又能促进自身的愉悦，使自身更易相处，从而有可能与他人建立进一步的联系。壮大自身的抗癌团队，开始于不经意间投射到他人身上的良好态度。

我们的朋友莫莉，接受第二次脑瘤手术出院后，开始服用一年半疗程的脑瘤新药，她告诉医生，她会一直服药，直到自己或是癌症死去的那天。她使用一种称为 AccuTherapy 的电刺激疗法，以增加白细胞计数，这样她的医生会允许她继续化疗。她一路坚持下来，培养积极的心态。她的父亲为她准备了正能量索引卡片，她自己在房间四周贴上了便签，抽屉、镜子、柜子、冰箱上都有。内容并非像"保持微笑"这样的陈词滥调，而是一些应当记住的、积极的、有意义的信息，如"你是健康的人"，或者"这种病你没有"，或者"积极向上"，都是对癌症的直接挑战，也是对治疗带来的副作用的直接挑战。莫莉自己说过："我当时没有任何幻想，也不想有。我只是想着要切合实际，生活要真实。我想要找回平衡（做脑袋手术真会让人头晕目眩），考虑怎么样保持平衡。我想着怎样找到希望的感觉，这样我就能够努力自己学习，从疾病的巨大压力中走出来。这么想着，我就开始放下能够摆脱的外部压力，比如看、听、读新闻，这些只会让我感到更加痛苦。"那些卡片和便签，可以让她改变思路，走出导致她焦虑、抑郁或失望的思维老路。此外，她还每天坚持身心锻炼，这让她能够关注自己，并且对自己的治疗道路信心满满。

营造感恩的心态

我们在日常生活中，想要实现从消极思维到积极思维的转变，有效方法之一是关注我们为什么而感恩。研究表明，感恩同其他很多我们认为"只是在脑子中"的东西一样，实际上对我们的身体和精神健康有很大的影响。[88]2003 年，加州大学戴维斯分校的研究人员请受试者每周写几句话。第一组写他们曾经感恩的事情，第二组写曾经激怒他们的事情，最后一组写既无积极影响也无消极影响的经历。[89]10 周后发现，关注感恩的小组更加乐观和自信。小组成员也报告称，他们的运动增加了，去看医生的次数减少了。

几年以前，我本人做过一个类似的实验。必须承认的是，起初我感觉非常困难和沮丧。我意识到，作为一名学者和科学家，我已经将自己的大脑训练成惯于关注消极事物。我的工作常态是，花费几天时间寻找需要解决的问题，包括学术、科研基金、论文或其他需要解决和研究的不良问题。尽管我的身边不乏积极美好的事物，但是要真正将关注点从消极转向积极，的确费尽心思。所幸这个矛盾最终解决了，而且出乎我的意料。我日复一日地训练自己关注并记录积极的事情，包括大街上陌生人的互相帮助，我的同事在走廊上开心说笑，我的孩子们彼此友好相处。慢慢地，我发现自己能够拥抱身边的美好事物，我自己的行为和思维也开始转变。

加州大学戴维斯分校的罗伯特·埃蒙斯，曾参与了一项为期10周的感恩研究项目，并是主要负责人之一，他基于自己及他人的感恩研究，编辑了健康数据点列表。该研究发现，积极感恩，可降低应激激素皮质醇的水平并减少炎症，这两种生物标志物与癌症等多种疾病都有关联。[90,91] 其他研究也发现，感恩可减少抑郁，改善睡眠质量。[89,92,93]

管控压力，开启治愈之路

医学博士迈克·安东尼是心理神经免疫学家，他和乔恩·卡巴特-津恩一样，不仅研究压力如何影响我们的健康，而且致力于探索压力管理计划，以帮助我们维持健康和平静心态，即便在创伤和疾病来袭之时也能从容应对。数十年以来，安东尼领衔的研究团队，进行了一系列随机试验，评估乳腺癌患者在早期治疗阶段接受认知行为压力管理培训，会有什么样的长期效果。[94] 培训内容包括放松技巧（如肌肉放松和深呼吸）、减少负面思维技巧等。这些课程为期10周，每周进行分组教学。

安东尼想要调查这些压力管理课程是否影响生活质量，是否影响生物过程，是否从长期来看能够降低疾病进展及死亡的风险。果然，调查结果显示，在11年的中位随访*中，参与者的生存率更高，疾病缓解期更长。[95] 这项研究显示，学会积极管理压力，能够更好调节应激激素，提高免疫功能。最新成果表明，这还会影响基因表达——控制炎症基因出现下调，免疫功能基因出现上调，这都有助于控制转移过程。[96]

与对照组相比，参与者的生活质量提高，抑郁及焦虑减轻，而且这些积极变化仍能保持很长时间。[97]

这项研究的巨大贡献在于，若将其用于抗癌生活，可以对参与调查的癌症患者的长期生存和生活质量产生积极影响。持续进行的更多研究表明，任何参与压力管理的人都会收获同样的益处。

压力终结时，抗癌生活始

我们原本想要吃得好、睡得香、多做运动、为提高健康水平多做改变，这些都是提高整体生活满意度的最重要保证。可是压力扰乱了一切，不仅让我们无法努力做这些正确的事情，还会让我们反其道而行，酗酒、吸烟、发脾气、疏远我们所爱的人。[98,99]

事实上，压力会打破我们所有的健康意愿。如果你下班回家后感到压力重重，精疲力竭，你不太可能再下厨做饭。压力会造成心理暗示，我今天不锻炼了，或者我们出去吃比萨吧。压力还会导致失眠，通过影响睡眠进一步伤害身体。

---

* 一种统计方式，常用于医学领域中的"生存分析"。——编者注

试举一例，说明压力如何破坏我们对健康饮食的美好愿望。俄亥俄州立大学的研究团队发现，前一天承受的压力，会影响后一天的饮食质量，身体对高饱和脂肪食物和低饱和脂肪食物的生物学反应没有任何差别。[100]换言之，如果压力不加管理，人们吃什么都无所谓——健康食物和不健康食物的效果都是一样的。该研究中的所有女性，即38位乳腺癌生存者和20位非癌症参与者，吃了高饱和脂肪食物，另一天又吃了低饱和脂肪食物。研究人员在几次抽出的血样中，检查了两种炎症标志物（C反应蛋白和血清淀粉样蛋白），与动脉斑块形成有关的细胞黏附，脂肪和碳水化合物氧化，胰岛素、葡萄糖和甘油三酯，以及一项有趣的测量——评估静息能量消耗（静息时燃烧多少热量）。

他们发现，前一天承受的压力过多，会导致次日饭后休息能量消耗降低，脂肪氧化降低，胰岛素水平升高。[100]前一天未承受任何压力的女性，食用高饱和脂肪食物，引发了炎症标志物和细胞黏附标志物增加，而食用低脂肪食物则未出现这个问题。与此不同的是，前一天承受过压力的女性，体内对食用何种食物的反应是一样的，不论是高脂还是低脂食物，食用后炎症标志物和细胞黏附标志物都增加了。换句话说，即便她们吃的食物更优质，其体内的反应与吃不健康的食物是一样的。[100]这项关于压力和饮食之间关系的研究表明，压力会改变新陈代谢，不论我们吃什么，都可能变得更胖或者增加炎症反应。因此，在我们调节饮食和做出其他健康改变之前，首先得管控压力。否则，其他生活方式的改进都可能徒劳无益。

我们还了解到，生活方式的因素可以减轻压力带来的危害。2014年的一项研究发现，保持健康生活方式的女性可以免受压力对其端粒长度的影响。[101] 埃佩尔和布莱克本也参与了这项研究，考察了 239 位绝经后女性的端粒磨损情况。经过一年的观察，发现如果这些女性能够保持良好的健康习惯，包括素食、规律运动、充足睡眠等，便能够减缓因压力引起的端粒缩短。与前人的研究一样，该研究显示，健康的生活方式不仅可以缓解压力，而且和端粒长度关系密切。[102-104]

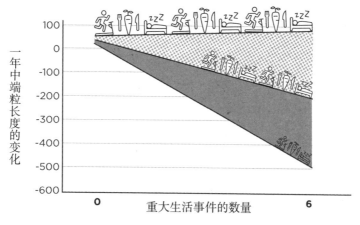

健康的饮食、运动及睡眠可防范因压力引起的
端粒变短

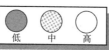

研究显示，在一年时间中经历的重大生活事件越多，端粒的长度就会越短。研究也显示，健康的生活方式可减缓压力引起的端粒变短。图中最上端的那条线，代表运动、饮食、睡眠等健康行为处于上游的女性。不论她们经历的重大生活事件是多是少，其端粒保持不变。但是，对于健康行为处于中游或下游的女性而言，重大生活事件越多，端粒越短。

Adapted and reprinted by permission from Macmillan Publishers Ltd: E. Puterman, J. Lin, J. Krauss, E. H. Blackburn, E. S. Epel, "Determinants of telomere attrition over one year in healthy older women: Stress and health behaviors matter," *Molecular Psychiatry* 20, no. 4 (July 2015): 529–35.
与劳拉·贝克曼合作改编。

我们越来越清楚地知道控制压力有多么重要，它对我们的健康有直接影响，对其他事情（包括睡眠、饮食及运动）也有间接影响。研究结果表明，我们所有人都需要每天花时间放松自己，与我们生活中的要求和责任分开。即使每天只花几分钟的时间，这短暂一刻也能够改变你的观瞻，对你的健康产生极大影响。学会减少并管理压力，是在其他领域成功改变生活、长久保持这种改变的关键因素。

如何改变生活中的慢性压力，这和抗癌生活的所有其他方面一样，主要取决于你自己。相信直觉，仔细倾听身体的需求时，你可能会大吃一惊，发现新闻和社交软件上好友晒出的精彩生活照片不再那么重要，自己不会再像之前那样时而斗志昂扬，时而压力满满。你可能会意识到，正是在这短暂的一刻，你放下了辛苦的工作，远离了那些让你睡不好觉的低质量食物，甚至决定终止一段不幸福的婚姻或其他关系。也许，和大多数人一样，你也需要学会如何放松自己，走出熙熙攘攘的名利场，找到心中的桃花源。

我自己就有这种体会。我之前认为，工作压力大，意味着自己更加投入，或者比普通人更加成功（当然，我也知道这毫无意义），但是我又感到害怕，如果自己停下脚步，我可能不会出色地完成工作，或者被竞争激烈的癌症研究圈淘汰。我用了很长时间，方才不再那么看重压力（以及恐惧）带来的动力，转而更加重视放慢脚步收获健康的动力。我当时知之甚少的是，照顾好自己，不仅能够释放工作压力，而且即便自己待在实验室的时间更短，也能变得更加专注，取得更多的研究成果。

黛安娜·林赛的心智、身体、精神达到了极度协调的状态，但是她告诉我，并非向来如此。"我确诊癌症后，不知道怎样治愈自己，我的医生也不知道。"她解释道，"有天夜里，也就是我确诊为Ⅳ期癌症之后，我做了一个梦，第二天早上，我邀请所有的朋友来我们家。事实上，我并不想给每个人打电话，告诉他们我生病了，这太难了。我的朋友们就来了，我们唱啊，跳啊，笑啊，太开心了。这当然不是休年假，或是什么活动，就是我喜欢的一帮人聚在一起，好好开心一把。聚会后的第二天，我去讨论治疗方案，我问：'开心管用吗？'我想知道答案，是因为尽管我生病了，我还有能力感到开心。我决定，我思考的开心疗法要继续下去。我调查了非常开心时身体会有什么反应，发现体内会产生大量的内啡肽、催产素和多巴胺，这些大脑中的天然化学物质，在你忘却忧愁、拥抱快乐时，它们会让你感觉很好。我还发现，这些物质都能够刺激免疫系统。所以，只要我能够找到一丝快乐，我都会认真对待。我确信，我能生存这么长时间，这是一个很重要的原因。一个享受生活的人，不会有多少失望。"

林赛积极面对现实，即便罹患癌症也努力寻找快乐，这诠释了抗癌生活的目标。我们综合肿瘤学界的所有人，应当注重考虑癌症患者的心理和情感因素，这能够帮助他们增强心理和情感韧性，有助于提升治疗效果。我们专注于如何减轻压力，这时忧虑和恐惧就会被平静的心态所替代，我们会以一种新的视角，去感悟生活中的美好和快乐。

我们的想法对健康有重要影响，不论是积极的还是消极的想法，也不论是癌症诊断之前还是之后，都有影响。管理我们的消极想法，营造向上的心态，拥抱希望和快乐，积极生活在当下，这些都需要训练。就像我们需要锻炼身体，才能游得更远、跑得更快一样，我们也要花时间去训练思维。

目标：每天 30 分钟

最初开始心智练习，与开始体育锻炼一样，刚开始会觉得有挑战，甚至痛苦。但是一段时间后，你会享受这种宁静，渴望在这极特殊的时段与自己共处，放松身心。渡过初期的难关是关键。如果只想试着练习一两次，你不会看到结果，可能会想："这不适合我。"在初期，心中要有更大的目标。你可能会发现，日常练习一两周以后，内心会感到更加踏实，不再像之前那样在乎些鸡毛蒜皮的小事。请记住，每次练习压力管理时，都能增强自身免疫系统功能，延缓衰老过程，并且改善精神面貌。

身心练习的目标

· 更能掌控局面，少为小事烦恼，能更好地处理大事。

· 不再感到一直重担在肩。

· 感到无事一身轻，即便只有几分钟。

· 生活更加自主，不再那么亦步亦趋。

抗癌减压技巧

MD 安德森癌症中心为癌症患者提供了一系列减压技巧，包括 CBT（认知行为疗法）、冥想、瑜伽、按摩、太极、气功以及其他方式。患者掌握这些减压技巧后，也可在生活的其他方面培养这种健康的生活方式。我在上文中也提过，CompLife 课程结束后，学员们通常都会说，身心练习对他们的生活产生了极大的影响，让他们学会了如何保持抗癌生活方式。

减压技巧概要

CBT（认知行为疗法）：这是一种短期疗法，教授患者如何用积极思考替换消极思考，"重写"自己认知系统的默认设置，以此改变思维定式。该疗法的积极、长期效果，见于史蒂夫·科尔的热图和长期幸存者的纵向研究中。[1,2]

冥想：十多年来，我们的朋友莫莉每天都以练习自己设计的身心运动迎接新的一天，该运动改自"加拿大康复之旅项目"。她每天坚持练习，将前一天的压力清除干净，给自己一个"清空"的轻松状态。她的练习兼顾放松、想象和冥想。不过，莫莉直言，她为自己量身定制的视觉影像法并非适用所有人。[3]重要的是要找到一种适合自己的放松方式，并且要能够每天坚持练习。

深度腹式呼吸法：可以非常正式地练习，也可以在需要驱走应激激素时匆匆练习，以便为身体充氧，带来平静之感。只需要做几次深呼吸，清理腹中的呼吸，如此便能够让我们感到踏实，关注当前，当我们处于不可避免的压力困境时，这点尤其重要。[4]

太极和气功（以及其他正式的运动）：做运动的同时，练习冥想和呼吸，可以同时关注身体和精神，放松身心。我曾做过一项关于气功影响的临床研究，参与对象是将近100名正在接受放疗的中国乳腺癌患者。[5] 研究显示，练习气功的患者，与对照组患者相比，抑郁和疲乏感更弱，总体生活质量更高。其效果与认知行为疗法及其他减压技术一样，对我们有长期益处。[6]

瑜伽：我的祖母万达·斯卡拉韦利是一位传奇式的瑜伽大师。她晚年才开始练习瑜伽。我曾为了学习瑜伽，和她一起生活了一年，因此我亲身体会了瑜伽的治愈力量。瑜伽甚至是我早期研究的基础，我的研究和他人的相关研究都表明，瑜伽不仅能提升身体知觉和灵活性，还能帮助癌症患者提高睡眠质量，改善情绪，减少疲劳，增强身体机能，调节血液中的应激激素，等等。[7-10] 在更深层次，瑜伽能帮助我们发现生病的经历有何意义，并帮助我们改变生活。[11,12] 祖母曾告诉我，"*Stai attento.*" 这句意大利语可翻译为两种意思：小心或专注。很多人认为，这位意大利祖母的意思是第一种，宠爱孙子时说的"小心"，但她的意思显然是第二种。今天，我们用的术语是注意（例如"保持注意力"），但是祖母万达的意思是深入生活中的各个方面。瑜伽能让我们变得更加专注。祖母在其著作《唤醒脊柱：瑜伽带来健康、活力和能量》中写道："瑜伽是一种动态的过程，每时每刻都在变化。我们吃饭时，专注如何吃饭；我们行走时，专注如何行走；我们说话时，专注说什么和怎么说。所有这些事情要内化于心，我们都要满腔热忱，兴趣满满。"[13]

走进大自然：走到户外，体验一下阳光洒在肌肤上的感觉。大自然是最伟大的治愈师，最温存的伴侣。花点时间去户外，专心致志地走一走，看一看，这是送给自己的治愈礼物。即便与自然世界接触不多，也会对我们的健康和幸福大有裨益。[14]

最佳抗癌减压三部曲

1. 每日练习冥想，逐步达到沉思内省和分享仁爱的阶段。

2. 每天利用点滴时间练习冥想，将平和宁静融入生活。

3. 通过反思式的每日书面记录，回顾自己的精神状态。

1. 每天练习冥想

每天练习冥想，可减少压力，降低患病风险，改善健康，帮助大脑重整思路。这些效果不仅限于成人才有。诸多最新研究发现，冥想有助于改善 9 岁儿童的思维和学习能力。[15] 练习冥想 8 个星期后，韩国小学生攻击性变小，社会焦虑减轻，承受的压力也变小了。[16]

癌症患者练习冥想，可减少化疗的副作用，降低皮质醇水平，减少炎症。研究表明，通过冥想平心静气，将对身体和总体健康产生重要的下游效应。

腹式呼吸：呼吸人人都会，但大多数人并未注意到日常生活中的呼吸。这个练习有助于做深度腹式呼吸，可以在任何时候，尤其是处于压力、不安、愤怒时，会让你感到放松和平静。胸式呼吸通常较浅较快，而腹式呼吸则更完全、更深、更慢。

不同的冥想练习都有一个共同的关注焦点，那就是呼吸。所有冥想都提倡慢呼吸、腹式呼吸。

指南

坐在椅子上，或躺在地板或者垫子上。刚开始练习深度呼吸时，最好躺下，因为这个姿势更容易区分胸式呼吸和腹式呼吸。

· 为了更好地监测呼吸，将一只手放在腹部，紧挨着肋骨。

· 用鼻子深吸一口气，感觉气能够到达肺部的底部；换句话说，把这口气往深处送，越深越好。

- 如果用腹式呼吸，你的手应当随着吸气而抬高，你的胸则保持静止。

- 满满吸一口气，稍停片刻，随后慢慢地由鼻子呼出。如果由鼻子呼出感到困难，可用嘴巴呼出，但应当微微抿嘴，这样才能慢慢呼出空气。充分呼气使得肺部空间更大，为下一次完全呼吸做好准备。

- 吸气 5 秒钟，再缓缓且完全呼气 6 秒钟。呼气时间应当比吸气时间稍长。

早上醒来时，晚上就寝前，这个练习都是不错的选择。花上几分钟，做几组深呼吸。试一试，每次练习不少于 5 分钟。如果某天工作或生活中感到不顺，停下来，做三次腹式呼吸，关注自己，平静内心然后再重新开始。如果你有孩子，不妨也鼓励他们在睡觉前或者情绪低落时做这个练习。将深呼吸融入每天的生活，与孩子共享宁静时光，开启他们的抗癌生活之旅，掌握这项终身受益的技能，他们可轻松有效地应对压力。

开始专注冥想

掌握腹式呼吸之后，下一项练习内容是专注冥想。专注冥想要求我们专注于某一对象，可以是实物，也可以是理念。

指南

- 坐在地板上或椅子上，或者找其他舒适的姿势，以便你能够关注挑选的对象。

- 做腹式呼吸，最多用 5 分钟的时间关注呼吸。

- 即使你不由自主地将注意力从呼吸转向了挑选的对象，也要继续做腹式呼吸。

我们建议从关注呼吸的冥想开始。当然，也可以关注蜡烛火苗，或者一种声音（例如，吟诵音节 om，吟诵唤起力量的词汇如"平静""欢喜""健康"，或者句子如"我很强壮……""我很健康……""我安然无恙"等）。冥想时，如果走神，或转而关注意念和生活琐事，那么需要将注意轻轻地拉回到呼吸上，然后重新回到关注对象上。

正念冥想：如果专注冥想的基础已经打牢，也能坚持每天练习20分钟，那么便可以开始练习正念冥想。这种坐姿冥想教你凝神静心，以平静的心态看待他人和自己。研究显示，练习正念冥想，可增强免疫功能，减少抑郁，提升总体健康水平。

指南

· 首先，练习5分钟腹式呼吸和专注冥想。

· 将注意力集中于你的呼吸，用心感受气流进入体内，随后又慢慢离开的呼吸过程。

· 若走神不能专心于呼吸时，不要着急，轻轻地将其引回当下，继续观察并注意呼吸气流。

· 关注呼吸时，有时你可能会发现，你慢慢开始关注体内的感受。持续关注呼吸的过程中，试着将关注范围扩大至全身，关注全身的感受。

· 只需这些情感和感受，无须评价或做出反应。

· 不用执念任何想法，在你安静打坐的时候，让思绪自由驰骋，远远地观察它们即可。把这些想法看作天空的行云，或头顶的飞鸟，行踪自定。

正念冥想结束后，慢慢回到身边的情境。试着将冥想中获得的平静安宁之感，带入一天的生活中。

慈悲冥想：理想的冥想练习顺序是，专注冥想、正念冥想、慈悲冥想（又称仁爱冥想）。慈悲冥想主要是培养仁爱、分享仁爱。如果你觉得这听起来过于感性，请注意如下内容：研究表明，慈悲冥想对于我们的健康、幸福、精神面貌、自信心、与他人的联系等诸多方面，均有短期和长期的影响。[17-19] 慈悲冥想现已用于辅助治疗患有创伤后应激障碍（PTSD）的退伍军人，以缓解其抑郁等症状。此外，慈悲冥想还能够缓解偏头痛和背痛，并增强迷走神经信号（一种关乎幸福感的生理指标）。[20]

指南

- 首先，练习几分钟腹式呼吸。

- 再练习几分钟专注冥想。

- 现在，在你的脑海中想象你深爱的一个人。想着这个人的音容笑貌，注意此时体内的感受。

- 现在不再想象这个人，但是仍然维持刚才想象这个人时的感受。带着同样的爱的感受，想象你自己。将这些情感投向你自己时，重复如下几句话（用你自己选择的话语亦可），可大声说出，也可默念：

  愿我幸福快乐。

  愿我健康。

  愿我遇事冷静，做事专心。

  愿我生活安宁。

- 注意自己的感受和感觉。任所有的感受自由勃发，不用做出任何评价。

- 将这种仁爱投向支持你的人，就是那个总是"站在你这边"的人。心里想着这个人，仿佛就在你的眼前，为这个人念出下面的话，可大声念出，也可默念：

愿你幸福快乐。

愿你健康。

愿你遇事冷静，做事专心。

愿你生活安宁。

· 再将注意力转向你的朋友、熟人，并最终转向陌生人和整个世界。

· 再来关注你更大的生活圈。你可以想象你的朋友、同事、邻居。
  为他们说出或默念这些话语：

愿你们所有人幸福快乐。

愿你们所有人健康。

愿你们所有人遇事冷静，做事专心。

愿你们所有人生活安宁。

· 冥想结束时，在脑海中关注更大的生活范围，从你的家人、朋
  友、同事，到这个星球上的人和万物，当然也包括你自己。重复这
  些话：

愿我们幸福快乐。

愿我们健康。

愿我们遇事冷静，做事专心。

愿我们生活安宁。

· 花一点时间，体会心中的这份分享。感受你内在空间的开放性，
  你的意识好像是一束光，你的仁爱、慈悲和内在欢喜全都暖人
  心脾。

· "走回"房间时，慢慢留意你身边的场景。练习冥想而得的这份
  美好，可让生活的每个方面获益。

每个人的新生

理想状态：考察冥想效果的研究，大多认为每天应至少练习 20 分钟。但也有部分研究发现，即便每天练习冥想 12 分钟也有益处（包括影响你的端粒）。如果短于 12 分钟，则很难进入状态，也很难监测效果。待每日 20 分钟练习成为常态之后，短时间的冥想也将有更大的效果。

如果你需要更多指导：遵循指导，可更易练习冥想。本章推荐的几种冥想方式，均可在我们的网站上查阅相关指导。

2. 点滴时间，皆可冥想

开始建立日常冥想练习时，很重要的一点是，将这种平静安宁的新感受融入一天的生活，时常关注呼吸，提高冥想意识。我们的好友兼同事亚历杭德罗·沙乌勒博士，向我们介绍了练习冥想的诸多时间点，正是这些短暂的冥想时刻，让我们在一天当中得以凝气聚神，关注自我，安稳地度过每一天。

- 在家或办公室：向上伸展双臂，挺直腰杆时，深吸一口气，感受气流由鼻子进入腹中，再由腹中呼出鼻外的过程。然后缓缓放下手臂，双手交叉，掌心向上，放在大腿上面。闭上眼睛，做几次又深又长的呼吸，凝神静心。

- 洗手净心：在洗手间的镜子上贴张便签，每次洗手的时候，提醒自己，关注呼吸，放心思绪。专注洗手的同时，凝气聚神，仿佛也在洗净自己的心田。

- 驾车休息时不忘冥想：交通出行耗费了我们很长时间，利用路上停车休息时间练习冥想极有必要。美国汽车协会的一项报告显示，美国人每天驾驶时间超过 100 分钟，一年累计时间，相当于 7 个工作周（每周 40 小时）。[21] 交通时间包括接送孩子去见某人、去做练习、去上课等，或是自己去上班、学校等，总之我们需要在开车时保持平静。

红灯亮起，便是与自己共处之时。丢下手机，关掉广播，停下来，心态平和地做呼吸。呼出气流的时候，也释放出杂乱的意念和烦恼。不论红灯时间长短，就这样做呼吸，吸入的是气定神闲、云淡风轻，呼出的是烦心恼人、负面情绪。

·行禅：走路时，可以做一两分钟的正念行走——专注于与行走有关的一切：身体的运动，双脚踩在地面的感觉，等等。

3. 书面反思总结

按照下列提示内容写一份材料，时间约 10—15 分钟。不用在乎拼写、语法、句子结构。利用这段写作时间，尽可能深刻地反思自己的生活。

冥想反思：冥想结束时，思考你的冥想练习。你注意到了什么？与上次冥想相比，现在是否更容易保持专注？你的注意力游走到哪里去了？游走到积极的一面，还是消极的一面呢？探索你在冥想练习时感受到的想法和思绪。

核心价值观反思：参照第七章中列出的核心价值观，进行反思。你是如何遵守这些核心价值观的？在哪些方面，你背离了这些价值观？你的身心练习如何帮助你遵守自己的信念和价值观？为了和这些价值观保持一致，你需要做哪些改变？

压力原因及解决方案反思：探索产生压力的原因。针对这些原因，逐一写出解决方法。探讨你曾经成功应对压力的策略。该如何优先落实压力管理措施？

1. **每日冥想。**每天至少冥想 20 分钟，综合练习三种冥想：专注冥想、正念冥想、仁爱冥想。

2. **书面反思。**写下你的冥想过程、核心价值观、压力原因及其解决方案。

3. **抓住点滴时间练习冥想。**向上伸展双臂，持续几分钟，然后从腹部呼吸。点滴时间，皆可冥想：洗手，刷牙，等红灯，散步，等等。

压力也许是抗癌六法中最难应对的方面，但是如果妥为处置，收益也会最大。我们的建议方案基于对健康人群、癌症患者和生存者的研究。虽然之前已说过，但重复一次仍有必要：最好的身心练习，就是你每天坚持的好习惯。

第九章

休息和修复的重要性

生命有自然的节律，健康和康复同样如此。人类的身体与生俱来便像钟表一样运转。事实上，我们的身体有几个内在调节系统，通过休息来平衡生物活动的周期以保证我们的器官（如肝、胰腺、肾、肺、肠道）以及免疫系统、激素系统、化学系统功能的正常运转。控制这些复杂过程的是"生物钟"，也可视为一种调节身体"辅助"计时系统并与之相互作用的主系统。[1]

生物钟实际上受两个结构控制，这两个结构分别位于两个脑半球前脑的下丘脑区域。[1] 在这两个结构中，微小的神经元簇调节我们的睡眠—觉醒周期，与地球每天自转 24 小时的周期大体相当。实际上，神经元簇中的每个神经元的运行节律也差不多是 24 小时，因此我们的生物钟就是由成千上万个小"时钟"组成，它们的运行节律都与地球昼夜交替的自然节律相当。[1] 整个身体的组织中也都含有时钟。[2] 本质上，大脑中的时钟就像是管弦乐的指挥，组织内部的时钟则负责局部（如弦乐区或管乐区）的节律，与管弦乐团的节奏保持一致。这些次级时钟，与生物钟共同作用，形成了我们所说的昼夜节律。[2]

我们都知道夜间睡眠不足意味着什么：第二天我们会感到难受。这不难理解，因为睡眠太少，感到疲倦，所以更容易受到一系列负面生物学后果的影响。[3] 我们的精神和身体都可能变得迟钝，这会严重影响我们的生活质量，极易触发事故或疾病，包括慢性疾病。[4–7]

生物钟可以调节身体的方方面面，如睡眠暗示、饮食暗示、核心体温、激素生成、胰岛素和葡萄糖代谢、细胞再生、脑电活动等。无视生物钟的暗示，要付出各种各样的代价：经济代价（工资损失）、社会代价（沟通效果差、人际关系紧张）、精神代价（从抑郁症到精神病都有可能，与生物钟受"破坏"程度相关）、身体代价（抑制免疫系统，身体抵御疾病和恢复健康的整体能力变弱）。[8]

因此，认识并尊重昼夜节律，对于健康和疾病预防有重要意义。我们需要做的，无非是愿意倾听我们的生物钟，它在一天的不同时点，向我们发出种种微妙的暗示，而这些暗示也并非难以捉摸。根据这些暗示，调节我们的生活方式，以便与这些自然信号保持一致。一旦你和自己身体的独特节律同步，就会发现其中的美妙。根据身体的暗示或做事，或休息，便有机会调节身心，对康复极为有利。你会感受到一种平衡的状态，通过调节身体，使其更适宜康复和预防疾病，从而让你更加关注当下的生活，更加懂得生活。这就是抗癌生活的目标，为你提供必要的信息，让你的选择与生物节律同步，从而达到最佳健康状态。

休息和恢复体力是抗癌生活的重要因素。如果调节生活方式，视休息为健康生活的重要一环，那么不论我们是否患有癌症，都会生活得更好、更健康。正如伊丽莎白时代的剧作家托马斯·德克尔所言："睡眠是金链，把我们的身体和健康系在一起。"[9]

在最初开始践行抗癌生活时，我低估了睡眠的重要性。改变饮食后，我准备增加运动量，但我的日常安排已经满满当当，实在没有多余的时间。于是我决定早起一小时，做完一小时运动后，再做其他事情。我原本想着每周坚持 6 天，至少坚持 6 个月，看看是否能达到预期的健康提升效果。每天早上（周日除外），我 5 点起床，做运动、冲澡，出门时感觉已然完成了抗癌生活的重要任务。必须承认，刚开始我感到很满意，做出这个改变很轻松，直到几个月后，我的家人和同事都对我提出一些不好的意见。上班时，我常常急躁不安，没有大学老师的风范；在家中，我常发脾气，易怒。而且，我的工作也受到了影响。我记得，以前我在清晨的工作效率最高，现在，这段解决问题的最佳时间被一台椭圆机占用了。终于，有天晚上，经受了白天的特别紧张之后，艾利森看着我，说道："你看起来没有精神，状态不好。我感觉你要增加睡眠。"毫无疑问，她说得对。我未能有效调整时间，以保证身体正常运行所必需的每天7个小时睡眠，而只是简单地削减了1个小时睡眠时间。这真是大错特错。

我慢慢发现，牺牲睡眠时间多做运动，对总体健康而言得不偿失，这是因为，我的效率降低，压力变大，更容易焦虑不安，兴趣却越来越小。仅仅几个月的时间，我从感觉良好，到感觉糟糕，再到完全失控，变化惊人。那时我还不知道，每晚缩减1个小时睡眠时间，会在分子层面带来负面影响，炎症增加，免疫功能降低，基因功能被改变。所以我决定，每天早上5点起床应当停止，但仍要坚持运动，更多内容我会在后面章节分享。我想强调的是，睡眠需求真正满足之后，我的感觉很快变好，也能更好适应家庭、工作和生活等其他方面。

美妙的昼夜节律

如果我们的身体与其内在诸多系统的节奏保持平衡，甚至达到和谐状态，那么它就能够自然地发挥最佳功能且抵御疾病。白天，我们主要受"昼夜节律唤醒系统"的支配，清晨5点左右或黎明时分释放激素皮质醇。[10] 时间推移，早晨到来，皮质醇水平提高，器官和细胞便开始消耗食物，激素开始流动，我们的大脑变得机敏。从生物学的角度看，我们的精力在白天最为充沛；理想状态下，白天也是我们精神和身体最为活跃的时候。时间再次推移，太阳开始式微，我们的身体开始进入"稳态睡眠过程"，并且随着皮质醇水平的下降，我们感到困乏，想要午休（约下午 1 点至 3 点间）。在这个时间段，美国人大多靠咖啡、糖果或是用其他兴奋物质解乏。地中海文化（包括我的祖国意大利）曾经认同这是生理缓慢时间段，每个人都停下工作，午间休息。白天结束，夜晚来临，我们的身体不再产生皮质醇，转而产生天然的放松剂褪黑素，我们也相应地由刺激和明亮的状态，转入休息和黑暗的状态。黑暗降临，我们的新陈代谢系统放缓，神智趋向安静，身体开始放松，体温下降，呼吸变慢。这时如果我们愿意，便可进入睡眠状态。真正入眠之后，我们的眼睛闭拢，大脑不再关注手头的工作，体内的治愈修复便开始了。没有外部因素来消耗我们的能量，只有身体本身需要了。

被扰乱的生物钟

你最近一次困了就睡觉是什么时候？你最近一次睡到自然醒又是什么时候？很多人可能早已忘记。

我们的行为方式与昼夜节律背道而驰，原因多种多样。如今的生活处处是电光幻影，四周一片漆黑的环境已很难再见，也许在世界最偏远的角落才能见到。电不仅隔绝了最佳睡眠所需的黑暗环境，还让我们即便在晚上也能够继续活动，这进一步削减了休息时间。我们因此能够夜以继日地工作（上夜班的人存在严重的健康问题，包括易患某些癌症）；电子产品侵入我们的环境，曾经没有蓝光的世界一去不复返，例如我们的卧室，现在装配了电视、电脑、电子阅读器、无处不在的手机充电器等。实际上，电子设备发出的光会抑制褪黑素的分泌，让我们难以入睡，也影响睡眠质量。[11]电还催生了其他技术，我们可以更便捷地获取信息，更多地在办公室工作，于是我们长久坐立不动，这显然缩短了我们的寿命。颇具讽刺意味的是，缺乏运动还会影响我们的充分睡眠。[12]此外，如果你躺在沙发上，狂追24小时不停播的喜欢节目，或者连续睡眠时手机放在床头柜，不时震动，夜间还有短信报警，这些都使你很难保证有足够的休息时间。

这个灯光辉煌的世界，扰乱了我们的生物钟。我们的饮食习惯（理想状态下，也应当受昼夜节律支配）又让这种破坏更进一步，这影响了我们的睡眠，进而影响我们专心工作，也让我们手脚迟钝，进而影响体重和总体健康。诸如此类，你可以想象。[13-15]我们的生物钟变成了野心和发明的玩偶，任由摆布。研究显示，尊重昼夜节律，该休息时休息，该运动时运动，有利于达到最佳健康状态。[16-20]

睡眠的治愈力量

我们生命的1/3时间在睡眠中。这就意味着，如果我们的寿命是75岁（大多数美国人的平均寿命），我们至少要睡25年。

千百年来，诗人和哲学家都被睡眠的神秘和浪漫面纱所吸引。但是，近50年来，对睡眠现象的理解却成为医学研究的课题。现在，越来越多的研究和数据，正雄辩地证实我们的身体早已知道的结论：充分的良好睡眠对整体健康绝对重要。[21]

但是，现实是我们大多数人的睡眠非常糟糕。[22,23] 4/5 的人说，他们每周至少有一次夜间睡眠差，醒来时精疲力竭。[24] 美国成人中 35% 的人认为他们的睡眠"一般"或"较差"。[24] 全世界范围内，超过 20% 的人口报告有睡眠问题。[25] 总之，我们大多数人的休息时间和质量，很难达到身心真正修复所需的要求。

日常生活让我们身心俱疲。晚上，我们的身体应当远离世界的压力源，转而应对这些压力对器官和细胞产生的影响。我们大多知道，睡眠本身也有节律，整个晚上，身体会按照规律，经历不同的睡眠深度及活动。我们很少有人意识到，我们每晚都会经历几个睡眠周期。在夜间康复的高峰期，身体会释放人类生长激素（HGH）（有趣的是，儿童骨骼大多是在睡眠中生长的），合成蛋白质，分解脂肪以修复组织。[26-28] 其中，人类生长激素是在最深层次的睡眠中释放的，它能刺激细胞分裂和修复。[29] 时序生物学家和其他科学家甚至可以确定最长的修复时间段，介于夜间 11 点至凌晨 1 点之间。古谚云："早睡早起，健康、财富、智慧全归你。"或许正是基于这个道理。因为，如果我们想从夜间修复的黄金窗口期获益，那么我们就要在 11 点之前或更早进入梦乡，以便达到理想的深度睡眠周期。

免疫系统在辛苦工作一天为我们守护健康之后，会在夜间身体自我修复时，重新恢复平衡。免疫系统是身体的天然自我防御屏障，只有在身体得到充分休息时，才能发挥最佳功能。如果休息不够，就会对癌症标志物有负面影响，例如炎症增加、免疫功能下降等，我们因此会更易感染疾病，并且有研究显示还会加剧肿瘤生长。[3,30,31] 现在有更多的研究发现，睡眠障碍与关键昼夜节律基因的调节及其他癌症标志物（包括激活增殖信号、癌细胞永远复制、激活肿瘤的浸润和转移）有关联。[32-38]

我自己的实验室研究以及他人的研究还证明，皮质醇节律 24 小时失调（皮质醇本当在醒来时升高，全天和夜间下降，直到再次醒来时升高），会增加许多癌症（乳腺癌、肾癌和肺癌等）的死亡率。[39-41]

充分的睡眠有诸多益处。它能降低白天发生事故的风险，以此提高我们的预期寿命；它能预防精神健康问题（包括抑郁和焦虑）的发生或加剧；它能让我们更好地处理和应对日常压力；它有助于保持体重，体重超标会引发很多健康问题，包括触发某些癌症；它还能控制器官和细胞降解。[7,26,42-48]

睡觉时不仅器官和细胞得到休息，整个肌肉骨骼系统也得以放松并恢复活力。入眠做梦时（我们称之为 REM，快速眼动睡眠），身体处于某种瘫痪状态，肌肉放松。[49] 这是一种肌肉麻痹（肌张力降低）的状态，有些睡眠专家设想，这是为了让我们的身体保持不动，而我们的大脑仍继续补充能量。从更加实际的角度看，在如此安静的状态下，不会再产生非必需的激素，并减少与身体修复无关的能量消耗。

因此，睡觉其实是一轮身体全面深层修复治愈的过程，既深刻又全面。自由基被清除，以避免与氧气结合造成细胞损伤。[50] 这个过程大多在我们休息时密集完成，因此有些科学家将睡眠喻为天然抗氧化剂。[51] 事实上，医学界现在认为睡眠对于成功阻止自由基的侵害，以及细胞修复均有重要作用，有的科学家甚至将睡眠中断，尤其是长期轮班，列为"可能的"致癌因素，因为这会增加炎症，损害免疫功能——两者都与癌症的发生和生长有关。[3,52-56]

这些都说明了一个重要且无可辩驳的事实：慢性睡眠受限（成人每日平均睡眠少于 6.5 小时）可引发更高的死亡风险[6]，已被作为一个潜在的癌症风险因素加以研究。

2013 年，英国萨里大学的研究人员做了一项颇具启发性的研究。受试者共 24 人，每晚睡眠 8.5 小时，持续一周后，抽取全血 *RNA 样本检查基因表达图谱；[38] 此后，同样的人群，每晚睡眠 5.7 小时，持续一周，再次抽血化验。对比两种血样后，研究人员发现，睡眠不足会影响数百个基因，且都与代谢、炎症、免疫反应相关，这些也都是癌症的关键标志物。

其他研究还发现，慢性睡眠受限还会导致端粒变短。我们在前文已经讨论过，端粒较短也是引发癌症的风险因素。英国研究人员在 2012 年曾做过一项研究，每晚睡眠时长小于 5 小时的男性，相比睡眠超过 7 小时的男性，端粒长度缩减了 6%。[57] 该研究还考察了超过 200 位中老年健康男性（平均年龄超过 63 岁）的睡眠习惯与端粒长度的关系。研究发现，即便考虑年龄、体重、吸烟习惯、受教育程度、就业状况、抑郁状况等差异，他们的生物学年龄仍然与睡眠时间长短有着直接关系。

此外，现在有几项以睡眠为主题的研究，正着眼于探索睡眠不足或睡眠过度与肿瘤生长的因果关系。[58,59]

睡眠和最佳竞技表现

癌症医学的一个前沿领域是，致力于让患者提前做好准备以应对治疗带来的严峻挑战。这种新的"术前复健"模式，与预防的理念相吻合。传统的康复或治疗模式，是等到坏的事情发生，我们才去干预；术

＊指未除去任何成分（如血浆和血小板）而从人体内抽出的血液。——编者注

前复健则旨在**预防**不良情况发生。就癌症治疗而言，旨在减少副作用，提高治疗效果。

优秀运动员都知道该如何准备对身心要求俱高的比赛。准备的重点是饮食、运动及情感平衡，但很多伟大的运动员都对睡眠非常重视。著名的人物有美国游泳运动员迈克尔·菲尔普斯，他是世界上获得奥运奖牌最多的运动员，也有观点认为他是史上最优秀的运动员之一。菲尔普斯集中训练时，一周七天都要游泳，在泳池中记录的距离是 7 万米到 10 万米之间。[60] 也就是说，他每天要在水中待 3 至 5 小时，接受最高水平的训练。为了有充足的体力和耐力，他的饮食营养丰富，热量高（营养学家估计，他每小时的训练需消耗 1000 大卡，每天约 6000 大卡，1 大卡等于 4.2 千焦）。[61] 但他最注重的，是睡眠。接受训练时，他每晚睡 8 小时，下午再睡两三个小时，[60] 这样每天有 10 到 12 小时的睡眠。"我真的不能说这足够多了。我觉得人们对睡眠的重要性认识不够，真的不够。"菲尔普斯说道。[60] 还有其他例子。据报道，篮球巨星勒布朗·詹姆斯，在 NBA 赛季时每晚平均睡 12 小时。网球明星罗杰·费德勒，每晚也差不多睡 12 小时。飞人尤塞恩·博尔特，非常在乎每晚至少有 10 小时的睡眠，同样如此的还有网球明星维纳斯·威廉姆斯。[62]

最新研究表明，充足的睡眠对于这些运动名将极为重要，能够改善反应时间、灵活度、准确度，降低受伤和生病概率，延长竞技生涯，也能提高心理博弈的能力。[63,64] 总之，研究显示，睡眠对体育成功极为重要。

"如果你告诉运动员，你有一种身体修复方法，可以降低与压力相关的化学物质，自然地增加人体生长激素，更好地恢复体力，提高竞技水平，那么运动员都愿意照你的方法去做。实际上，睡眠就可以做到这些。"达拉斯独行侠队首席体育教练员凯西·史密斯这么说道。[65]运动员需要健康的睡眠以达到最佳竞技状态，同理，我们也需要高质量的睡眠来保证身体处于最佳状态，保持健康，也为防癌治癌及病后康复做好准备。

睡眠不足的副作用

如果以运动员为参考，用睡眠预测成绩表现，那么大多数美国成年人都会表现不佳。2013 年盖洛普民意测验发现，美国成年人平均每晚睡眠 6.8 小时，与 70 年前的数据相比，减少了约 1 小时。[66]在盖洛普分析的基准年 1942 年，84% 的美国人每晚睡眠 7 至 9 小时，这是保持最佳健康状态所需的睡眠时间，时至今日睡眠专家仍这么认为。[67,68]但是，如今只有 59% 的人能达到这个时长，也就是说超过 40% 的人存在睡眠不足的问题。[66]

对于儿童尤其是青少年而言，这是一个更大的挑战。这是因为，青少年大脑处于大量神经发育阶段，与其同步的昼夜节律便非常特别，它改变了青少年的白天节律，导致青少年的入睡时间（受激素和其他因素的影响）晚于我们大多数人，约在夜间 11 点。[69,70]这就意味着，11 点或将近零点入睡的青少年，至少要睡到 7 点至 9 点，方能达到最佳健康所需的 8 至 10 小时的睡眠要求。但遗憾的是，在夜间 11 点至早上 8 点这段时间睡觉，对于大多数青少年而言是不现实的，因为学校的作息时间与学生身体的生物节律相矛盾。研究显示，仅有 15% 的美国青少年能达到 8 至 10 小时睡眠的目标，对于 85% 未达标的青少年而言，他们要付出的身体、心理、情感及学习成绩的代价是很高的。[71]事实上，一项 2014 年的调查显示，超过 90% 的美国高中生睡眠不足。[72] 很多疾病在发病前已日积月累多年，尤其是癌症，在现身之前甚至可"在体内生根发芽"长达 40 年之久，这个事实让我特别难以接受，并非仅仅因为我是癌症治疗和预防领域专家，也因为我同时也是青少年的父亲。美国布朗大学沃伦·阿尔珀特医学院的睡眠研究人员、精神病学和人类行为学教授玛丽·卡斯卡登，曾用"完美风暴"形容青少年晚睡的生理特点和早起上学之间的矛盾。[69] 简单地说，学校上课开始时间与青少年的昼夜节律有冲突。

2015 年 2 月，《青年与青少年学报》发表了一项针对美国弗吉尼亚近 28000 名高中生的调查研究。[73] 调查人群中，仅 3% 达到了每晚 9 小时的睡眠目标，20% 每晚睡眠时间少于 5 小时。平均值为 6.5 小时。根据调查的问题，研究人员推断，每缺失 1 小时的睡眠，感觉悲伤或绝望的比例会增加 38%，想要自杀的比例增加 42%，药物滥用会增加 23%。尽管，这份调查尚不能断定睡眠不足是导致精神健康问题的唯一原因，但鉴于我们知道青少年抑郁、失眠及其他精神问题的风险都很高，这些调查的结论仍值得我们关注。

如果睡眠不足正给我们所有人带来如此巨大的身心问题，那么我们应该怎么办？

睡眠不足，人就会无精打采。为了强打精神，我们可能会求助咖啡、香烟、酒精等，这些"兴奋剂"有一时之用，但长期如此，将会对身体健康造成极大损伤。睡眠不足，我们还会陷入慢性压力状态，引发不健康生活方式的多米诺骨牌效应，例如暴饮暴食，缺乏运动，感觉沮丧和焦虑。最关键的是，我们的身体更容易感染炎症和疾病。

睡眠不足还会改变人体调节胰岛素和其他关键激素的方式，人体代谢食物的方式因此被改变，从而助长了全球肥胖问题和Ⅱ型糖尿病问题。[79] 研究还显示，不论处于哪个年龄段，每晚睡眠不足 6 小时的人更易发胖，即便经常运动也无济于事。[80] 还有研究显示，睡眠不足影响激素水平，导致第二天更加饥饿。[81] 研究人员 2013 年针对费城郊区中学近 1400 名青少年的调查显示，增加睡眠会降低体重身高指数，对最胖的学生效果最明显。[82] 睡眠不足的成年人，则可能罹患多种疾病，如糖尿病、脑卒中、心脏病等。[83, 84]

睡眠对抗癌生活有何益处

- 睡眠影响食欲，睡得好，便能吃得好，保持健康体重。[81]
- 睡眠调节与肥胖有关的关键生物过程。[79]

（续表）

> - 睡眠对保持身体最佳状态非常重要。我们的肌肉和细胞，都需要在睡眠时再生、排毒、治愈。[26]
> - 睡眠对积极心态至关重要。[85] 休息好，才能在一天之中有效应对压力，保持健康的人际关系。[86,87]
> - 睡眠对精神表现也极其重要。[88,89] 我们需要良好的睡眠以保证反应灵敏，避免事故和伤害。[4,90]
> - 睡眠是我们的健康计时器：如果睡得好，就能更好地预防和治疗疾病，包括防癌治癌。[23]

睡眠不足的最佳疗法是睡眠。但是我们不能在工作日压缩睡眠，在周末又猛睡一通加以补偿。周末睡眠过多会引起"社交时差"，与穿越时区的旅行时差类似。[91] 尽管睡眠节律因人而异，但其本身是有规律的、基本固定的。我们应当设法睡好，学会倾听自己的身体，身心都提示你睡觉时间到，我们就要留心了。

达到充足睡眠需要多长时间？

很多人都习惯性地认为，睡眠并没有多么重要，所以总是想方设法压缩睡眠时间，但是体会过一天都疲惫无力的人知道，这么做行不通。睡眠是一个复杂的过程，涉及一系列复杂的生理过程，需要充分的时间才能逐步完成。有观点认为我们可以压缩这个过程，走捷径，这么想是不可取的。现在，睡眠研究人员对睡眠的生理过程有了更加充分的认识，对最佳睡眠时间的理解也在不断深化和调整。

我们在下面表中列出建议睡眠时间，旨在说明，我们对睡眠长度重要性的认识，也在不断变化之中。科学家们对休息的最长时间有了更多认识，能够更多掌握睡眠的具体生物过程。我们的生命是动态的，所以生物节律某种程度上也是动态的。因此最佳睡眠时间是一个范围，但不意味着，睡眠时间长一些或短一些都可以。据估计，约30%的美国人睡眠过多。[92] 如果我们将健康睡眠长度看作一个曲线，那么40%的人在目标范围以下，30%的人在范围以上，只有约30%的人睡眠时间长短适宜。[92,93]

2015年，美国国家睡眠基金会（NSF）发布了针对不同年龄段人群睡眠时长的新建议。[67] 这份新的建议内容如下：

年龄段	建议每日睡眠时长
初生婴儿（0–3月）	14–17小时（由12–18小时缩小范围）
婴幼儿（4–11月）	12–15小时（由14–15小时扩大范围）
学步儿童（1–2岁）	11–14小时（由12–14小时扩大范围）
学龄前儿童（3–5岁）	10–13小时（由11–13小时扩大范围）
学龄儿童（6–13岁）	9–11小时（由10–11小时扩大范围）
青少年（14–17岁）	8–10小时（由8.5–9.5小时扩大范围）
年轻成人（18–25岁）	7–9小时（新增类别）
成人（26–64岁）	7–9小时（保持不变）
老年人（65岁及以上）	7–8小时（新增类别）

过犹不及

加州大学洛杉矶分校塞梅尔神经科学研究所医学博士迈克尔·欧

文，是世界顶级睡眠与疾病关系研究人员，他敏锐地意识到，我们追求的每日 8 小时最佳睡眠状态极其重要。

欧文认为，睡眠超过 8 小时的人，通常并不能享受到高质量睡眠。睡眠太长容易生病。例如，睡眠太长心脏病发病率可增加近 35%。[94] 还有其他可靠科学证据表明，睡眠过多引发的其他状况也可致命，例如肥胖、压力、慢性疾病糖尿病及癌症等。只不过我们并不清楚两者的前后顺序：健康问题在先，还是睡眠不佳在先，但是这并不重要，这种动态关系是无法改变的。欧文认为，"睡眠不佳，不论是睡得太多，还是睡得太少，都会增加炎症，而炎症是已知的很多健康问题的帮手，包括像癌症这样的大病，它们的发生和加重都与炎症有关"。在这一章的后面，我们还会讨论如何改变生活方式，以达到最佳睡眠状态。

大脑不羁的夜生活

说到睡眠和大脑，我们会想到梦，想到卡尔·荣格，想到虚无缥缈、天马行空的意识。直到近些年来，我们才开始认真地考虑，睡着时，这个本质上由众多细胞、神经元和血管组成的神奇器官，到底发生了什么。

虽然大脑的重量仅占全身重量的大约 2.5%，但它需要消耗全身 25% 的能量，也要消耗我们吸入氧气的 25%。[95,96] 大脑由神经组织构成，神经组织正常工作，则需要身体其他部分向其提供葡萄糖。大脑是全身的指挥中心，可以说身体其他部分产生的能量主要供大脑使用。

那么，我们睡着时会是怎样呢？我们知道，深度睡眠让我们精神焕发，头脑清醒，也让身体得到必需的休息，但是大脑会发生什么呢？

2013 年，纽约罗切斯特大学的研究人员研究了一个看似简单的问题：大脑夜间会发生什么？该团队领衔人物是医学博士麦肯·尼德佳德，她发现我们睡着时，大脑在做重要的清理工作。[97]

尼德佳德和她的团队研究小鼠睡着时大脑的状态。他们的发现让自己大吃一惊。小鼠的脑细胞实际上收缩了，这样神经胶质细胞可以在神经血管周围扩展和包裹，并通过脑脊液将细胞废物转运到大脑之外。尼德佳德将神经胶质细胞的这种网络，以及神经毒素和垃圾的神奇清理，称为"类淋巴系统"，因为它同人体的淋巴系统一样，具有清洁的本质属性。她的团队发现，小鼠睡着时大脑其实并未休息，在它们特殊的血管系统里，脑脊液快速流动，清理安静的脑细胞和神经元。[97]

最令人吃惊的是，尼德佳德的团队发现，这个类淋巴系统在白天并不活跃，清洗神经毒素仅在晚上进行。这就提出了终极问题：这个不同寻常的大脑清洁过程，是否是我们睡眠的关键原因之一？

我们当然知道睡眠不足会严重影响思维、判断、反思及其他过程，影响的原因，可能就在于我们中断了这个自然的清洁过程。研究人员正积极调查类淋巴系统工作状况与出现蛋白斑块（β-淀粉样蛋白）之间的联系，而蛋白斑块与阿尔茨海默病有关。[98-100]这将有助于解释，为什么研究表明睡眠和认知功能之间有直接关联，睡眠不足是触发阿尔茨海默病的危险因素。[101-103]实际上，最近的研究表明，即便没有睡眠障碍或任何形式的智能障碍，睡眠较差的人，大脑中β-淀粉样蛋白的浓度也较高。另一项研究则发现，如果受试者的深度睡眠受到实验者有意干扰，即便只干涉了一个晚上，也会导致β-淀粉样蛋白增加。[104]现在的问题是，阿尔茨海默病之类的状况，是否是神经清洁系统故障的副产品？是否是睡眠不足的后果？如果答案是肯定的，有没有其他疾病，包括一些癌症，也与每夜脑部清洁不足有关？

这项研究最重要的意义是，它表明大脑不仅仅是一台计算机，靠着一套不断启合关闭的神经元支持工作。大脑是一个脆弱的器官，需要照顾，需要爱护。做到这些的最佳方式是，培养良好生活习惯，支持脑部健康，最主要的是靠长短相宜、静心养神的睡眠。

睡眠和身体

只要 40 分钟。每晚少睡 40 分钟，我们的身体状态将变得易于生病。[105] 已有充分研究显示，每晚睡眠少于 7 小时（成人健康身体所需的最短睡眠时间），将引发多种情况，增加死亡风险。这些状况包括患糖尿病，体重增加，患心脏病（最明显），等等。[106,107]

癌症和睡眠

睡眠不足与体重增加、糖尿病、心血管疾病和阿尔茨海默病有关。除此之外，很多研究还认为，它会增加额外的癌症风险，导致癌症生存者的治疗效果不佳。美国凯斯西储大学（位于克利夫兰）的研究人员 2012 年的研究发现，绝经后的女性，如果长期睡眠不足，更易罹患侵袭性的乳腺癌，且复发风险增加。[108] 该研究考察了超过 100 位最近确诊乳腺癌患者的病前睡眠习惯，发现长期睡眠不足和早期激素受体阳性乳腺癌的复发之间存在关联。受试者睡眠时间越短，癌症复发的可能便越大。即便受试者的年龄、吸烟史、运动量、体重各不相同，这种关联也始终存在。

凯斯西储的研究人员还发现，报告每晚睡眠少于 6 小时的结肠癌患者，与至少睡 7 小时（仅相差一个小时）的患者相比，结直肠腺瘤（结肠癌的先兆）的发病风险要高 50%。[109] 这项 2011 年的研究，考察了 1200 多位患者，请他们在做结肠镜检查之前完成了睡眠调查。

尽管睡眠不足尚未被明确为癌症诱因，但是它会导致治疗效果不佳，这一点已成为广泛共识。所以，医学界关注的焦点主要是，如何帮助癌症患者获得充分的睡眠，提高生存机会，降低复发风险。

目前还有一些更令人信服的研究。欧洲的研究人员发现，晚期直肠癌患者，如果在化疗期间昼夜节律受到破坏（一种常见的副作用），他们将更快离世。[110] 研究人员跟踪了 77 位正在接受化疗的患者的昼夜节律后发现，与治疗期间睡眠不正常的患者相比，能够保持正常睡眠模式的患者生存时间明显更长。研究人员推测，化疗期间预防昼夜节律失调，可降低治疗带来的毒性，提高治疗效果，从而降低死亡率。

虽然该领域的科研仍在持续进行，但我们已然知道，不论是否患有癌症，睡眠好、休息好对于高质量生活和整体健康均极为重要。

压力越小，睡眠越好

我们大多数人睡眠不足，首要原因也许是心理压力。夜深人静，没有光线，这时我们常会想到自己面临的问题，可能与社交、财务、工作等相关。对于已确诊癌症的人来说，不仅要忍受心理上已有的压力，还要忍受身体疼痛等症状带来的压力，身心俱疲。

很多癌症患者对我说，长期困扰他们的最烦心问题是，无法放松下来，没有一个高质量的睡眠。

有心理的原因，也有实际的原因。可想而知，知道自己体内有个东西危及生命，肯定会有极大的压力。夜里，癌症患者虽然知道病情不会消停，也不得不让自己的身体有些许平静。

医疗上的压力经常让我们直面死亡，这可能是失眠的首要原因了。我们休息时，便卸下了心理和情感防御的盾牌，这时面对生理上的不堪一击，我们会更容易受伤。

美国匹兹堡大学教授马里察·哈勒，过去 20 年中一直研究压力和睡眠的关系。她的研究表明，应激事件如罹患癌症或失去亲人，会影响睡眠。[47,111,112] 哈勒及其同事已证明，睡眠问题是压力和健康不佳的纽带。[113-115] 此外，睡眠不佳似乎能让压力穿透我们的皮肤，影响我们的细胞，让我们更容易生病，也可能导致治疗效果不佳。生活中我们不可能没有压力（当然我们可以设法减轻压力），但是通过改善睡眠，能抵消压力带给我们身体的损害。

在我们的 CompLife 研究项目中，我亲眼所见改善睡眠可以帮助乳腺癌患者减少压力、重获活力。我们在第八章中提及的伯切特，她最初加入这个研究项目时，平均每晚只睡四五个小时。她认为这是因为"很自然的担心"，让她更担心的是，确诊癌症后她可能根本睡不着了。但是我们和她密切配合，讨论如何管理压力，随后我们看到，她的睡眠改善了。现在治疗结束已经 4 年了，她仍能够保持良好的睡眠，她认为睡眠是她康复的重要保障。"老实说，我现在不像之前那样有压力了。"她告诉我，"我现在可不是躺下来，眼睛盯着天花板。我现在能很快睡着。"

放松下来，尽量放下负担，我们的精神和身体便能够达到最佳状态：自我康复、自我强身。睡眠成了一种信念：相信睡眠的功效，我们便能收获每日防病治病的积极回馈。

每个人的新生

服用安眠药还是改变睡眠习惯

我坚决支持癌症患者和其他人努力避免服用安眠药。当然，有时候为了打破不良循环，或是为了调整时差，在医师的指导下服用安眠药也是可以的。但是，我们需要明白，服用安眠药并不能够解决睡眠障碍的根本问题，这一点至关重要。药物辅助的睡眠，并非真正的修复性睡眠。尽管安眠药能让人入睡，但是苯二氮䓬类药物和其他药物并不能让你完成睡眠的所有步骤。事实上，市面上尚没有药物能让人进入最深阶段的睡眠，而这正是睡眠的修复阶段，对于保持健康非常重要。因此，尽管你可能感觉这一夜睡眠很好，但维护健康所需的真正修复仍然未能完成。正如迈克尔·欧文所说："苯二氮䓬用于治疗失眠，可减轻与失眠有关的炎症反应，或者帮助失眠人群恢复正常的生理状态。但是服用苯二氮䓬类药物后，睡眠结构发生了重大变化，包括丧失慢波睡眠。这些发现，提出了一些关于苯二氮䓬的非常实际的问题。"上了年纪的成年人服用安眠药后，可能在半夜醒来，也会出现身体协调性问题，有摔倒的危险。[116] 如欧文所说："许多研究结论告诉我们，服用镇静催眠药后在白天仍会有残留影响，例如对认知、记忆、视觉空间能力等，都会有影响。"

改善睡眠的方法

有几种抗癌生活方法，可解决抑制健康睡眠的应激源问题。这些方法包括：

失眠症的认知行为疗法（CBT-I）

这是一种简短的、以谈话为主的疗法，对付失眠症极其有效。在几周时间以内，患者就能学会如何改变睡眠习惯。研究表明，与服用处方药相比，这种方法在提供长期疗效方面有非常大的优势。[117-119] 认知行为疗法可当面进行，也可通过电话以小组形式进行，或者通过网络治疗，已证明对癌症患者改善睡眠有长期益处。[120-124]

太极

在加州大学洛杉矶分校的迈克尔·欧文做了一项有意义的研究，探讨太极对于乳腺癌生存者的失眠有何改善作用。结果显示，太极能够有效改善睡眠的长度和质量，可以减缓压抑和日间疲劳，堪比认知行为疗法。[125] 这个发现非常有意义，因为认知行为疗法一向是治疗失眠的最佳非药物疗法，但是价格可能太高。太极指导教学通常在社区、老年中心、图书馆、户外公园中就有提供，价格不高，甚至免费。而且，作为团体成员练习太极还有一个额外的福利，那就是和社团成员建立联系，可以获得额外的健康益处。欧文指出，太极动作轻柔，有节律，能放松身体、放慢呼吸、减少炎症，有利于避免癌症复发。

欧文的研究招募了 90 位乳腺癌生存者，年龄范围在 42 岁至 83 岁之间。一半受试者每周接受认知行为疗法，另一半受试者则每周练习太极，为期 3 个月。每个月都会密切关注两组结果，15 个月之后，两组均报告睡眠持续向好，疲惫感减少。欧文发现，太极不仅能够改善睡眠效果，与认知行为疗法相比，它降低炎症标志物的效果也更加明显。该研究还显示，太极能够减少炎症基因表达图谱，这是预防疾病（包括癌症）的发生及进展的重要因素。[126]

欧文认为，这项研究指出了睡眠对于整体健康和体内平衡（内部平衡）的重要性。"我们知道，高质量睡眠对于调节我们的内分泌系统、交感神经系统和免疫系统非常重要。这三个系统只有保持良好的平衡，才能预防包括癌症在内的严重疾病。改变生活方式，例如练习太极拳，可以帮助昼夜节律重归平衡，恢复并加强睡眠结构，这对于提升健康水平，甚至预防癌症的复发都有重要作用。"

冥想

冥想也有助睡眠。欧文和他的团队向一组人群教授冥想，他们的年龄在 55 岁以上，中度睡眠不足。[127] 与另外一组年龄相同但只接受基础睡眠指导的人群相比，这些练习冥想的人，不仅睡眠更好，而且报告抑郁减少，日间疲惫感减轻。同样重要的是，我们在诸多研究中均看到，参与冥想可激发更多的褪黑素，从而帮助我们入睡并维持良好睡眠状态。

瑜伽

美国罗切斯特大学曾做过一项研究，有睡眠障碍的 400 位癌症生存者报告，每周练习瑜伽 2 次，持续仅 4 周以后，他们的主观和客观睡眠质量均有提高。[128] 我们自己在 MD 安德森癌症中心的研究表明，接受放疗的乳腺癌患者，每周最多练习瑜伽 3 次，在治疗结束以及 1 个月以后，与仅做过轻微拉伸运动的对照组相比，她们的皮质醇调节效果更佳。[129] 相比对照组，瑜伽小组的皮质醇水平每天下降更多，从而使身体更放松，为更好睡眠做好准备。我们也发现，接受化疗的女性，每周至少练习两次瑜伽，同样会改善睡眠。[130] 虽然仍需要更多的研究才能证明太极、冥想、瑜伽或其他身心练习是否对睡眠质量及健康状态有长期影响，但我们收集的观察数据已然很有分量。

癌症患者总会遭受病痛带来的疲劳，即便已治疗结束且"治愈"多年也会如此。这种疲劳非常顽固，以至于有了自己的名字：癌症相关疲劳（CRF）。这是一种复杂的综合征，起源于癌症治疗，以及病情和治疗给我们身体带来的高度压力。美国国家综合癌症网络将其定义为："一种痛苦的、持续存在的、与癌症或癌症治疗相关的身体、情绪或认知疲劳的主观感受，这种疲劳与近期的体力消耗不成正比，并影响机体的功能。"[131]

我们知道，强烈的医学治疗，尤以化学疗法、药物疗法以及更强的手术（特别是使用麻醉剂和镇静剂的手术）为甚，会扰乱我们的昼夜节律，干扰细胞修复过程、内分泌调节和神经功能。[132-134]一旦生物系统受到干扰，我们就会感到疼痛、失眠、潮热等，所有这些都会让熟睡变得遥不可及。事实上，癌症相关疲劳的患者炎症标志物水平升高，这会让他们感到更加疲劳，睡眠质量更差。当睡眠已经变成身体的负担，我们应该怎么办？

有关癌症相关疲劳的事实[135]

· 癌症相关疲劳影响 25% 至 99% 的癌症患者。

· 癌症治疗结束后，癌症相关疲劳仍可能存在 5 年甚至更长时间。

· 癌症相关疲劳不会因为休息而得到缓解（这是该症状特别残酷的一面）。

· 癌症相关疲劳在治疗期间及之后都会影响生活质量。

· 癌症相关疲劳与癌症复发有关，降低总体生存率。

要有光：光疗法

除了专门用于改善睡眠健康的行为疗法之外，光疗法（使用带有全光谱或高亮度 LED 灯的灯箱，或暴露于阳光下）作为一种广为研究的先进技术，也被用于改善化疗期间的睡眠，减少癌症相关疲劳。它甚至可以比太极更廉价，只要你走到室外，享受阳光的沐浴（不戴太阳镜）即可。

美国加州大学圣地亚哥分校医学院精神病学教授、吉林睡眠与时间生物学研究中心主任索尼娅·安克利－伊斯雷尔，是该领域的领军研究人员之一。她在研究中发现，乳腺癌患者在化疗前和化疗期间，暴露于少量强光下会减轻疲劳感。[136]"我提出的假设是，接受化疗的患者因为太疲劳，从来不到室外去。这样就陷入了疲劳的循环中，睡眠节律被扰乱，却仍然坐在房间里。缺少光照，让所有这些事情变得更糟糕。"

安克利－伊斯雷尔和她的同事做了一项研究，每天早上让女性患者暴露于强光下 30 分钟，以研究化疗期间光照对于疲劳的影响。[136] 研究发现，暴露于强光下的患者没有产生额外的疲劳感，而每天上午暴露于较弱红光下同样时长的患者，其疲劳感则显著增加。暴露于强光下的患者，能够从化疗的副作用中恢复得更好更快。

安克利－伊斯雷尔及其团队还完成了一项针对癌症生存者的类似研究。研究发现，暴露于强光下可减少日间困倦，减轻抑郁症状，提高生活质量。[137] 最近，她将注意力转移到光疗法对于化疗脑（化疗过后，患者认知功能退化，比如记性差、注意力不集中或者头脑混乱）有何作用。我们期待着这项重要研究的成果早日问世。

20 年以来，安克利－伊斯雷尔专注研究睡眠及昼夜节律对于疾病进展的影响。现在她已充分相信,不论是癌症患者,还是想要防癌的人群,睡眠都有极其重要的作用。"就像你要吃饭,你要喝水一样,你也要睡眠。没有好的睡眠,其他一切都不可能。一夜没睡好,什么事情都做不成。"

倾听身体的信号

想要战胜癌症相关疲劳,就要丢掉一蹴而就的幻想,转而认真倾听身体的声音,这也许是我们平生第一次这么做。毕竟,癌症让人精疲力竭。但是如果我们学会在癌症治疗后调整精力,就能够走到抗癌生活的正道上。疲劳是一个强烈的信号,我们要学会倾听这个信号,这是身体告诉我们哪里需要治疗的信号之一。我们都知道,休息是治病的最好药物。但是对包括癌症患者在内的所有人来说,休息固然重要,但不能太多。有意识地保持睡眠—清醒这个循环,能帮助我们更快更好地恢复健康。

白天身体处于活跃状态,夜间便能有良好睡眠,而且也有助于消除癌症相关疲劳。[138] 当然,并不建议癌症(或任何其他疾病)治疗结束后,便立即去健身房锻炼,或者回到垒球队打球,因为身体还承受着巨大的压力。但是不妨散散步,拉伸拉伸,练练轻柔的瑜伽,这些都是可以的。事实上,很多研究表明,感觉癌症相关疲劳的患者,能够从练习瑜伽、太极、正念减压疗法中获得巨大的益处。[139-141] 目标是激活肌肉记忆,让你的呼吸和循环系统重新运动起来,从而与外界有相对平和的互动。待体力增强之后,你会明白什么时候再开始更加全面的运动。说到体力,我们想强调一点,癌症患者需要做的一个重要改变是,学会如何照顾自己而非他人。做出这个改变可能很难,但是体力实在有限,只好将自己的健康和康复放在首位。改变精力分配方向，对于很多人来说，便是改变了整个身心健康状态的走势。

诸多专家，包括加州大学洛杉矶分校的迈克尔·欧文、加州大学圣地亚哥分校的索尼娅·安克利－伊斯雷尔，终生致力于研究睡眠障碍和癌症相关疲劳的解决途径，因为他们知道，如果始终处于睡眠不足的状态，身体是无法康复的。荷兰的研究人员跟踪研究了 15 位健康年轻男性的白细胞计数，他们睡了 8 小时。随后将该计数与睡眠被剥夺了 29 小时的人的白细胞计数对比，研究发现，睡眠被剥夺的人在急性应激反应过程中，会产生一种白细胞，以帮助免疫系统抵抗病毒和细菌。[142] 尽管免疫细胞增多听起来似乎是件好事，但是如果并没有需要对付的病原体，这并非好事。事实上，研究人员发现，免疫细胞反复对这些并不存在的攻击做出反应，最终导致其自身昼夜节律失调。换言之，睡眠不足会导致人体功能下降，同样，也会导致白细胞受到影响，长此以往，最终会导致免疫抑制和炎症增加。

我们要做的，就是要打破这个循环，让我们的生物钟与睡眠—清醒循环同步，这样我们的身体就会尽其所能，保证健康。

我想最重要的是重新认识睡眠，将其看作提升健康的重要方式，而不是迫不得已方才应付了事。没有睡眠，我们会变得力不从心，痛苦不堪，直至百病来袭。我更愿意看到大家重视睡眠，就像我们看待自己的运动、学术、事业成功一样，为之用心思考。一旦你高度重视睡眠，就会在自己努力的其他方面收获更多，包括有更强的能力致力于抗癌六法生活方式的各个方面。总之，你的整个生活会变得更好。

抗癌生活指导之
更好睡眠

1. 评估睡眠健康。

2. 确定睡眠模式，找出睡眠问题。

3. 考虑是否需要咨询健康护理专家。

4. 改善日间活动，夜间睡眠更好。

5. 健康睡眠，跟着"感觉"走。

1. 评估睡眠健康

睡眠障碍可分为如下几种：

· 入睡困难。

· 保持睡眠状态困难。

· 醒得太早。

· 睡眠时间不够长。

· 睡眠作息时间不规律。

· 整体睡眠质量差。

花一点时间，评估一下你的睡眠健康。你是否有多种睡眠困难，或者你需要注意某个具体问题吗？你是否每晚都有睡眠困难，还是间歇性睡眠障碍？

如果你想要更充分地了解睡眠问题，建议坚持写睡眠日记，或是睡眠时在手腕上佩戴活动监视器。可以从监视器上下载信息，作为睡眠模式的分析数据。

真实追踪如下信息：

· 入睡时间。

· 醒来时间。（是否比需要醒来的时刻更早？）

· 睡眠总时长。

· 进入睡眠状态所需时间。

· 夜间醒来次数。

· 夜间醒来时间总时长。

· 给自己的总体睡眠质量打分，范围从 0 到 10。

跟踪睡眠状态 7 至 30 天

不论你的睡眠状态有无规律，掌握它的全景需要一段时间。持续记录你的睡眠状态，直至你掌握了睡眠健康的清晰全貌。

2. 确定睡眠模式，找出睡眠问题

对照第 183 页的图表，看看自己所在的年龄段最好每晚睡眠几个小时，你做到了吗？

你的首要目标是每晚至少睡 6.5 小时，最好七八个小时。如果睡眠时长达到了，下一个问题是睡眠质量如何。或者说，你睡得好不好？睡眠好坏是个主观判断，其实评价的方法也很简单。白天你感到累吗？如果是，那么可能你睡眠不足，或者睡眠质量差。和睡眠不足并存的其他常见问题包括，进入睡眠状态费时太长，醒得太早，夜间经常醒来。你的睡眠模式有规律吗？如果你睡眠充足，但第二天仍觉得累，那么可能有一个或更多的问题。尽管睡眠时间有了保障，但效果并不好。

如果你发现入睡困难，或夜间经常醒来，再次入睡也困难，不妨试

一试冥想呼吸。用鼻子深吸一口气，吸气时感觉自己的胃部在上升。停下几秒钟，然后用嘴巴慢慢呼出。反复进行这些动作，直到自己平静放松下来。冥想呼吸让心率和血压同时降低，能帮助你释放导致无法入睡的压力和焦虑。尽量保持规律的睡眠状态，偏差不要超过一个小时，否则可能会引起时差问题。

3. 考虑是否需要咨询健康护理专家

你可能需要请医生诊断你的睡眠症状，提出相关建议。考虑一下，是否需要这个帮助。一位睡眠专家这么描述睡眠障碍：如果一周经历 3 次睡眠问题，持续 3 个月，在临床看来这就是严重的睡眠问题。如果你遇到这种情况，应当考虑请专业人士提出应对建议。目前首推的方案是认知行为疗法，它教授优化睡眠的方法，具有长期疗效。应当首先问问医生这个方案，而不是急于要安眠药片。应当追根溯源，不能治标不治本。其他非药物方法，例如太极、瑜伽、压力管理技术等，也都有很好的效果。

4. 改善日间活动，夜间睡眠更好

- 光疗法：不用戴太阳镜，每天早上醒来后，走到户外待半个小时。可以利用这段时间吃早饭，最好能散散步。如果力气不够，可以坐在外面的阳台上，或者后院中（或靠近一个灯箱）。目的是在清晨暴露于强光下，以此减轻疲劳感，增强一天的活力。
- 卧室：如果你在夜里入睡困难，应当让卧室功能简单化，只是睡眠和亲昵的场所。想用笔记本电脑，可以窝在沙发上用，但要确保光线不要太强。想看电视，或是想听新闻，可以到客厅去。感

觉昏昏欲睡时，就起身去卧室。一旦你将卧室仅仅和睡眠联系在一起，走进房间准备休息时，你的身心便更易接受睡眠。

- 作息有规律：每天晚上按时睡觉。准时或在相差无几的时间休息，可帮助你提高睡眠质量，保持昼夜节律稳定——你会感到身体协调运转，就像一场配合完美的管弦乐！

- 午睡：如果需要午睡，不要超过30分钟，下午5点后不要再睡。午休太长会扰乱昼夜节律，导致夜间入睡困难，也难以保持良好睡眠状态。

- 锻炼身体：即使每天只做10分钟有氧运动，也能极大改善睡眠质量。瑜伽、太极等也能提高睡眠质量、保证睡眠长度。但是不要在睡前剧烈运动。

5. 健康睡眠，跟着"感觉"走

想要提高睡眠时长或质量，首先要真实地评判睡眠环境和睡眠习惯。艾利森和我晚上在思考睡眠质量及如何改善睡眠时，喜欢考虑我们的五官：嗅觉、视觉、听觉、味觉、触觉。跟着"感觉"走，这是记住所有影响睡眠因素的简单方法。我们可以找到改善自己睡眠的办法，也可让三个孩子每晚得到有深度的、修复性强的睡眠。

鼻子显神通

- 深呼吸。上一章我们谈过深度腹式呼吸法，最好每天都做，睡前深呼吸尤其重要。

- 可以在抗癌六法的全过程练习冥想。起床前，冥想有助于我们走出混沌无序的状态，重整思绪。同样，如果夜间醒来，练习冥想也有助于我们重回梦乡。

・用精油帮助入睡。例如，在枕头上喷上有机薰衣草精油，清新的感觉有助于睡眠。也可以用扩散器（如香薰机等），让房间充满放松气息。

眼睛见问题

・减少卧室的光亮，包括 LED 灯，外部光线，等等。

・睡前 30 分钟，减少接触电视和所有电子产品，它们发出的蓝光不利于松果体释放褪黑素，因此不利于入睡。

・手机本不应当放在卧室。手机放在床边，半夜难免会拿起来看，无法入睡时，或者突然想起要处理一件事情时，更有可能拿起手机。如今这个年代，将手机放在另一个房间显得不合时宜。年迈的父母或是未成年的孩子在外面，我们想要保持通讯畅通。如果尚无人发明一款应用软件启用"非紧急情况请勿打扰"模式，我们仍会面临这个困难。可以考虑将手机放在一边，能听到电话铃声，却又不至于在夜里 2 点听到骚扰短信。也要考虑设定一个时间段，不看短信，不查邮件。在我们家里，艾利森和我 9 点或 10 点起不再用手机和电脑。说实话，让我们的孩子遵守这个规则并非易事，但我们总是鼓励他们在睡前关机，不再与外界联系。

・我感觉戴眼罩有助睡眠。我用的这种眼罩有凹点，快速眼动睡眠时，眼球能自由转动，不受限制。遮光窗帘也很好。

・旅游出差时，带上绝缘胶带，盖住宾馆房间的 LED 灯。电视和 LED 灯发出的光实在太多，夜间如果睁开眼睛，这些光直射视网膜，会扰乱睡眠模式。

耳朵听名堂

・声音，包括邻居说话，家人打鼾，外面的噪声等，都会妨碍睡

每个人的新生

眠。简单的办法是戴耳塞。

- 用白噪声器是一种流行的做法。白噪声可掩盖环境噪声。

- 打鼾影响家人关系。建议侧身睡，或趴着睡，这样会有所缓和。也可在不同房间睡，或者将打鼾人睡的那侧床铺垫高。

嘴巴惹麻烦

- 注意饮酒。虽然酒精有镇静的作用，人们享受其中，也能帮助入睡，但是酒精在下半夜代谢时，就成了一种兴奋剂，会让人半夜醒来，或者睡得不深。[1]

- 注意白天咖啡因的摄入量。午后不要喝咖啡或含有咖啡因的饮料。味道好的巧克力也有同样的功效，因为它含有咖啡因，尤其是我们认为有益健康的黑巧克力。

- 睡前吃东西，意味着身体在需要休息时却要忙于消化食物。如果睡前吃了很多食物，喝了酒，也吃了糖，那么可能会入睡困难。睡不着或容易醒，很多情况下是因为胃灼热。一个简单的方法：临睡前，不要吃太多食物，尤其是柑橘类水果，也不要喝碳酸饮料。

冷暖舒适，睡意更浓

温度是否合适，对于进入和维持睡眠状态都很重要。

你的睡衣是否太暖或太凉？在冷暖无常的休斯敦，这可是一个很大的不同，今晚穿轻质棉睡衣，明晚可能就要换成暖和的法兰绒。此外，你盖的毯子、被子是什么，有多大，也会影响睡眠。甚至你的家人夜间把你的被子拽到自己身上盖，同样会影响睡眠。

睡觉前需要调恒温器吗？房间凉爽，睡眠更佳。一度之差，可能就会带来睡眠好坏的区别。吹电扇不失为经济实惠的选择。

身体的温度在夜间会自然波动。[2]深度睡眠时，体温会下降。你当然不希望床具（如电热毯）干扰这个自然的过程。羽绒被或类似的被子冷暖相宜，是理想选择。

你的床和枕头睡得舒服吗？是否要换？如果你感到脖子疼，或是睡觉时陷入床的中间，或是床垫已经用了十年，那么该换枕头或床垫了。

在优化睡眠质量之前，你可能不知道为什么在某些情况下不顺利，或者在生活其他方面不舒服。只有当你的睡眠时间稳定、睡眠质量趋好时，你才能继续在其他更明显的生活方式等方面做出选择，例如吃什么，做多少运动。

抗癌生活方式指导之
睡眠方案总结

如果你的睡眠存在问题，可参考如下几种解决方案，让睡眠重回正轨。

白天注意事项

- 光照：不戴太阳镜，每天早上醒来后，去户外待半个小时。
- 卧室环境：卧室仅供睡眠和亲昵之用。
- 按时就寝：每晚按时睡觉。
- 午休时长：如果需要午休，不要睡得太长，时长不超过 30 分钟。
- 身体运动：每天至少 10 分钟。

善用感官，帮助睡眠

1. 嗅觉

- 深度腹式呼吸。
- 睡前冥想。
- 芬芳疗法：薰衣草气息有助睡眠。

2. 视觉

- 卧室不要有任何光亮。考虑戴眼罩。
- 睡前 30 分钟限制接触蓝光（笔记本和平板电脑等）。
- 夜间手机放在卧室外面。
- 旅行时携带绝缘胶布，盖住宾馆房间的 LED 灯。

3. 听觉

　　·耳塞。

　　·白噪声。

　　·打鼾：建议侧身睡，趴着睡，在不同房间睡，或把打鼾人睡的那侧床铺垫高。

4. 味觉

　　·控制饮酒，睡前尤应注意。

　　·不要在下午或晚上喝含有咖啡因的饮料。

　　·少吃巧克力和糖，晚上尤其如此。

5. 触觉

　　·温度对于进入和保持睡眠状态很重要，应视天气冷暖选择合适睡衣。

　　·控制卧室温度，凉爽最佳。

　　·夜间体温有变化，羽绒被冷暖俱佳，是理想选择。

　　·考虑是否要更换床垫或枕头。

第十章

运动带来健康

　　我想，读这本书的时候，大多数读者是坐着的，少部分可能踩着健身脚踏式自行车，或是在跑步机、椭圆机上步行，甚至还有躺下看书的读者。以前读书只能坐着，这是少有的几项只能坐着完成的活动。现在，受益于神奇的科技，我们能一边慢跑一边听着电子书，或是在健身房一边计算着热量和跑步步数，一边读着电子书。但是，生活中我们大部分时间仍是坐着的。[1] 我认为，也是科技让我们陷于这种状态，至少目前是这样的。我们坐着工作，坐着吃饭（当然如此），坐着追剧（每天看屏幕时间长于任何历史时期）。我们坐车、坐飞机、坐火车。我们坐得太多，以至于科学家和研究人员发现，坐已成为一种主要的健康负担，其危害程度不亚于吸烟、饮食不佳或任何其他不健康生活方式，它们都会让我们容易生病。[2]

　　人体不断进化，堪称生物工程学的杰作。人体也具有与生俱来的运动属性。想一想，我们的身体是一个大容器，将肌肉、骨骼、肌腱、器官和液体融于一体，一经大脑指挥，便可优美快速地运动，真是神奇无比。我们还可以弯曲、拉伸、伸直或抬升，动作精确到位。我们大多数人能够奔跑、游泳、投掷，如果我们勤于练习，还能投掷得相当有力，极其精确。难怪，我们喜欢看年轻的奥运体操运动员表演，他们好似不受重力的束缚，身姿优雅矫健。这种喜悦和自信，我们在日常生活中很难体会。但是，如果我告诉大家，只要站起来，迈出一步，便能体会这种成就感，你会做何感想？事实的确如此。

运动越多，协同效果越好

运动是"抗癌六法"的最终协调员。

身体活动不仅限于锻炼。身体活动指的是，比休息时消耗更多能量的任何骨骼肌运动。锻炼指的则是，结构化的、重复的、有组织的身体活动，目的是改善身体或心理健康，或改善与健康有关的结果。[3] 从这个角度看，只要是运动，便是身体活动。运动时，我们经常能遇到他人，这样不仅锻炼了身体，也有助于和他人交往，让我们更加健康。活动起来，我们与他人就会有肢体运动方面的交流，这是不同于言语交流的另一种快乐和满足。

减少压力，促进精神健康：研究表明，锻炼可以显著改善特定神经递质的输出，这些神经递质负责精神和视觉敏锐度、心率调节、情感调节以及其他认知功能。[4-8] 这些神经递质是帮助身体与大脑沟通的化学信使，也帮助我们预防精神疾病，如抑郁和焦虑。加州大学欧文分校精神病学和行为科学教授、医学博士理查德·马多克，最近发表的一项研究发现，剧烈运动释放的神经递质可促进身心健康。[4] "从代谢的角度看，剧烈运动是最耗大脑的活动，比做运算或下棋的消耗大得多。"马多克这么说道，"显然，剧烈运动会产生更多的神经递质。"[9] 更多的神经递质，意味着更好的脑部和身体健康。美国俄亥俄州立大学运动医学中心首席运动心理学家兼助理教授珍妮弗·卡特认为，将规律、平衡的运动纳入日常生活方式，对于治疗精神健康问题非常重要。"如果当事人感到抑郁，我会告诉他们，两种最好的自助方法是做运动和社交支持。如果他们感到焦虑，我会告诉他们，运动能够减少焦虑、恐惧和其他症状。"[10,11]

睡眠更佳：2011 年，美国俄勒冈州立大学的研究人员做了一项国家调查，收集了 2600 个男女样本，年龄在 18 岁至 85 岁之间，每周锻炼 150 分钟（美国卫生与公共服务部建议的锻炼时间），锻炼强度从中等到强烈均有。[12] 研究发现，受试人员比不锻炼的人群在白天更少感到困倦。[13] 身体活动能够重新设置昼夜节律，帮助我们夜晚睡眠更佳，白天更加机警有活力。这项研究的共同作者，俄勒冈州立大学运动科学教授布拉德·卡迪纳尔说："越来越多的科学证据都表明，有规律的身体活动可替代药物改善睡眠，这是个让人欣喜的结论。"[14] 需要注意的是，这项研究的受试人员，并不属于占美国 40% 人口的睡眠不足、思维不够敏捷的人群。对于这一群体，多项研究表明，有规律的身体活动同样能够改善其睡眠，但可能需要更长时间（增加几个星期或更长时间）才能有积极效果。

肥胖率更低：斯坦福大学的研究人员考察了 1988 年至 2010 年的美国国家调查结果，发现尽管热量的消耗量保持不变，不运动的比率上升，肥胖率便上升。[15] 尽管研究人员非常严谨，将其归结为相关关系，而不是归为因果关系（有关联并不代表存在因果关系），但他们仍对不活动的比率显著上升感到十分惊讶。仅仅 22 年间，女性不活动比率由 19% 上升至 50%（肥胖率由 25% 上升至 35%）；男性不活动比率由 11% 上升至 43%（肥胖率由 20% 上升至 35%）。我们活动时比坐着不动时燃烧更多热量，这是事实。所以，如果我们的饮食保持不变，由于身体活动燃烧更多热量，我们就可能消耗更多储藏在脂肪中的能量。杨百翰大学的一项研究表明，日常锻炼可能会降低食欲，因为它会释放一种激素，让你感到"已经饱了"。[16] 当然，剧烈运动也可能让人吃得过多，所以做运动时应制订相应的饮食计划，这样我们就会告别身上的脂肪，迎接精瘦有力的肌肉。

户外锻炼好处多：在体育馆锻炼固然很好，但对于大多数人而言，户外的阳光和新鲜空气仍然是不二选择。健康的"绿色环境"对于运动效果有何影响，有关研究尚处在前沿阶段，但很多观察性研究已表明，凡是在户外锻炼的人，不论时间长短，焕然一新和积极有为的感觉更强。[17,18] 这些研究还表明，户外锻炼让人情绪更好，自尊感更强（特别是刚开始的几分钟）。但是，不论是室内锻炼还是户外锻炼，全球31.1% 的成年人都已经很少运动。[19] 这主要是由于技术的进步，尤其是电脑和数字通信，让我们的工作顺势转移到室内，我们的运动随之减少这个变化并不一定是好事。这些研究显示，我们在拥抱绿色自然时，不仅心情或情绪变得更好，身体也会产生有益的反应。日本有关在森林环境中散步（森林浴）的研究，也得出了类似的结论。[20] 同样是一个人边走边看，在森林中和在城市中相比，收缩压和舒张压均显著降低。在大自然中，我们能够放松下来，放飞思绪，返璞归真。研究还显示，与室内运动相比，户外运动显得更加轻松，人们会更加努力。[21] 在城市化和工业化到来之前，我们白天都待在大自然中，它一方面让我们感到平静、放松，另一方面也赋予我们生机和力量，唤醒身体活动的激情。

活动身体，改善健康

久坐不动不仅会引起肥胖，也会导致一系列健康问题，虽严重但能很好地预防。这些问题包括：

- 胰岛素抵抗增加，这是 2 型糖尿病发作的先兆。在美国、印度、中国、墨西哥、巴西和许多其他国家，很多人都有这个问题。[22]

据美国疾病预防与控制中心估计，超过 1/3 的美国人有潜在的胰岛素抵抗问题。[23]

· 心脏病和其他心血管疾病的发生率更高。[24]美国"护士健康研究"发现，每周运动 3 个小时或更长时间的女性，患心脏病和脑卒中的风险均降低了 50%。[25]经常运动的男性，脑卒中及心脏病风险分别降低了 2/3 和 1/3。[26]

· 免疫缺陷问题和难以控制的空气传播类疾病，如感冒和流感。[27]

· 抑郁和其他精神健康问题的风险更大。[28]

· 缺少定期运动，矿物质的含量不足，强度不够，可能会有骨骼健康问题。[29]肌肉健康面临同样问题。[30,31]这些问题在久坐不动的人群中更加明显。[32]

· 认知能力下降，阿尔茨海默病等发病风险增加。[33]

· 全面的生理衰老，从细胞、血管到各器官的退化。[34]

（如果长久不运动，便会习以为常，有可能养成思维惰性。）物理学定律，尤其是惯性定律，让我们感觉似乎身体天生就是不运动的。不对！我们应当关注运动，帮助身体实现其真正的使命，积极吸收营养，预防疾病，发挥最佳功能。

我如果发现日程排得太满，而且又要优先保证睡眠，实在没有时间锻炼，就会尝试一种新方法。那就是，我不再把身体活动看成负担，相反，我会把工作贯穿于身体活动之中。

我会有意少用方便的设施（老生常谈的问题："方便"这个词，可能与抗癌生活目标背道而驰），在日常生活中增加活动的机会。我早上上班时，并不会将车子停在离电梯最近的地方，而是停得越来越远（远的地方，空车位自然更多），最终我要穿过整个车库。我还会将车子停在上层，然后沿着七段楼梯走下去。走到地下停车场时，我并不会坐电梯，而是再走几段楼梯去办公室。只有在遇到同事时，我会坐电梯，或者劝他们和我一起走楼梯。我已经坚持很长时间了，现在我反而感觉坐电梯奇怪且不自然。

有段时间，我开始用健身追踪器跟踪日常活动，惊喜地发现，仅仅是开车改成步行上班这一项，我就走了上万步，自己甚至并未察觉。我还想到，我平均每天爬五十段楼梯，这也有很多步数。坦白地说，我可不愿意在灯光通亮的健身房，站在楼梯机上锻炼。

这些数据让我深受鼓舞，决定做得更多。所以我将每次停车都看成是走路的机会，只要时间允许，总是将车停得越远越好。在我们孩子的足球比赛场地，艾利森和我并没有坐在原地看球两个小时，而是顺着草坪场地绕圈走路。其他家长随后也加入了我们的行列，在孩子们酣畅比赛的场地上，这俨然成了一道成人的风景线。

收获是什么？我不需要牺牲一个小时的睡眠时间，不需要翘班，也不需要放弃陪伴家人的时间。我收获的益处远超想象。我感到内心更加平和，更有活力。我还注意到，尽管我坐在办公桌前的时间少了很多，但我的工作质量更高，所用时间更少。我的睡眠和饮食也变得更好，因为我的昼夜节律得到了强化。

我意识到这只是一个开始，但是我在工作时间大多是坐着的，除非走路去开会，我该如何做出改变呢？于是我买了一个站立式办公桌，站着办公。家里用的是笔记本办公桌。有没有什么办法可以站立时还能运动呢？我想到了跑步机办公桌，向单位 MD 安德森癌症中心申请批准时，他们担心有风险和责任。我理解他们的顾虑，所以就改为申请健身自行车，但被拒绝了。（原因是"如果我们批准你买一辆，我们就要批准每个人买一辆"。回过头来想一想，似乎也不是什么坏事。）所以我不再向单位申请，转而自行购买。

我找到一辆 150 美元的半卧式自行车，放在新的站立式办公桌下很合适。调整设置妥当，便可一边工作一边踩踏板。现在，我平均每天在自制的"办公桌自行车"上踩踏板一两个小时。踩踏时我掌握分寸，刚好感到有些阻力便可，不至于累得出汗，我的目标是更有活力，而不是让自己累趴。不在"办公桌自行车"上踩踏锻炼时，我问同事是否可以边走边谈事情（一对一讨论时更合适），如果可以，最好在室外边走边谈。我发现，并肩交谈比隔着办公桌讨论更利于交流沟通，而且我们在行走时更容易碰撞出创意的火花。边走边谈让我找到了很多工作中的解决方案，我怀疑如果独自坐在那里"冥思苦想"可能并没有结果。阳光给了我天然维生素 E 和其他养分，我在别处无法找到这种焕然一新的感觉，所以我知道在工作日中穿插一些户外时间，能让我工作效果更好，同时也让我与同事的关系更融洽。

如何每天做更多的运动，又不会带来不便和花销（时间和金钱），在这个问题上，我既有理论主张，也有实践体会。事实上，做运动已经成为一个新的工作范畴，难免要花费时间和金钱。这并不是说去健身房不好，甚至不健康（除非花费的金钱、睡眠时间等给你的生活带来压力）。如果你去健身房很有用，好事！需要注意的是，不在健身房的时候，也要从椅子上站起来，多做运动，尽量少坐。一项发表于 2016 年《运动与锻炼中的医学与科学》的研究表明，即便是常做运动的人，让他们在沙发或办公室的椅子上少坐几分钟，替之以做做运动，也会降低死亡率。[35] 研究数据来自 3000 名受试者，年龄介于 50 岁至 79 岁之间。该研究的主要作者埃兹拉·菲什曼，是美国宾夕法尼亚大学人口研究中心成员，他说即使类似洗碗拖地这样的小事情，应该也会降低死亡率。在跟踪研究的 8 年时间里，最不爱运动的人的死亡风险是最积极运动的人的 5 倍。

确诊癌症后，运动仍然非常重要，甚至比之前更重要。加拿大研究人员跟踪了 800 多位前列腺癌生存者长达 17 年的时间，监测他们的日常锻炼。[36] 积极运动的人，死亡率下降 40%。癌症患者不需要成为一名精英运动员，即可收获锻炼的益处。这项加拿大研究发现，前列腺癌患者即使每天仅散步 30 分钟，也会从中获益。另一项发表在《美国医学会杂志》上的研究发现，锻炼程度适中的乳腺癌生存者，复发风险降低了 50%，甚至比锻炼过度的人效果还要好。[37] 研究人员发现，坚持定期运动的乳腺癌和前列腺癌生存者，其身体不利于肿瘤发展，有氧运动会提高化疗疗效。[38-42]

缺乏锻炼会致癌吗？

癌症预防的宏伟目标之一是，用足够的科学依据验证，究竟锻炼能否预防癌症。目前对锻炼的研究同饮食研究一样，大多属于流行病学和观察性研究范畴，尚未达到科学证据这个水准。但是，美国国家癌症研究所已经总结了大量数据，并对其进行荟萃分析和队列研究，形成的证据已充分表明，身体活动与降低某些种类的癌症发展风险有所关联。[43,44] 运动，即使只是一般程度的运动，也对如下风险有积极影响：

结肠癌：2009 年的一项研究在分析了 52 项流行病学研究结果后发现，与不爱运动的人相比，运动非常积极的人罹患结肠癌的可能降低了 24%。[45] 研究人员还分析了另一组关于做"休闲"运动的研究，发现发病风险降低了 16%。运动还与结肠息肉发病率降低有关，此病被认为是完全结肠癌的前兆。美国癌症研究所的数据表明，美国每年有 43000 例结肠癌与缺乏运动有关。[46]

乳腺癌：2013 年的一项研究分析了 31 项研究结论后发现，进行运动的女性，发病风险降低了 12%。[47] 有趣的是，对于绝经的女性这一现象最为明显，这意味着运动对于老年女性和年轻女性预防癌症具有同样的重要性。[48-50]

子宫内膜癌：通过分析 33 项研究发现运动较多的人群比运动较少的人群发病风险降低了 20%。[51] 该分析尤其关注了运动较少与肥胖之间的关系，因为子宫内膜癌也与肥胖有密切联系。[52, 53]

此外，一项跟踪超过 100 万人的研究表明，"休闲"活动与多种癌症风险降低有关，包括肝癌、肾癌、食道癌和膀胱癌等。其他大型研究以及针对国际来源数据集的荟萃分析，都支持上述结论。[43]

因此，尽管我们没有精确的科学依据能说明久坐会导致癌症风险升高，但我们迄今收集的绝大多数证据，都已明确无误地指向了这个方向。

将运动列入癌症治疗方案的意义

加拿大艾伯塔大学（位于埃德蒙顿）教授兼加拿大首席科学家克里·库尼亚博士，是研究运动对于癌症有何积极影响的全球顶级专家之一。20 余年前库尼亚开始研究这一课题时，运动对于大多数癌症患者的总体生活质量有何影响其实并不受重视。他研究了癌症患者治疗前、治疗中、治疗后的锻炼模式的图表，注意到患者大多在确诊后以及积极治疗期间活动并不积极。[54,55] 即便患者在确诊前积极锻炼，情况也是如此。他还注意到，治疗完成后，运动又开始了，但很难达到确诊前的水平。[56] 换言之，癌症似乎对运动有极为负面的影响。

库尼亚对患者运动图表中的扁平区产生了兴趣，他想知道："如果患者在确诊后以及治疗过程中，开始结构化的锻炼，会有什么结果？这对于治疗效果会有什么影响吗？对于患者日后的总体生活质量又有何影响？"他的发现不仅让自己大吃一惊，也颠覆了我们对于运动和活动如何助力传统癌症治疗模式影响的认知。"多少年来，大家都认为癌症治疗期间应当心态平和，多多休息，但研究表明休息对癌症治疗（手术、化疗、放疗及免疫疗法等）会有副作用，包括神经痛、癌症相关疲劳、广泛性疼痛、脑雾以及其他更差的症状。"此外，最近有一项总结了多项研究的综述表明，治疗癌症相关疲劳的最好方法是运动，因为有证据表明运动比任何药物治疗的效果都更好。[57]

库尼亚及其同事在正式的临床试验中，研究运动对于治疗效果的影响，其结果虽然有悖常理，却始终保持一致。接受化疗或放疗时仍锻炼的患者，更有可能按时接受所有治疗；自尊感更强，身体功能更佳；脑雾更少，思维更清晰；疲劳更少，睡眠更佳；恶心减少，食欲更强；四肢的神经痛和麻木感更少；情绪更好，抑郁和焦虑更少；住院时间更短，看病次数更少；最重要的是，总体生活质量更高。[40,58,59]

库尼亚也参与了 2016 年的荟萃分析，通过对 20 多项研究的分析，发现进行运动的乳腺癌、结肠直肠癌和前列腺癌患者，癌症死亡人数减少了 1/3 以上。[59] 这些发表于《临床癌症研究》的结论也指出，运动较多的受试者与运动较少的受试者相比，复发率降低。

库尼亚最有趣的一个发现是，身体活动似乎对实际癌症治疗效果的贡献最大，这一发现引起了全世界肿瘤学家的关注。它进一步引出了这个问题：如果身体活动有助于治疗和控制癌症，我们是否应该帮助患者认识运动的益处，并将跟踪他们的身体活动纳入我们的工作之中？

研究时间越长，收集的数据也就越多。现已发现，运动与多种癌症的复发率和死亡率有关。这些癌症包括乳腺癌、前列腺癌、结肠直肠癌、子宫内膜癌等。[37,60-63]

我们已然知道运动的益处，但也要知道，有证据表明癌症生存者不宜久坐。一项发表于《临床肿瘤学杂志》上的研究，既强调了运动的积极作用，又强调了久坐的消极影响。先说好消息：诊断为非转移性结肠癌的成年人，每周轻松步行大约 2.5 小时，其死亡率在 15 年间降低了 40% 以上。再看坏消息：结肠癌患者每天坐 6 个小时以上，其死亡率在 15 年间增加了约 30%，即便进行运动也是一样。换句话说，即便他们积极运动，久坐不动也会有害健康。总之，我们的身体本不适合久坐。"所有这些都说明，对待癌症不能消极无为。"库尼亚解释道，"与做运动最消极的患者相比，做运动最积极的患者，复发率和死亡率均降低约 30% 至 40%。这是很大的区别。"[64]

更有力的例证

我们曾经在第五章中分享过格伦·萨宾的故事。对他来说，"运动"是治病的基础。20 多年前，他被确诊为不可治愈的癌症时，关于运动和癌症的关系尚知之甚少。和其他患者一样，他被告知不要运动；但是直觉告诉他，运动对他成功控制疾病极其重要。在 28 岁确诊慢性淋巴细胞白血病之前，他时不时地锻炼，经常举重，但有氧运动断断续续。确诊癌症后，一切都变了。但是后来他读到健康益处的书，便决定每天运动，就这样坚持了 20 年。他每天至少锻炼一个半小时，包括普拉提运动、举重、瑜伽和游泳等，多种多样。但最核心的还是走路。他每周走路超过 20 英里（约 32 千米），不管在家里，在路上，参加会议，还是和客户一起工作，他都坚持走路。不管在哪里，不管做什么，他都要抽空走路。"本质上，我走路并不是为了锻炼。走路已经是我生活方式的一部分，它让我感到舒服。"他解释道。

运动和化疗

美国北卡罗来纳大学的肿瘤学家已经直接测量了化疗对生物衰老的影响。汉娜·萨诺夫，是医学博士，公共卫生硕士，北卡罗来纳大学医学院助理教授兼 Lineberger 综合癌症中心成员，她曾和同事一起对 33 名年龄超过 50 岁的可治愈乳腺癌患者抽血化验，以测量导致细胞衰老的 p16 蛋白水平。[65] 收集的样本用于分析患者化疗前、化疗完成时、化疗一年后的分子年龄。结果显示，根治性化疗导致分子年龄增加，相当于自然衰老 15 岁。

锻炼和身体活动可有效抗衡因化疗引起的加速衰老，并且这些益处可长久维持。运动与癌症领域研究的先驱者李·琼斯博士发现运动可以抵消对照组中记录的化疗对心血管和生物机理的负面影响，甚至可以降低炎症基因的表达。[66-68] 做这项研究的时候，琼斯就职于美国杜克大学医学中心的杜克癌症研究所，现就职于纪念斯隆·凯特琳癌症中心。她发现，运动使癌症生存者的生物钟恢复到其本该所在的位置，从而抵消了化疗带来的衰老效应。

运动如何影响生理

库尼亚等人的研究表明，多做运动应当成为癌症患者及生存者标准治疗方案的一部分，上文提及的格伦就是一个很好的例子。实际上，做运动也应当是我们每个人的生活习惯。但是，为什么运动对我们如此有益呢？它改善了我们的身体并在细胞层面影响了我们吗？

大量的研究都给出了肯定的答案。实际上，运动影响所有癌症标志，特别是维持增殖信号、代谢、免疫功能和炎症等。[67,69-76] 瑞典研究人员 2014 年发表了一项杰出研究，对比了每个受试人员的干预肢体和控制肢体（准确地说是"腿"），即一条腿锻炼，另一条腿不锻炼。[77] 3个月后，研究人员发现，锻炼的那条腿基因表达发生了变化，从而影响新陈代谢、胰岛素反应和炎症。在运动的那条腿的基因中，发现了超过5000 种积极变化，而未锻炼的那条腿则没有这些相应的变化。

多项对前列腺癌和乳腺癌患者的研究，也发现了同样的基因影响。身体活动会减少或关闭肿瘤生长的基因，也会增加或开启防止肿瘤生长的基因。[67,76,78] 同时，有更多的证据表明，锻炼可以影响肿瘤的微环境，改变关键的调控途径。[79-81] 肿瘤在低氧环境中生长迅猛，而运动将氧带入组织中，这可能抑制肿瘤生长。[79] 最新研究表明，不同肿瘤对运动的反应并不相同，这意味着，在不久的将来，我们会针对不同种类和不同时期的癌症，建议采用不同的锻炼方式来干预。[81]

尽管还需要更多的研究，才能在锻炼和肿瘤发展之间建立因果关系，但是早期的迹象表明，锻炼能够帮助癌症生存者生存更长时间，享受更好生活，避免癌症复发。值得注意的是，尚无研究表明锻炼对癌症生存者有不良反应。所以，虽然益处多少尚可讨论，但是至少每日锻炼少有或没有不利影响，对于癌症生存者而言尤其如此。

癌症患者做哪种运动最合适

纽约罗切斯特大学威尔莫特癌症研究所运动肿瘤学负责人卡伦·穆斯蒂安，她深知让癌症患者做运动非常困难。"15年前，我们开始做这项工作的时候，很多人认为，癌症患者做运动甚至是不安全的。"她最近说道。参与她研究项目的患者，80%的人久坐不动，她发现，由于癌症和癌症治疗本身耗费体力，所以患者很难相信运动的益处，甚至听不进去。[82] 所以穆斯蒂安（同库尼亚和其他人一样）对患者讲解她的发现时非常慎重。她希望让他们知道：

· 锻炼不一定需要花钱。不需要买花哨的设备，也不需要去昂贵的健身房。

· 走路和其他锻炼形式一样，都能有效减少炎症，预防认知副作用，如化疗脑（化疗可能引发的认知障碍）、记忆力减退等。[83]

· 运动比药物更能有效减少癌症相关疲劳（癌症治疗的最普遍副作用）。[57]

· 瑜伽和太极动作轻柔，但是同样能有效减少压力、疲劳、焦虑、失眠、疼痛以及认知障碍等症状。[84-89]

· 患者仅常规步行四周或在家中进行阻力带力量训练后，便能感受到整体生活质量有所提升。[90]

选择最合适的锻炼方式

所有这些有价值的研究都指向一个重要的结论：没有什么运动方式普遍适用所有癌症患者，甚至也没有一成不变的运动适用同一个患者。同抗癌六法生活方式的其他因素一样，每个人应当倾听自己身体的声音，及时确定在某个时间点什么是最有益处的。例如，经常打网球的患者，手术后可能需要减少运动量，以便重新获得柔韧性和力量，在回到球场之前保证有完整的、休息效果好的夜间睡眠。治疗期间，练习瑜伽可能是她的最佳选择。待治疗结束感到身体更加强壮后，她可能会发现，尽管已有 6 个月不曾打球，但是练习瑜伽让她减少了压力，她的网球技术（尤其是发球）居然进步了。应当根据每个患者的特殊情况和个人需要，精确确定何种身体运动最合适，这种用运动实现癌症治疗目的的方法，被专家归为"精准医学"方法。[91,92]

我们还忽略了许多其他有益健康的身体活动，尤其是适合老年群体的活动，而他们是癌症发病率最高的群体。园艺就是一种很好的活动方式，身体需要不停走动，也要灵活伸展，还有机会接触阳光和新鲜空气。遛狗也是起身锻炼的好方式，甚至做家务也可看作是运动。研究显示，比这个更简单的是站立。站立总比坐着有益健康，所以我们应该找机会多站立，可以站着打电话、开会、看电视等。

跳舞克服恐惧

加州大学旧金山分校医学院的妇产科医生和教授、医学博士德博拉·科汉，也是两个小孩的母亲。她亲身体会了运动何以深刻地影响治愈效果。

2013 年 9 月，她 44 岁，被确诊为 IIB 期乳腺癌。得到消息的时候，她刚把女儿送进学校，于是就给领导打电话，请假一天。晚上，她去上了一堂"灵魂运动"课，这是一种训练意识的舞蹈课，她将其称为自己

"每周一次的神圣仪式"。那晚走进课堂时，她内心无比恐惧：她的孩子会从此缺失母爱吗？她会变丑吗？她的丈夫会不再爱她了吗？她会孤独死去吗？但是她并没有刻意走出这些恐惧；相反，她通过这项深度改变身心的运动，让身体带着自己走进恐惧深处，最终克服了恐惧。

她要让身体感受确诊癌症后带来的所有情感，并且还要通过舞蹈表达出这些情感。起初，她并没有感觉，身心分离。课程结束时，她有了全新的感觉，明显感到快乐。"事实上，我的身体在和我的灵魂说，你可以感到快乐，即使几个小时前你才确诊为癌症，你也可以。"科汉解释道。

科汉从这种宣泄的体验中得到启发，她将舞蹈视为自己的治病良药。癌症唤醒了她优先照顾自己的意识，让她知道要关注自己的身体、情感、心态以及精神健康。她开始每天跳舞，帮助自己应对癌症带来的复杂情感，这些情感无法单独用语言描述。她的朋友帮助她照看孩子，开车带她去看门诊，并且一直问她："我还能帮你做什么？"科汉意识到，她最想要的是笼罩在喜悦和爱意之中，所以她让朋友和她一起跳舞。她发现碧昂斯的一首歌鼓舞人心，歌名叫《贴身共舞》，她让所有的朋友录下他们跳这首舞曲的视频，这样她就能在术后恢复阶段看到他们跳舞。她还在社交媒体创建了一个网页，邀请所有的朋友参加虚拟舞会。后来她更进一步，问麻醉师她能否跳着《贴身共舞》的舞曲走进手术室。麻醉师同意了。手术前一天，科汉租了一个录制棚，和自己的一个密友一起跳着碧昂斯的舞曲，直到如她所说"我所感受到的快乐已经在身体上留下烙印"。

第二天，她在完全没有用药的状态下走进手术室，镇定自若。《贴身共舞》音乐响起，她全身洋溢着欢喜之情，与整个手术团队一起跳

每个人的新生

舞，满心喜悦，自由酣畅。麻醉师为手术室的这群人录了视频，科汉的一个朋友在她手术过程中将其上传到视频网站。"我醒来时，视频在网上爆红。"科汉说道。时至今日，这段科汉手术前与整个手术团队共舞碧昂斯的视频，播放量已超过几百万次。

科汉成了网红，她利用这个新发现的平台，讨论康复的多维特性，以及运动带来的平静和喜悦何以成为疗效极好的良药。在术后的四轮化疗中，她一直坚持跳舞。2014 年，她创办了体验医学基金会，这是一个非营利性项目，隶属于迈克尔·勒纳的公益机构（Commonweal），为患者、护理人员和医疗专业人员提供舞蹈和运动操练，让他们感悟人体内在的智慧，感受身体的康复指导魅力。[93]

负面对比

斯坦福大学商学院的博士生奥克塔维娅·萨特和心理学家阿莉娅·克拉姆，2017 年在《健康心理学》杂志上发表了一篇文章，分析了《美国国家健康访问调查》和《美国国家健康与营养调查》的数据。他们发现，"认为自己没有同龄人活跃的人，更易死亡，这与他们的健康状态、体重指数等因素没有关系。"克拉姆发表。[94]他们发现，人们将自己与他人比较时，即使他们的比较仅存在于自己的脑海中，也会产生一种负面的安慰剂效应。你的实际运动量，比起你认为自己所做的运动量，对你长期健康的影响更大。但自己的主观判断的确会产生很大的负面影响，这是事实，值得注意。如果有人告诉他们需要锻炼，他们会感到有压力，这可能是"让人不安"的部分原因。如果我们感到有压力甚至受欺凌，便会极其不适，这将影响我们的抗癌生活方式。其实，做什么运动，形式不拘，最重要的是，能够为你带来快乐，让你感觉良好。可以是信步脚下，也可以是远距离自行车骑行，还可以是让人兴奋的高强度间歇训练，不一而足。

丹·比特纳指出，在蓝色地带（百岁老人比比皆是的地区），人们的生活和运动不分彼此，浑然一体。[95] 在这些长寿之乡，活动随心，运动自然，如同游戏。

锻炼多长时间合适？

美国癌症协会建议，癌症患者每周锻炼 150 分钟，即 2.5 小时。[96] 按每周 7 天分解，每天平均锻炼 22 分钟左右。如此说来，这个目标的确切实可行。而且，每天 22 分钟锻炼并非要一次性完成。研究表明，短时多次运动比长时耐力锻炼更有益于身体健康。[97]2016 年，加拿大麦克马斯特大学马丁·吉巴拉和同事的一项研究发现，久坐不动的人，每周做 3 次短暂却有力的运动（总共 10 分钟，仅有 3 次 20 秒的彻底锻炼），持续 12 周，与每周锻炼 45 分钟，持续 12 周的人们相比，他们的生理和生物健康指标的改善相差无几。[98] 先前的研究发现，患有边缘性高血压的成年人，每次散步 10 分钟，持续 3 次，与一次性散步 30 分钟，能达到同样的效果。[99] 并且，与一次性散步 30 分钟不同的是，3 次 10 分钟的散步还降低了血压峰值，因此更有益于身体健康。我们还知道，少坐多走，简单易行，不失为理想的方法。研究表明，与锻炼一个小时，然后久坐 14 个小时相比，少坐多走更健康；少坐 30 分钟，替之以轻松活动，将降低死亡风险；短时运动可以减少炎症。[63, 100–104]

艾利森和我相信，最好的教练就是我们自己的身体，所以要倾听自己身体的需求，积极响应。如果你感到强壮、平衡、灵活和自信，说明你做得不错。定期做有氧运动（提高心率）很重要，保持肌肉力量也很重要。

锻炼对于癌症结果有何影响的研究，多集中于乳腺癌患者。尽管如此，我们在第三章中提及的加布·卡纳勒，正通过自己的努力改变这一状况。9 月是前列腺癌宣传月，加布通过其"蓝色治愈"这一非营利性组织，与他的团队一起组织了一系列活动，不仅让人们认识到，前列腺癌症是美国第三大死亡原因（1/7 的美国男人将在人生的某个时刻确诊这种癌症），而且还教会人们如何通过改变生活方式来预防前列腺癌。[105]

加布·卡纳勒的自行车

加布今年 42 岁了，他的 PSA 水平低于 35 岁确诊时的水平，并且他的癌症仍然不活跃。我们最近聊过一次，他告诉我，他每天都知道自己患有癌症，应对由此带来的压力，是他最大的挑战。这也激发了他寻求一种独特且高效的方式与男人和男孩接触，他的方法是去男人聚集的地方——全美各地的运动场、赛道和体育馆，向他们传播预防和抗癌生活方式的理念。"蓝色治愈"的董事会里有专业运动员，他们通过举办夜间跑步和篮球训练营，与专业足球组织和美国业余体育联合会（AAU）合作等方式，传播这样的讯息：健康的生活方式，有助于预防前列腺癌的发病，也有助于改善治疗效果。

加布开始做这项工作时，完全改变了自己的生活：卖掉在休斯敦郊区的大房子，在市区买了仅有一室的公寓，为的是离"蓝色治愈"办公室更近一些。组织创办的头几年，经费非常紧张。（他放弃了在自己公关公司任董事长的丰厚薪水，转而创办"蓝色治愈"，并且在创办初期分文不取。）

他还记得那次准备签订新雪佛兰汽车合约的事情。手里拿着钢笔，准备在合同上签名时，他想到了之前开车时的种种压力：要么在发短信，要么在打电话，疲于奔向一个又一个会场。他越想压力越大，血压急升，呼吸变得短促。往事历历在目，他突然意识到，必须理智，必须设法减压，买一辆新的雪佛兰无异于重蹈覆辙。他放下笔，站起来，说道："你知道吗？我不打算签了。"经销商抬头看着加布问道："那你打算怎么办？"加布答道："我要买自行车。"

三年过去了，加布平均每天骑车 15 英里（约 24 千米）。截至今日，骑车不仅改变了他的思维方式，也改善了他的健康状况，并且为他的非营利性组织带来了积极的公共影响——加布不仅仅宣传抗癌生活理念，而且还身体力行。他解释道："我去开会时，胳膊下夹着自行车头盔，身上穿着休闲衣服，人们就会明白，我在倡导抗癌生活方式。我觉得这样的确可以帮助人们认同这种理念，他们看到我的现实生活就是这样的。"

加布的例子说明，探测身体的潜力，最能让我们感到身体放松。我坚信，我们尝试任何一种新活动，尤其是要求运动的活动时，我们的感官变得活跃起来，这有利于抗癌六法生活的每个方面。所有这一切，都是为了达到健康平衡、无病长寿的目标。

作为抗癌生活方式的一部分，运动需要重新走入人们的生活之中，我们要多站立，多运动，少坐着，不要懒散懈怠。这听起来颇为简单，但是做起来不仅要求多运动，而且还要与当下的生活习惯背道而行。

监测自己的日常运动

首先，客观地评估自己的活动量。这点很重要，因为只有知道现状，才能知道努力的目标。简单地记录下自己平均每天走多少步，每天坐多少小时。

- 记录步数：大多数手机都有记录步数的程序，如果没有，可考虑买一个计步器。知道每天走多少步数，是监测运动量的最佳方式。
- 除了记录步数，还要追踪自己每周坐多长时间。

  监测一周后，回答如下问题：

- 通过什么方式，可以简单易行地增加每日活动量？
- 如果你已经有每日运动习惯，还可以做什么增加活动量？
- 通过增加活动量，增加每日步数。究竟需要走多少步，并没有一个固定的数字。只是，总比你之前走的步数要多。有人的目标是每日一万步，或是 5 英里（约 8 千米），但是这项运动更多的是为了增加你的活动量。

将坐的时间分段

基于此前的多项研究，我们建议久坐后，至少应站起来活动一下：

- 不是偶尔站起来，而是每小时站起来一次。

- 刚开始会感到奇怪，但是要坚持这么做。和大多数习惯一样，身体习惯了站立之后，你会感到站立比坐着工作更舒服。

- 在家工作时，可以用家中的熨衣板充当站立式办公桌，效果很好（也省钱），能保证你摊开工作。

- 看电视或在电脑上看视频时，试着站立。

- 考虑买一个笔记本书桌，上下班可轻松携带。

- 想一想你的孩子。上学年龄的孩子，需要站立式办公桌。他们白天在校时间大多坐着，晚上回家多数时间仍然坐着——做作业、玩游戏、吃晚饭、看电视。

- 参加活动或出门娱乐时，养成站立的习惯。可以在报告厅的后排站立，可以在演出中场休息时站立，也可以在开会时站立。会议结束后，鼓励其他人再站一会儿，让朋友和同事们多站站，多走走。

走一走，不要坐着不动

- 不要偶尔为之，重要的是每日践行，至少每一两天走一次，即便绕着自己家房子四周、街区四周、办公室四周走一走也行。

- 在工作单位、影院、机场、医院等地方，只要上下楼，都建议走楼梯。

- 开步行会议。带上一个写字板做笔记。工作时如果有人提出需要讨论某件事情，建议去户外边走边谈。

- 停车时，离目的地远一点，这样可以多走几步。

- 步行上班，如果条件允许，也可骑车。

- 饭后与自己在乎的人一起散步，边走边聊，增进感情。饭后（特别是吃过大餐后）散步有助消化，年纪大的人还能预防糖尿病。
- 散步时，可以听书。

养成运动习惯

- 如果你准备做有氧运动、健身，建议找个朋友一起做。对于艾利森来说，与同伴一起锻炼对她的健身运动非常重要，让她有动力、有责任感，因为这不再是她一个人的事情。
- 从切合实际的运动做起，选择自己有时间做、喜欢做的运动。尽管艾利森钦佩每天早晚在我们房子周围慢跑的人，但她自己并不喜欢慢跑。面对真实的自己，问自己想要做什么，能坚持做什么。你不必去跑马拉松，只要找到适合自己的、能多运动的方式即可。养成一个耗时较短的运动习惯，坚持下去，跟着朋友、网络资源一起锻炼。
- 注重身体的灵活性和运动范围。我们的关节得到锻炼和润滑时，就会舒展开来。多做一些全幅度运动，例如游泳和瑜伽。
- 增强力量和毅力。对抗性运动非常适合锻炼肌肉，保护骨骼健康。你的身体正是做对抗运动的最佳对抗对象。一项近乎完美的运动是平板支撑，它可以激活大肌肉群，并增强手臂力量。你还可以使用自由重量器材或阻力带，让肌肉产生更大的张力。

每天做几次爆发式运动

- 与其长时间在健身房挥汗如雨，不如每天间歇性地做些短时间运动。每天步行 3 次，每次 10 分钟，有助于消除整日久坐的危害。

- 如果你喜欢跑步，跑几次短跑，能比一次长跑消耗更多的卡路里。
- 考虑做一种可以重复进行的高强度训练，每次 7 到 10 分钟。这不仅有助于锻炼肌肉，也有助于心脏健康。最受欢迎的方式只需要用一把椅子，包含一系列动作，每个动作之间休息 30 秒。

塑造积极的生活方式

- 将运动列入家庭计划的一部分。
- 如果你正在考虑调休，或者准备庆祝自己的某项成就，那么可以去逛逛公园，或者去海边待一天，让身体动起来。
- 开心生活。和孩子一起跑跑，或者和一群老朋友踢踢球。积极的生活，就是一种与人交往的生活，二者结合，抗癌生活的效果将会更佳。

出差不忘运动

对我们很多人来说，出差是工作的一部分。这打乱了日常锻炼的计划，我们很难坚持运动。但是只要想想办法，即便出门在外，也仍然能够坚持健康运动的习惯。

人在路上，运动继续

- 出差时，带上运动的衣服、网球鞋或是跑步鞋。我知道这是老生常谈，但是我不记得有多少次，到了某地之后发现那是绝佳的徒步旅行之地，或是到了一家配有极好健身房的宾馆，却无奈地发现没有带上合适的衣服鞋子。出差时，不要因为衣服鞋子不合适，妨碍了自己的运动。

- 长途飞行中，时不时站起来。我本人经常在飞机上排队去洗手间，即便我并非真的要去，我也排着队，因为飞行时只有以这种方式站立，看上去才不奇怪，不会对乘客安全构成威胁。
- 出差时带上例行锻炼计划表。我们最近在休斯敦见到同住的一位客人，他有一份 7 分钟锻炼计划表，只见他将椅子搬到客厅，不到 10 分钟的时间便做完了例行运动，锻炼了体内的每个肌肉群，也提高了心率。
- 阻力带易于携带，到哪里都用得上。
- 带上瑜伽垫，继续晨练。

你并非要成为一个耐力运动员，才能体验锻炼的好处。实际上，比起强迫自己跑得更远更快，动得多一些，坐得少一些，久坐时每隔一段时间站起来，这些更加重要。一步一步来。今天就行动。研究表明，如果我们不改变久坐不动的习惯，长此以往，无异于慢性自杀。养成一个好习惯，会让你在未来受益。

1. 每天记下自己做了哪些运动，持续一周。

2. 如果你大部分时间需要坐着，那么要想办法，时不时走一走。

3. 每小时站立一次，这样就不会持续久坐。每天做几次短时间爆发式运动，这样身体就不乏锻炼。

4. 制订健身例行计划。

5. 要让身体运动融入家庭活动、朋友聚会、出差旅行之中。

6. 差旅期间，制订运动计划，想办法继续运动。

第十一章

食药同源

为什么我们在特定的时间和地点，以特定的方式进食？饮食方式与我们的健康有何关系？食物好比是燃料，为人体提供动力，这是基本的生物学事实。但是，我们日常选择食物时，会受到文化传统、便利性等许多复杂因素的影响，而且这些影响大多是悄无声息的，我们远未意识到它们的存在，因为在食品和广告行业的帮助和教唆下，它们已然成为我们的行事习惯。但是，我们的身体以及现在的科学研究告诉我们的，却是另外一回事，那就是，应该更多了解吃什么、怎么吃。不论你是美食家、园丁，还是快餐吃货，现在都应该基于日渐丰富的研究材料来考虑食物及其治疗作用，以此探讨我们的饮食方式。

认识食物的治疗功效

多萝西（第七章介绍过她）在 1998 年确诊为侵袭性乳腺癌后，接受了为期一年的强化治疗，其中包括服用皮质类固醇，以防止在化疗期间出现恶心和呕吐。皮质类固醇的常见副作用是体重增加。治疗过程中，她的体重增加了 22 磅（约 10 千克）。治疗结束后，她准备减掉多余的体重，却意识到她不能再像之前那样减肥。她不能简单地节食减肥，或者只吃沙拉。现在不是为了穿上婚纱，也不是为了穿上惹眼的比基尼，而是为了更深刻的目的。她需要食物——健康的食物——帮助恢复健康。如她所说："我不得不认识到，要把食物当朋友看待。"这彻底改变了她和食物的关系。

每天吃晚饭时，她的两个孩子，一个 11 岁，另一个 9 岁，总要做一个游戏，数一数他们究竟能在一顿晚饭上，放多少种水果和蔬菜。数准确可不是简单的事情。多萝西自己也有一个变化，那就是总爱看标签，为的是不吃氢化油、糖、化学制品、加工食品。她开始购买有机水果和蔬菜。时间长了，便产生了深刻的、长久的变化：她不再节食，而是为了生存而健康饮食。

这种新的饮食方式不仅健康，而且还让多萝西体重减轻，尽管速度不快，但终究在她确诊几年后成功减肥。更重要的是，她的健康状况更佳，身体有保持健康所需的足够营养。此外，这种饮食方式还带来一项福利：她的孩子也养成了健康饮食的习惯，如今他们已经成年，有了自己的孩子。她的老父亲 90 多岁了，住在得克萨斯州，也受到了健康饮食的影响，而他之前一向爱吃肉食和土豆。总之，她不仅改变了自己的饮食习惯，还影响了整个家庭的饮食习惯。

癌症让人清醒

与生活方式的其他方面一样，癌症可以穿过文化的不同，让我们清楚地看到，日常生活中的一个个决定，都会影响自己的健康。但是我们所有人，不论是否罹患癌症，都要再次意识到食物的本初功能：为我们提供营养，治愈我们的身体，维持我们的生命。根据美国卫生与公共服务部和美国农业部联合发布的最新饮食指南，大约一半的美国成年人患有与饮食不良或缺乏运动相关的慢性疾病，超过 2/3 的成年人超重或肥胖。仅有 1/4 的美国人每天吃水果，仅有 1/10 的人吃的蔬菜分量达到推荐标准。[1] 而且，美国人吃的富含抗氧化剂的食物很少，啤酒居然成了美国人摄取抗氧化剂的第五大食品来源。[2,3] 此外，尽管羽衣甘蓝在某些群体中较之前更受欢迎，美国人每周平均吃的羽衣甘蓝仅为半茶匙。

我们的 CompLife 研究参与者，不论在 MD 安德森癌症中心，还是在其他医院，都会受到不健康食品的诱惑，因为食堂会售卖炸鸡、炸薯条和餐厅连锁店的比萨饼。一些有先见之明的医院提出了一些创新的想法，例如在医院现场种植有机蔬菜，这为整个社区带来了许多好处。[4]

在 CompLife 为期 6 周的密集课程中，注册营养师每周都会为学员上课，讨论如何采购健康食物，如何烹饪这些食物，以保证营养丰富、美味可口。学员们也尝试持续改变自己的饮食方式（对很多人来说，这点是课程最困难的部分）。可是等他们回家乡（大多是得克萨斯州或路易斯安那州的小镇，乡里乡亲联系紧密），他们却发现，冰箱和冰柜里塞满了我们一直强调不要吃的食物：奶油砂锅菜，卤汁面条和馅饼（都是抚慰心灵的"舒适食品"），大多是善解人意的朋友送过来的。我们对此也做过分析，提出对策。既然亲戚朋友真诚地希望提供帮助，如果我们给予他们一些简单的指导，那么送来放在冰箱里的食物，就会既健康又美味，令人陶醉。

在西方文化中，有一个根深蒂固的观念认为：对我们有害的食物，反倒会让我们感觉更棒，这真是一个奇怪的想法。我们不仅互相传播西方饮食，而且还将我们不健康的饮食出口到世界各地。在吸纳西方饮食最多的地方，癌症和其他慢性疾病正在增多，这绝非偶然。[5] 事实上，很多之前癌症发病率（如中国和印度的乳腺癌、日本的结肠癌）较低的国家，如今发病率上升。[6] 而且，这些增加的病例多集中在城市中心，

这里的人们最容易选择快餐和深加工食品。[7,8]

2015 年的一项研究，极好地说明了输出美国饮食习惯的危害。该研究让非裔美国人和南非某部落人改变饮食习惯，食用对方的食物。[9]匹兹堡大学医学院教授斯蒂芬·欧基夫，想要研究为什么南非人的结肠如此健康，罹患结肠癌的风险如此之低，而非裔美国人却是全美罹患结肠癌风险最大的人群。欧基夫和他的团队在两个国家分别请 20 个人，互换彼此的饮食，为时两周。南非人改吃美国人常吃的高脂肪、低纤维、高动物蛋白食品，早餐吃煎饼和香肠等，午餐吃汉堡和薯条等，晚餐吃肉饼和米饭等；非裔美国人则改吃南非人常吃的低脂肪、高纤维食品，早餐吃玉米粟饼、三文鱼炸丸子等，中餐吃炸玉米饼、自制炸土豆和杞果片等，晚餐则吃秋葵、西红柿、黑眼豆和菠萝等。仅仅 14 天之后，研究人员发现每组的变化都很大：非裔美国人的肠道生物因子和微生物菌群（肠道中的细菌平衡）发生了快速变化，与结肠癌相关的危害因素（例如炎症）减少了。而南非人的肠道变化是，与结肠癌相关的风险因素增加。最近的一项研究也支持上述发现。这项囊括 80 多万人的研究发现，食用容易引发炎症食品的人群，罹患结直肠癌的风险增加（男性增加 51%，女性增加 25%）。[10]

不健康饮食是我们西方文化的一部分，并且影响深远，令人心忧。但现状并非无从改变，上述南非研究就生动地表明，如果改为食用更加健康的食品为身体提供营养，就能产生巨大的影响，而且会很快见效。正如欧基夫所言："也就两周时间，从西式饮食改为吃非洲的高纤维、低脂肪食物，癌症风险的生物标志物就下降了，这说明改变患结肠癌风险的努力，永远不会太晚。"

管理微生物菌群

上述南非饮食研究中，一项值得注意的结果是，营养变化（包括好坏两方面）能够影响我们体表和体内的细菌、真菌和病毒的生态系统，即微生物菌群，并且这种影响的速度非常快。即使你每天都洗澡、刷牙、洗手，伴你左右的仍然有你特有的微生物生态圈，其中有约100万亿种细菌，有好细菌，也有坏细菌。实际上，这些细菌的数量，是我们人类细胞数量的10倍。绘制人类基因组图谱是一项国际工程，同样，绘制微生物图谱也是一项正在进行的全球合作项目。[11-13]

当今研究表明，不健康的微生物菌群与多种疾病和状况有关，包括艰难梭菌感染、银屑病、反流性食管炎、肥胖、儿童期哮喘、胃肠道疾病、神经精神疾病（如抑郁症和焦虑症）、多重耐药菌感染、心血管疾病和癌症。研究还表明，肠道细菌与调节食欲的关键激素——饥饿素和瘦蛋白之间存在联系。[14,15]

越来越多的研究表明，微生物菌群越是多样，我们就会越健康。[16-18] 此外，多样性的增加还与整体脂肪减少、胰岛素抵抗降低和炎性特征降低有关（炎症是癌症的一项标志）。[16-18] 微生物菌群与多种癌症之间有确切关联，包括结肠癌、肝癌、胰腺癌、肺癌和乳腺癌，与黑色素瘤也有关联。[19-21]

尽管针对人类的研究尚未最终确定微生物菌群与癌症之间存在因果关系，但针对动物的研究已表明两者之间的直接关联更明显，这些关联表现在多个方面，包括炎症的增加与癌症的发生。[22,23] 免疫系统与微生物菌群之间有密切关联。科学家认为，肠道中有重要的免疫系统在发挥免疫反应。[24,25] 肠道的微生物菌群对于激活、训练、调节免疫反应有重要作用。[25,26] 微生物菌群可能还会通过其他方式影响癌症的发生，这是未来的研究课题。此外，微生物菌群如何影响癌症发展和治疗的另一个研究路径，可能是免疫失调。

饮食会直接影响我们的微生物菌群，尽管听起来像是老生常谈，但我们仍然需要重视。并且越来越多的证据表明，建立并维持健康的微生物菌群，对于癌症治疗的效果有重要影响。我在 MD 安德森癌症中心的一位同事珍妮弗·沃戈，研究微生物菌群的前沿领域。2017 年，她在研究晚期黑色素瘤病例时发现，某些患者肠道细菌的构成及其多样性会影响他们对免疫治疗的反应程度。[27] 她的发现表明，某些微生物会辅助免疫系统对免疫治疗药物产生反应。尽管还需要更多的研究证明两者之间存在关联，尽管人们还不至于为了改善癌症疗效而赶着去商店购买益生菌，但是研究已经表明，拥有健康的微生物菌群有明显的好处。微生物菌群越是多样，体内的炎症就越少，免疫系统就越健康。

以素食为主

如何做到不吃那些未经检测的补品和药丸，建立起健康的微生物菌群？关键要多吃以植物为主，富含全谷物和复合碳水化合物的高纤维食物，这样我们的身体就能有有益细菌，同时能够排出有害微生物。[28,29] 2013 年《科学》杂志上发表了一项针对动物的研究，从反面说明了这个问题。这项具有里程碑意义的研究发现，先给老鼠喂食标准的美国饮食，然后将健康的微生物菌群移植到老鼠肠道后，微生物菌群不会定殖，[30] 因为这样的肠道环境不适合微生物菌群居住和成长。

在众多饮食结构中，地中海饮食在健康和抗癌方面的优势最明显，大卫·塞尔旺－施莱伯在其《每个人的战争》一书中也提到同样的观点。[31] 作为意大利人和美国人的儿子，我在20世纪80年代写过两本畅销的地中海食谱书籍，对蔬菜、橄榄油、全谷类和坚果的菜系情有独钟。我十几岁时，曾幸运地做过味觉品尝员，尝过各种素食汤、素菜主菜和配菜。研究早已表明，地中海饮食可降低心血管疾病和糖尿病的风险。最新研究表明，地中海饮食可能影响癌症风险，对大脑健康也有影响。[32-37] 2015年的一项研究分析了5000多名意大利女性的饮食习惯，发现最接近地中海饮食习惯的女性，子宫内膜癌症风险降低了57%。[38] 该研究也报告了量效关系：遵守地中海饮食习惯较严格的人，罹患癌症的风险大大降低；没有那么严格遵守的人，罹患癌症的风险只有中等程度的降低。

荷兰研究人员在2017年的一项研究发现，地中海饮食与绝经后乳腺癌的风险存在明显的关联。[39] 研究人员使用荷兰队列研究的数据，涉及62000多名女性，年龄介于55岁至69岁之间，追踪了她们20年来的饮食和生活习惯。研究发现，食用地中海菜系的人比不食用地中海菜系的人，患雌激素受体阴性乳腺癌（通常预后较差）的风险降低约40%。研究还发现，饮食习惯与地中海饮食习惯吻合度越高，患雌激素受体阳性和阴性乳腺癌的风险就越低。

为什么食物比补品更好

在CompLife教学方案中，我有意不谈补品，同样，我现在建议你们开始抗癌饮食之旅时也不要吃补品。食品经过专门设计，可以为人体提供营养物质，效率最高，方式最好。当然，这并不是说补品都不靠谱（例如，我鼓励维生素D较低的患者服用维生素D，因为我们知道维生素D与某些癌症的发生有关系）。[40] 问题是，我们过于迷信药丸，总想着服用灵丹妙药，却忽略

> 了食物的作用。实际上，食物是我们的日常饮食，经过长期作用，食物能为我们的身体提供所需的一切。我坚信，如果我们经过训练，有能力挑选范围极广的营养食品，那么我们大多数人都能从食物中获取所需的一切。正在接受癌症治疗的人，最好咨询认证为肿瘤专家（CSO）的注册营养师。

地中海饮食的一个主要特点是蔬菜和水果分量多。研究显示，水果和蔬菜的摄入量可能越多越好。对95项前瞻性队列研究的荟萃分析发现，每天固定吃10份水果和蔬菜的人，患慢性病的风险大大降低，包括心脏病和癌症。[41] 研究人员还发现，每增加200克（两份）水果和蔬菜的摄入，癌症风险降低3%。他们还发现，780万因癌症、心脏病、脑卒中和各种原因引起的早期死亡病例，对于每天吃10份水果和蔬菜的人来说是可以预防的。除此之外，还有更多的相关证据。2017年的一项研究惊人地表明，青少年时期和成年后的饮食质量，可以预测人生后期罹患乳腺癌的风险大小。[42] 这项由加州大学洛杉矶分校的卡琳·米歇尔斯和她同事所做的研究，历时22年，追踪了参加护士健康研究二期项目的45000多名女性。研究人员根据膳食引发炎症的可能性对膳食进行评分。与膳食炎症指数低的女性相比，在青少年时期即食用最高炎症指数膳食的女性，罹患乳腺癌的风险要高35%。同样，与食用更多抗炎膳食的女性相比，成年初期食用最高炎症指数膳食的女性，罹患乳腺癌的风险要高41%。

上述研究属于观察性研究，下面再说一项大型随机对照研究。2013年，西班牙学者做了一项研究，将增加特级初榨橄榄油的地中海饮食、增加坚果的地中海饮食，与适度减少脂肪的饮食相比，受试人群为有潜在心脏病风险的男性和女性，旨在考察这两组地中海饮食是否可以降低主要心血管病的发病率。发表在《新英格兰医学杂志》的研究成果表明，在4年的随访期内，这两组地中海饮食均可降低脑卒中风险。[43]

在同一项临床试验中，作者还报告说，地中海饮食可减轻体重、降低糖尿病发生率、逆转代谢综合征、降低氧化应激、降低C反应蛋白水平（全身炎症反应的一般指标）。[44-47]对我们癌症界人士来说，这项研究的最重要结论是，与对照组（饮食中脂肪含量适度减少的女性）相比，随机分配食用富含特级初榨橄榄油地中海饮食的女性，在5年的随访期内，乳腺癌风险降低了70%以上。[48]从这个研究结论来看，地中海饮食不仅有益于心脏健康，也有益于癌症预防。[49]

越来越多的证据表明，以植物为主的饮食，对多种癌症的确诊病人也非常有用。2015年的一项研究发现，确诊为前列腺癌的男性，如果"谨慎饮食"，即多吃水果、蔬菜和全谷物，少吃含有脂肪、糖、胆固醇和钠的食品，则死于该病的比例会降低50%以上。[50]这项研究同时考察了超过22000名男性医生，发现一直食用典型西方饮食的男性，死于前列腺癌的可能性要高出2.5倍以上。

为什么一项又一项的研究表明，地中海饮食或类似的审慎膳食，与良好的健康有如此紧密的联系？部分原因可能是它们能改善癌症主要标志，包括血管生成减少、免疫功能改善、整体炎症负荷降低。举例来说，深绿色的叶类蔬菜、全谷类食品和其他高纤维食品，是微量营养素和植物化学物质的重要来源，它们都与多种炎症标志物的较低水平相关。[51-54]蔬菜和水果不仅富含维生素和矿物质，而且也含有抗氧化剂，可能对于预防早期癌症有帮助。[55-57]值得一提的是，十字花科蔬菜富含的吲哚化合物（如萝卜硫素），是一种植物营养素，它可通过减少细胞增殖、炎症和表观遗传生物标志物的方式，有效对抗癌症的生长和发展。[58-60] 多吃蔬菜的另一个好处是，蔬菜的卡路里、碳水化合物、血糖指数都低，这几项指标低，会有助减轻炎症。总之，饮食因素会影响癌症的所有特征，饮食健康就会减少致癌因素；反之，饮食不健康就会增加致癌因素。[55,60-77]

地中海饮食还反映了人类与其生存环境之间更为自然、和谐的交互关系。从历史上看，地中海文化圈的人，食用其便于获取的食物，例如季节性生长的食物、从海中捕捞的食物、可以小范围耕种或饲养的动植物（包括鸡）、附近收割的食物等。当然，如今这些已经改变，因为工业化农业已经渗透到全球最为偏远的角落。但值得欣慰的是，对我们所有人而言，地中海饮食（和文化）的主要理念，仍然得以传承和发扬。

包括地中海饮食、亚洲饮食、南非乡村饮食在内的全球大多数健康饮食，都是以植物为主的饮食，它们具有相似之处：多吃蔬菜、水果、坚果、种子、全谷物和其他富含纤维的食物，尽量少吃动物蛋白、加工食品和添加的糖。这样的饮食结构有助于向微生物菌群提供良好养分。简言之，虽然这些饮食的名称和细节可能有所不同，但是它们的基本要领大多是相同的。

名称各异的健康饮食

蓝色地带是指全球各地的长寿之乡，[78] 这里的人们大多长命百岁，而且很少生病甚至从不生病。我们可以从蓝色地带的饮食中，清楚地看到健康饮食的总体范本。表面上看，蓝色地带的饮食差别极大：在美国加利福尼亚州的罗马琳达，这个以基督复临安息日会教堂为中心的社区，人们偏爱纯素食；在意大利的撒丁岛，标准饮食中的油脂含量较高，但都是坚果和橄榄中的健康油脂；在哥斯达黎加的尼科亚，人们爱吃肉类，但也吃很多蔬菜，尤其是本地盛产的块茎类蔬菜；在亚洲的冲绳，人们喜好新鲜的鱼、蔬菜和含有淀粉的食物（如大米），但很少吃脂肪食物；在希腊的伊卡里亚岛，饮食特点与地中海最为接近。可见，以上五个蓝色地带的饮食表面上看差别很大，但它们又有共同之处：偏爱就地取材的食物、新鲜的食物、全食品，基本上没有批发售卖的加工食品。换言之，它们与地中海饮食的理念相同，在具体食物的选择上，则最好地诠释了因地制宜的做法，这些食物都是根据当地的文化、气候、环境等因素选出的。尽管我们尚不能绝对肯定地说，这些饮食方式可以降低罹患癌症的风险，或是改善癌症患者的结果，但迄今为止我们收集的绝大部分证据，都指向了这个大方向。

我最近与医学博士戴维·卡茨讨论了不同健康饮食之间的相似之处，他分享了参加"传统共同理念会议"*时的类似感触。会上分组讨论各种饮食，往往对某一种饮食的好处大加褒奖：原始人饮食法的倡导者大谈动物蛋白，素食主义者关注与乳制品有关的炎症，而地中海饮食讨论组则探讨健康的脂肪。到了吃饭时间，卡茨发现了一个有趣的现象，大家的餐盘上看起来都盛着一样的食物。每个人都取了很多蔬菜和沙拉，少量的蛋白质，加上一些荤菜和谷物。"最后，我们在这个问题上殊途同归。这让我感到很震惊，是我参会的关键收获。"卡茨解释道，"在营养饮食领域有太多的噪声，其实不需要这样。我意识到，我们制造了一大堆困惑，其实我们的目标很简单，就是：我们吃的食物要有益

---

*非营利性机构Oldways组织的会议，旨在探讨美国人应该吃什么样的食物。——译者注

健康，要搭配合理。"

这种以植物为主的健康饮食方式，不管人们如何给它命名，与我们文化所倡导的理念、与我们最易选择的饮食大多背道而驰。我的大半人生所接触的饮食文化，是一种让人上瘾的文化，满足了我们对于糖、盐、脂肪的渴望。在一次癌症会议上，有人问我是否应该这样饮食，我回应道："这些规则是针对癌症患者的，我们没有癌症，不需要顾虑。"但是我已经意识到，如果我们希望降低患癌风险或在患癌时增加幸存的机会，我们就必须更加积极地选择健康饮食。大卫·塞尔旺－施莱伯的理念仍然是正确的：我们所有人体内都有癌基因，但并非所有人都会患上癌症。正确的生活方式可以降低细胞恶性激活繁殖的可能性，而我们的营养选择是正确生活方式的关键一环。

轰走甜甜圈机

2015 年夏天，同事用邮件给我发了张甜甜圈机的照片，邮件的主题写着："对工作有利。"我意识到这台机器就放在 MD 安德森癌症中心时，赶紧过去看看。未见其物，迎面扑来一阵诱人的甜甜圈香味。走近一看，这个放在推车上的机器，颜色鲜艳，一侧写着"甜甜圈，吃不停"，周围挤满了穿着工作服的医院工作人员，还有患者带着满脸激动的孩子。甜甜圈机放在停车场外的人行天桥上，天桥通往医院主区和教职员工大楼。外面就是一家高档酒店，来此治病的癌症患者和家人住在这里。

我一时有点蒙。在 MD 安德森癌症中心，我们要遵守太多的规章制度。我们曾设想在园区提供新鲜的蔬菜汁，但不知要经过多少委员会审批，也不知要考虑多少个细节。我们努力申请了，但最终因担心未经巴氏消毒存在的风险而遭拒绝。如今，有人想将甜甜圈机推入主要通道，这是教职工、中心员工、患者及其家属停车的必经之路，但似乎一切都很顺利，他们可以插上电源，打开设备，然后开始甜甜圈秀了。

操作机器的那个人，就是隔壁那家连锁酒店的行政总厨，他满脸自豪。我过去问他，这台机器会不会固定放在医院里，他答道："这台机器很贵的，如果想一直放在这里，我们要卖很多的甜甜圈才行。"显然，他在想，我会冲回办公室，召开一个紧急会议，对大家说："嗨，兄弟姐妹们，这很重要啊。我们都要吃更多的甜甜圈！"的确，从他开业当天到现在的情形来看，这个反应是正常的。我必须承认，我那时感到义愤填膺。每个人看起来都很开心，行政总厨一脸笑容，麻利地递出一份份粉红色袋子，里面装着糖衣油炸甜甜圈，医院工作人员和患者在一旁睁大眼睛热盼，好一幅成功消费油脂、碳水化合物和糖的画面。

拍了几张照片后，我确实回到了办公室，但我并没有开会督促大家多消费甜甜圈，而是火速发了一封邮件给 MD 安德森癌症中心时任院长罗恩·德皮尼奥医学博士。请注意，我并没有贸然给医院院长发邮件的习惯。但是，我不能对这件事袖手旁观，因为我知道饮食和疾病之间的关系。我们现在知道，肥胖与 13 种癌症有关，是全球 1/5 癌症的病因。[79,80]如果你本来就有久坐的习惯，再加上不健康的饮食，那么癌症风险会增加 30% 以上。[81] 反过来说，如果人们饮食健康，又爱运动，那么差不多有 1/3 的癌症是可以预防的。美国国家癌症研究所预计，如果每个美国成年人的体重身高指数（BMI）降低 1%（约每人减轻 1 千克），那么可以减少 10 万新增癌症病例（2030 年美国预计有 50 万新增癌症病例，这 10 万病例为其一部分）。[6,82-85]

尽管这些不可思议的数据已经表明，如果多吃蔬菜少吃甜甜圈，很多种癌症都可以避免，但是人们仍然普遍将癌症归咎于无法直接控制的原因：自己的基因、转基因食品、注射激素的肉类、空气污染等。美国癌症研究院的最新癌症风险意识调查显示，只有不到一半的美国人意识到，蔬菜和水果吃得少会增加癌症风险；只有一半的人知道肥胖与癌症之间有关联；[86] 只有 1/3 的人知道，吃红肉或加工的肉类食品与结肠癌有关。

因此，尽管有更多的证据表明饮食与癌症有关联，公众的认识仍然模糊不清、零零散散。排队等候"甜甜圈，吃不停"的医院工作人员，可能就在讨论患者或自己的日常工作，却没有感到一丝一毫的矛盾或讽刺意味。排队的患者可能在感叹自己的下一轮化疗，却没有意识到，排队等候的东西恰恰会抵消术前化疗的预期效果，影响肿瘤变小。

写这封邮件时，我眼前浮现的都是那些笑脸，所以对邮件是否会有反馈，并不抱多大希望。

让我喜出望外的是，我度假回来后，发现甜甜圈机不见了。院长给我的回信中，称赞我是"伟大的监督员"，但我想，更多的人会认为我扫了大家的兴头。其实，这两个角色我都不想要。可是，在现实情况下，我经常扮演这些角色。这些数以几十亿美元计的产业，其产品让我们上瘾，却可能有致命的风险。如此说来，轰走一台甜甜圈机器，对我来说已然不是一个象征性的胜利了。

没那么甜：糖分的危害

再举一例，说明我们要面对的强大阻力。加利福尼亚大学旧金山分校的研究人员 2016 年分析了 20 世纪六七十年代制糖业的内部文件。这些文件披露了一场虚假宣传，与烟草行业极力淡化吸烟危害的做法极为相似。50 年前，制糖业开展了一项研究，质疑糖分有引发心脏病的风险，并认为脂肪才是饮食的罪魁祸首。[87] 有关糖分与癌症之间关系的研究，更是无从开展。[88] 制糖业的这个活动大获成功，提出的一系列建议中，都认为脂肪和胆固醇会引发心脏病，糖分的影响则被轻描淡写。

尽管脂肪消耗量下降了，但是心脏病和其他慢性病（包括癌症）的发病率仍在上升。[89-92] 为了少吃脂肪，我们在食物中添加大量糖分。现在美国人平均每天消耗约 23 茶匙糖，这是世界卫生组织建议摄入量的两倍以上，是美国心脏协会建议的女性摄入量的三倍以上。[93]

尽管许多肿瘤学家认为"糖可致癌"的说法存在争议，过于简单化，但过去 10 年的研究表明，高血糖与某些癌症之间存在明显关联。[94-100] 在一项 2011 年的研究中，纽约市阿尔伯特·爱因斯坦医学院的研究人员，分析了绝经 12 年内的 4500 名女性的健康数据，发现血糖最高的人患结肠癌的风险增加了一倍。[101] 在 2012 年发表的一项长期研究数据中，瑞典研究人员发现，每天喝 350 毫升碳酸饮料的男性，患前列腺癌的风险增加了 40%。[102] 在这项研究中，科学家历时 15 年，追踪了超过 8000 名男性，年龄介于 43 岁至 75 岁之间。他们还发现，风险越大，前列腺癌增长越快，更有可能致命。

虽然尚需更多的研究才能证明癌症与糖分摄入量有直接关联，但已经确认无疑的是，糖的摄入量与 2 型糖尿病在国际范围的发生有关联。2 型糖尿病患者超过 4.2 亿人，接近全球成人人口的 1/10。[103,104] 糖尿病患者罹患胰腺癌和结肠癌的概率增加一倍。[105] 因此，即便你仍不能确信糖分的潜在危害，糖尿病发展为癌症是真实且危险的趋势，不容忽略或小觑。[106]

酒精的困惑

　　酒精被美国国家毒理学机构计划列为明确的人类致癌物。[107] 喝酒越多，罹患某些种类癌症的风险便越大，这些癌症包括头颈部癌、食道癌、肝癌、胃癌、乳腺癌和结直肠癌等。[108-112] 2009 年，美国约有 3.5% 的癌症死亡病例与酒精有关。[113] 最新研究表明，即使适度饮酒，也会增加患癌风险以及癌症死亡风险。[107,113,114] 2013 年发表的一项研究发现，每天喝三杯或更多酒的人，占与酒精相关癌症死亡病例的大多数。这项由美国、加拿大和法国的研究人员共同完成的研究还发现，每天喝酒一杯半或更少的人，也占与酒精相关死亡病例的 1/3。因此，从癌症风险角度考虑，喝酒越少越好，也许滴酒不沾是一个明智的选择。

　　如果所患癌症与酒精没有明确的关联，需要考虑的是，酒精就是糖，糖可以引发炎症，而我们知道，癌症就是一种炎症疾病。如果你一定要喝酒，美国癌症研究院给出的建议是，女性每天不超过一杯，男性每天不超过两杯。为了减少摄入糖分，最好不要空腹喝酒，而应当像欧洲人那样，一边进餐，一边喝酒。

减少血糖负荷

　　血糖升高，并不一定是因为糖。深度加工和精制的食物，例如白面包、白米饭、早餐谷物和饼干等，都具有很高的血糖指数。[115] 这意味着人体可以快速消化这些食物，并将其转化为糖，几乎饭后即可变为糖。所以，吃高血糖指数的食物，就好像吃糖果或喝碳酸饮料一样，会导致血糖升高，从而导致胰岛素释放，ß- 连环蛋白增加，这种蛋白质是已知的某些癌症发展的主要动因。[116,117] 2016 年，吴息凤医学博士

（我在 MD 安德森癌症中心的同事）主导的一项研究发现，与食用血糖指数较低食物的患者相比，食用血糖指数较高食物的患者，罹患肺癌的概率高出近 50%。[118] 对于从未吸烟但食用血糖指数较高食物的人来说，他们患肺癌的风险增加了 80% 以上。[118] 此外，糖与血糖负荷也会增加前列腺癌、乳腺癌、卵巢癌、结肠癌和子宫内膜癌的风险，风险度与上述数据相当。[94-96,119,120]

糖的替代品

我和艾利森每次宣讲过量食用糖的危害时，总会有人问："零热量、零血糖负荷的糖可以吃吗？"这些无热量的甜味剂分为两大类：（1）天然糖的替代品，例如甜菊、木糖醇和其他形式的糖醇（加工后的糖醇，例如赤藓醇）；（2）人造糖替代品，例如糖精、乙酰磺胺酸钾、阿斯巴甜、纽甜和三氯蔗糖。有研究认为，人造糖替代品可增加癌症风险。迄今为止，尚没有研究认为天然甜味剂与癌症有关联。不过，想用人造或天然的替代甜味剂帮助减肥，效果可能没有我们想象的那样好。（毕竟，大多数人用甜味剂的目的，都是为了享用甜味，却又不想增加热量或体重。）实际上，这些糖替代品可能会使大脑的奖赏反应变迟钝，导致吃得更多。也就是说，吃零热量的甜味剂将欺骗大脑，可能会适得其反。有研究表明，某些糖替代品与体重增加、葡萄糖耐受不良甚至糖尿病有关。[121-123] 理想的办法是，管住嘴，戒掉糖瘾。

深度加工的碳水化合物和糖会增加癌症风险，影响癌症结果。既然有关研究的范围很广，我们的认识也愈加清晰，为什么还会在医生的办公室见到免费的糖果，而且看起来很正常，甚至抚慰人心？为什么还会在食堂见到甜甜圈？为什么有关糖和精制碳水化合物的信息无法向大众普及，甚至无法渗透到顶级癌症中心的办公室？

红肉和加工肉类的危害

什么是健康的饮食，什么不是健康的饮食，尽管我们听到的说法似乎总是在变化，但有一点是明确的，那就是红肉和加工肉类与癌症有关联。实际上，过量食用红肉与十几种癌症有关，包括乳腺癌、前列腺癌、结肠癌和肝癌。[124,125] 假如你每天早上吃培根，晚上吃汉堡，周末吃牛排，那么就可能创造一个慢性炎症的环境，而炎症会助长癌症的生长。

2015 年，国际癌症研究机构和世界卫生组织将加工肉类列为致癌物，将红肉归为潜在致癌物。[124,126] 剑桥大学的研究人员得出结论，如果男性的加工肉类食量减半，结肠癌的发生率会降低 12%。[124,126,127] 其他研究则表明，食用红肉会增加前列腺癌、结肠直肠癌和乳腺癌的风险。[127,128]

红肉与癌症产生关联的一个原因是，烹饪红肉时会释放致癌物。红肉在高温烹饪或烧糊时，会形成致癌物。[128-132] 即便是正常烹饪，如煎炸、烧烤时，也会形成致癌物。[128-131]

红肉增加癌症风险的另一个原因是，养殖户为了让动物增肥以获取更多利润，给它们喂饲料。正常情况下，牛整日在牧场吃草，直至宰杀，它们的欧米伽 6 和欧米伽 3 必需脂肪酸之间有很好的平衡，约为四比一或二比一。但是，喂养玉米和大豆的牛，即便到宰杀时，也缺乏欧米伽 3 脂肪酸。[133] 实际上，在饲养场饲养的牛，就是一辆欧米伽 6 的运货车。欧米伽 6 是必需脂肪酸，我们在饮食中的确需要它，但我们同时也需要欧米伽 3 脂肪酸与其实现平衡。我们大多数人食用的牛都是饲养牛，这会导致欧米伽 6 脂肪酸过多，从而增加炎症，产生癌症风险。[134] 此外，还有其他理论探讨食用红肉与癌症之间的关系，但仍需更多的研究，才能证实是否适用于人体。[135,136] 我们知之更少的是，如果食用草场饲养的动物的有机肉，红肉的危害是否会消失殆尽。从理论上说，这种肉的欧米伽6与欧米伽3的比例更好。但迄今为止，还没有人做过动物或人类的相关研究以确定相对风险。

让他们自己选择

尽管我们都知道糖、红肉和加工肉类的危害，但大多数医院的食堂仍大量提供这些食物——据说，这是为了让大家自己选择。大厅里，患者和家人吃着高脂肪的致癌食品，配上一大杯软质冰激凌，上面点缀着松脆可口的甜品。尽管MD安德森癌症中心的甜甜圈机被轰走了，走廊里不再有油炸面团和糖分的香味，医院工作人员和患者少了这层诱惑，但是医院的食堂仍然像大众餐厅一样，充斥着种种可能诱发糖尿病、肥胖症、癌症的食品。

我在MD安德森癌症中心和其他地方经常遇到一种"理性"现象，只要提供了一种健康的食品（而且通常只有一种），就可以堂而皇之地有一大堆不健康的食品。只要菜单上有沙拉或冰沙，你就能在圈点健康食品后，看到大量汉堡、薯条和含糖甜点。我认为这是错误的选择（且不论健康和不健康食品数量的明显差别）。既然我们知道钠、糖和脂肪含量高的食物让人上瘾，[137-139] 就不应该为患者和工作人员提供任何有害健康的膳食。或者，如果要折中方案，也应该是提供一种不健康的食物，其余的都是健康的。还有人说，人们想吃这些东西，而且只想吃这些东西，这种说法也不能让人信服。据美国康涅狄格州新米尔福德医院的文献记录，为患者和工作人员提供健康食品时，他们都会表示赞赏。该院主厨克里·戈尔德说："通常，病人出院时都会问：能不能吃过午饭再走？"[4]有多少医院能做到这点？我们都被错误的说辞束缚太久。

有趣的是，研究表明，深度加工的食物对大脑产生的作用，与可卡因和海洛因之类的药物相同。美国密歇根大学科学家2015年的一项研究发现，人们暴饮暴食不健康食品的习性，与这些食品的加工程度直接相关。[140]深度加工的食品（例如比萨和冰激凌）能够超越意志力的控制，压倒与饥饿有关的生物信号。[141]也就是说，即使你吃饱了，还想接着吃下去。与此不同的是，西兰花和鲑鱼等健康食品不会触发大脑的这种反应。没有人想狂吃抱子甘蓝或胡萝卜，并非因为它们味道不好，而是因为这些健康食品并未激发神经化学物质奖赏中心的反应。说说我自己的经历吧。上大学时，我迷上了多力多滋玉米片，越吃越想吃。最近看电影时，又喜欢吃人造黄油味的爆米花，可见食物上瘾并不是开玩笑。如果你意识到有些食品让人上瘾，而且我们很多人已经或再次上瘾，可能便会觉得，医院食堂有比萨，医生办公室有免费糖果，着实让人不安。

体重与癌症的关联

研究体重和疾病之间的关系，大多属于观察性研究，不够精细具体（更重要的是，缺乏研究的再现性），难以推广，因此多年来易为医学界所忽视。但是，经过长期观察，我们看到两者之间的关联和发展趋势是一致的，这一点不容否认。例如，我们监测了移民西方的亚非人的癌症发病率，以此追踪饮食变化如何影响人的疾病易感性。历经数十年收集的数据清楚表明，移民西方的亚非人肥胖率增加，与西方饮食（高反式脂肪食品、高糖食品、深度加工食品）有关的疾病也激增，这些疾病包括多种癌症。这些移民美国的亚非人群，在他们的第二代便出现了远远高于母国的癌症发病率。[142-144] 这说明，移民美国后，他们适应了当地的生活方式，但这对他们的健康并非完全有利，其中最明显的一个因素，是西方人的便利饮食。如上文所述，我们还成功地将加工食品和快餐饮食出口到其他国家，这些国家的肥胖率以及西式疾病发病率也随之上升。在发展中国家，如巴西，在并不久远的过去，人们还因为贫困而体重不足，想要得到足够的热量。但是，2011 年的一项研究表明，目前 48% 的巴西人口体重超重，可能是因为吃的食品中，以快餐和加工食品为主，但有营养的食品却少。当今的巴西人，如同全球各地无数人一样，饮食质量低劣，导致身体超重，却又营养不良。[83]

身体质量指数（BMI）高和疾病之间的直接关联，受许多变量和因素影响。[145,146] 现在的研究清楚地表明，超重或肥胖将会：

· 增加胰岛素，产生胰岛素生长因子 1，这些会有助于癌症的增殖。

· 促进与癌症风险有关的慢性炎症。

· 增加脂肪组织中的雌激素（已知雌激素会驱动某些癌症的增殖，例如乳腺癌和子宫内膜癌）。

· 导致脂肪细胞成倍增加，这会影响调节癌细胞生长过程。

如果你出生时较重，或成年后体重增加，或在不同时期体重时增时减，那么你的代谢紊乱风险就更大。[147-149] 随着年龄的增长，代谢障碍的风险也会增大，需要特别关注。

如果只是简单地指出某位患者身体超重，她会很难感受到支持的力量。但是，如果我们与患者（尤其是癌症患者）分享脂肪过多会有害健康的所有原因，我们的工作会好做很多，而且还会看到更好的结果。如果患者得知减肥会降低高血压、可能不再需要胰岛素（她从 40 岁时起因为 2 型糖尿病原因一直用胰岛素），而且能够改善癌症的预后，她会有什么反应？如果她知道这些，她可能会坐起来认真听讲，还会对参与照顾自己非常感兴趣。如果她的医生更进一步，告诉她改变饮食并不难，改变后她的身体会有多种积极反应，生活的各个方面都将有所改善，那么她可能会感到醍醐灌顶。我自己的经历告诉我，向患者提供指导帮助其采取行动后，真正美好的事情就会到来。

MD 安德森癌症中心的同事阿尼尔·苏德，最近和我分享了一个病人的励志故事。病人叫韦尔娜，她的病情有极大的好转。苏德第一次见到韦尔娜时，她的病情非常严重，有肥胖、高血压、2 型糖尿病、转移性子宫内膜癌（已转移到身体其他部位）等多种疾病，无法立即手术。苏德说："我的第一反应是，这个人活不过一年时间。"韦尔娜接受了化疗，然后又接受了对骨盆转移的放疗。苏德建议她改变生活方式，这样可以改善生活质量和健康。"我不知道她领悟到了什么，但她的确把我们的建议记在心上了。"苏德说道。韦尔娜成功瘦身后，血压也稳定下来，不再需要吃降压药。更重要的是，病情从未复发。8 年过去了，韦尔娜仍然健在。"她逃脱了所有预期，"苏德解释道，"我能说这都是因为改变了生活方式吗？我们永远不会知道，但可以肯定的是，瘦身成功，并且又解决了肥胖引起的其他健康问题，为她赢得了今天这么了不起的健康。"

体重越重，癌症风险越大

"营养学之父"沃尔特·威利特博士，是哈佛大学陈曾熙公共卫生学院流行病学和营养学教授、哈佛医学院医学教授。在人类饮食的大型纵向流行病学研究领域，他创建并分析数据，是一位领军人物。他的一项数据表明，超重与糖尿病发作有关联，这彻底改变了人们对体重与健康之间因果关系的认识。[150] 美国疾病预防与控制中心 2017 年 7 月发布的一项研究表明，糖尿病现已影响一亿多美国成年人。[151] 威利特说："美国人的饮食方式是否正确，是区分健康还是生病的分界线。"突破了体重与糖尿病联系的研究后，威利特与其他哈佛研究人员一起，致力于研究超重如何影响其他疾病，包括癌症。事实上，现在很多专家都认为，久坐加上超重，对于健康的危害甚于吸烟。[152-154] 肥胖对健康的危害包括：脑卒中、高血压、2 型糖尿病、骨骼和关节问题、呼吸和睡眠障碍、代谢综合征、社会和情感问题以及多种类型的癌症。[153-154]

分析全球无数超重或肥胖人员的海量评估数据后，研究人员做出了合理的推断。与肥胖或超重有关联的癌症达十几种之多，着实让人惊讶。试举数例，以说明超重影响患癌风险的程度：[82]

· 乳腺癌：超重的绝经后（最容易患乳腺癌的年龄段）女性，罹患风险增加 20% 至 40%。

· 结直肠癌：超重人群罹患风险增加 30%，且超重男性的风险略高于超重女性。

· 子宫内膜癌：超重女性罹患风险增加 2 到 4 倍，而极度肥胖的女性则增加 7 倍。使用激素疗法缓解更年期症状的超重女性，风险甚至更高。

· 肝癌：超重人群罹患风险是体重正常人的两倍。与结直肠癌一样，男性风险略高于女性。

· 胰腺癌：超重人群的发病率增加 1.5 倍。

· 多发性骨髓瘤：超重人群的风险会增加 10% 到 20%。

肥胖导致癌症死亡率更高，这些最常见的癌症包括男性的前列腺癌、肾癌、结直肠癌、食道癌、胃癌、胰腺癌和肝癌，女性的结直肠癌、卵巢癌、乳腺癌、宫颈癌、肾癌、子宫内膜癌。[155-157] 即便是某些与肥胖联系不太明显的癌症，肥胖患者的死亡率仍然更高，例如超重的绝经前乳腺癌患者，死亡率增加 75%。此外，肥胖的前列腺癌患者，确诊后更易发展为更具侵袭性、更晚期的癌症。

最新研究显示，超重或肥胖的人，体内触发或抑制了多种机制和路径，它们为癌症的发展创造了机会。包括：

- 慢性炎症：肥胖的人往往患有慢性低度炎症，时间长久会破坏 DNA 并促进癌细胞的生长。[158]

- 雌激素过多：脂肪组织产生雌激素，使基线雌激素水平上升，增加乳腺癌、卵巢癌、子宫内膜癌和其他癌症的风险。[159]

- 胰岛素抵抗：肥胖人罹患 2 型糖尿病的风险增加，胰岛素水平容易变高，从而增加结肠癌、肾癌、前列腺癌和子宫内膜癌的风险。[159,160]

- 激素干扰：肥胖人群激素破坏的风险更大，这些激素通过改变细胞生长调节甚至细胞结构来促进癌细胞增殖。[159]

- 影响增殖信号和生长抑制剂：脂肪细胞释放脂肪因子，脂肪分泌的细胞信号蛋白可能刺激或抑制细胞生长。脂肪细胞也可能对肿瘤生长调节剂有直接或间接的影响。[159]

- 免疫反应降低：肥胖者会产生更多的应激激素，从而削弱我们对疾病的免疫反应。[159]

- 氧化应激增加：体内过多的脂肪会导致氧化剂和抗氧化剂失衡，阻止人体中和自由基或高活性氧副产物的有害作用。[161]（氧化应激与许多疾病相关，包括帕金森病、阿尔茨海默病、心脏病、慢性疲劳综合征和癌症）。[162]

好在超重是可以改变的。有些患者知道，努力维持健康的体重，不仅有助于抵御疾病，还能重塑品质生活。他们瘦身后，上述所有危害因素均已显著减少。事实上，研究表明，去掉多余的体重是值得的。美国妇女健康倡议的一项数据表明，参与研究的女性在 3 年时间中减轻体重，此后 11 年的随访调查发现，她们罹患子宫内膜癌的风险降低。[163]体重减轻超过 5% 的女性，子宫内膜癌风险降低了 29%；有意减肥的肥胖女性，子宫内膜癌发展的风险降低了 56%。然而，体重增加就会走到另一面。3 年中体重增加超过 10 磅（约 4.5 千克）的女性，罹患子宫内膜癌的风险也随之增加。而且我们知道，肥胖也会影响我们的锻炼目标，使我们不太可能去锻炼。

内拉是 CompLife 项目的参与者，2017 年春天，她在接受放疗的第一天，便加入了我们的项目。最近，她被确诊为 III 期激素受体阳性癌症，手术切除了 24 个淋巴结（其中 12 个发生癌细胞转移）。MD 安德森癌症中心的肿瘤学家鼓励她参与我们的项目，因为她的病情发展趋势缓慢，如果她能改变生活方式（包括降低体重身高指数），病情可能进一步减缓。她加入之初，对食物如何影响健康考虑得很少。她说："我只关心热量，我一生都想减少热量，就想用这个方法减轻体重。但是，一直没有效果。"她是教育学博士，对自己所受的教育颇为自豪，但她却惊讶地发现，不同食物对癌症有什么影响，自己知之甚少。例如，绿茶能减少新血管的生长，从而减少肿瘤生长和扩散；西兰花和卷心菜可以防止癌前细胞发展成肿瘤；浆果和黑巧克力，可减缓肿瘤生长。知道了这些，她突然意识到，饮食方面，应当考虑热量少一些，考虑保护自己多一些。食物为自己身体提供的物质，应当是治癌防癌所需要的。内拉说："我现在吃很多蔬菜，也吃一些肉，但是没有鱼，没有奶酪，没有乳制品，没有糖，没有盐，没有油。你可能想象不到的是：我的饮食量大大增加了。"现在，她的体重减轻了。更重要的是，这种新的饮食习惯，让她和自己的身体能够积极互动。现在，她感觉自己所吃的，就是身体康复所需的食物。她解释道："我现在和自己的身体协调一致，而不再是和身体抗争。我吃的都是土地里长的食物，不是工厂加工的，因为身体知道怎么和真正的全食打交道。"现在，她的身体有了合理膳食的支持，活力迸发，出乎她自己的意料。"我还要继续努力，身体已经有了很大的变化，如果按照我以前的做法，不论我吃的热量有多少，臀部的脂肪不可能消失，现在这些脂肪没了。我现在还看到，身体的肌肉百分比在上升，脂肪百分比在下降！我的身体好像在按照更健康的原则重新自我组建。真的很棒。"

像多萝西、加布·卡纳勒，以及许多其他人（包括艾利森和我）一样，内拉的饮食不再想着图省事，而是想着要健康。这是抗癌饮食的基础。

体重身高指数好，就万事大吉吗？

可是，有了健康饮食，也不能保证不患癌症。美国亚利桑那大学癌症中心峡谷牧场预防和健康促进中心的负责人辛西娅·汤姆森，在 2003 年确诊为大肠癌，时年 44 岁，家人大为震惊。汤姆森一向正确行事，锻炼身体，健康饮食，她怎么会患癌症？汤姆森一直研究营养与癌症之间的关系，已有 10 年之久，她对自己的病情有不同看法。她当时就意识到，健康的生活方式会让自己受益，预后将更好，生存机会将更多。如今，这些目标已成功实现 15 年了。

她还意识到另外一件事。手术醒来后，她发现身旁全是亲朋好友送来的鲜花，她知道，他们认为她将不久于人世。给她送花的人们担心，确诊癌症意味着她快要死了。但是，生病前汤姆森与许多癌症生存者一起工作，做了许多研究，所以她知道，她能够生存下去。对她来说最关键的是，尽快恢复身体运动和健康饮食。

汤姆森的研究表明，正确饮食可降低癌症复发的风险。2011 年，汤姆森参与了妇女健康饮食和生活（WHEL）的一项后续研究。[164,165] 这个项目的上一期研究结果令人失望，因为并未发现蔬菜摄入量与乳腺癌复发风险之间有明确关联。[165,166] 作为后续研究的主要作者，汤姆森和她的团队研究了 3000 多名乳腺癌幸存者的病例，比较了食用蔬菜量较多和较少的女性，发现蔬菜摄入量最多的女性，复发风险降低了 31%。[167] 而且，服用他莫昔芬且食用蔬菜种类更多（包括十字花科蔬菜，如西兰花、羽衣甘蓝和抱子甘蓝）的女性，复发风险更小。[167] 一项为期 11 年的随访发现，饮食更健康（每天至少吃 5 种水果和蔬菜）、参加体育锻炼（30 分钟健步走，每周 6 次）的女性，比不吃水果蔬菜且不运动的女性，死于癌症的风险减少一半。[168] 而且，在饮食和健身中只选择一项，与两项都不选，生存结果相似。这进一步说明，我们提倡的"抗癌六法"需要综合运用，方才效果最佳，不能仅注意饮食，或仅注意运动，或仅注意心智练习。生活方式的多种改变，要综合实施，这样才有最显著的效果。

大量摄入十字花科蔬菜，辅以多种其他蔬菜，乳腺癌复发风险降低

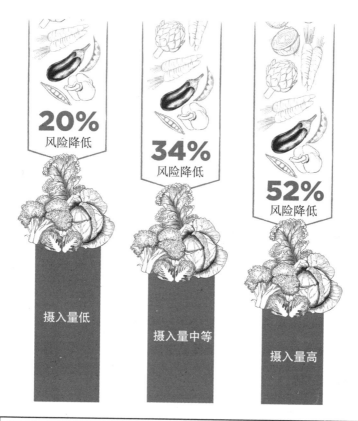

20%
风险降低

34%
风险降低

52%
风险降低

摄入量低

摄入量中等

摄入量高

辛西娅·汤姆森的研究发现，女性确诊乳腺癌后，吃的蔬菜越多，复发的风险就越低。食用十字花科蔬菜更多的人，风险降低更多。该图显示的是，将十字花科蔬菜作为第一大类蔬菜食用，同时食用多种其他蔬菜的女性，复发的风险降低更多。

Adapted from: C. A. Thomson, C. L. Rock, B. J. Caan, et al., "Increase in cruciferous vegetable intake in women previously treated for breast cancer participating in a dietary intervention trial," *Nutrition and Cancer* 57, no. 1 (May 2007): 11–19.
与劳拉·贝克曼合作改编。

汤姆森目前负责此类研究中规模最大的一项，重点关注饮食和体育锻炼对卵巢癌患者的影响。[169] 此外，她还在研究"高能量食品"对癌

症风险的影响。[170,171] 就理想的防癌抗癌食品这个课题而言，她认为，传统的营养学还原论与营养的运作方式是相悖的。她说："人人都在寻找管用的营养或元素，如维生素 E、β - 胡萝卜素、姜黄素（姜黄中的活性成分）等。这么做注定要失败，因为还原论没有考虑到食物之间的反应和相互作用，也没有考虑到已知其他健康行为也可以改变风险。膳食好比是浓缩的两万种化合物，经过长期作用，它们可以保护我们不生病。"

饮食与运动兼顾

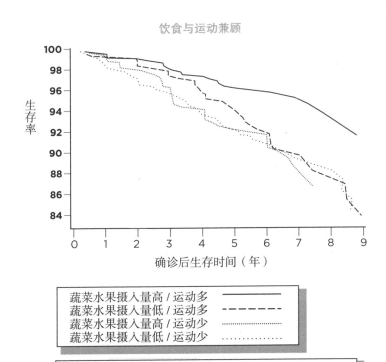

蔬菜水果摄入量高 / 运动多	——————
蔬菜水果摄入量低 / 运动多	- - - - - -
蔬菜水果摄入量高 / 运动少	··········
蔬菜水果摄入量低 / 运动少	············

参与妇女健康饮食和生活（WHEL）研究的女性，报告了其随访期内的蔬菜水果摄入量以及体育活动量。两项只注重一项的女性，与两项指标均低的女性相比，没有明显的生存优势。但是，两项均注重的女性，比其他三组女性明显生存更长时间。

Adapted from: C. A. Thomson, C. L. Rock, B. J. Caan, et al., "Increase in cruciferous vegetable intake in women previously treated for breast cancer participating in a dietary intervention trial," *Nutrition and Cancer* 57, no. 1 (May 2007): 11–19.
与劳拉·贝克曼合作改编。

营养的协同作用

在前面的章节中，我们已经注意到"抗癌六法"的其他方面对饮食的影响，以及饮食对它们的影响。睡前吃一顿大餐，可能会干扰睡眠，因为身体仍要卖力地消化深夜大餐。最新的证据也表明，睡觉之前吃饭，会扰乱生物钟的睡眠唤醒周期，并导致体重增加。[172] 喝咖啡因能让我们晚上熬夜，增加白天的压力。睡眠不足还会改变胰岛素、饥饿素和瘦蛋白的调节，破坏人体信号，让我们不知道什么时候饥饿，什么时候已饱。[173,174] 与此相反，饮食健康可以减轻压力，也有助睡眠。[175-177] 菠菜等绿叶蔬菜中的叶酸含量很高，可帮助人体产生 5- 羟色胺和多巴胺，它们是让身体放松的激素。压力过大、心情沮丧与睡眠不足一样，也会引起饥饿素和瘦蛋白信号紊乱，我们会因此吃得过多，变得肥胖。[178,179] 最近的研究还表明，微生物菌群的健康与心理健康和压力水平有关，因为肠道富含 5- 羟色胺，能否释放 5- 羟色胺，取决于肠道是否健康。[180] 这也许可以解释，压力为什么会干扰胃肠道健康，影响我们消化食物（包括健康和不健康的食物）。饮食对于运动的作用则在于，正确饮食能帮助我们全天葆有充足能量，体育锻炼时也不乏能量。

更让人称奇的饮食协同作用，体现在食物之间相互作用，可促进疾病预防和健康提升的效果。研究表明，食物中的营养素共同作用要比单独作用更好。一项针对 1000 多名中国女性的研究发现，她们吃的蘑菇越多，罹患乳腺癌的风险便越低。[181] 研究人员还发现，绿茶也有类似的作用。如果两项都做，既喝绿茶，又吃蘑菇，则乳腺癌风险降低更

每个人的新生

多。健康食品之间的这种协同作用，也与蔬菜品种多少有关。最好在盘子里搭配各种颜色的蔬菜，组成一道彩虹，这样的膳食最健康。即使是携带 BRCA 基因突变（易患癌症）的女性，食用品种多样的蔬菜，也可降低她们患乳腺癌的风险。[41,182–184]

民以食为天，饮食无小事。它可以让我们能量满满，也能让我们精疲力竭。至关重要的是，我们每天吃什么、喝什么，都是重要的选择，再也不能忽视了。我们要考虑的，不是自己想吃什么，而是身体需要什么。如果吃饭时要喝点什么，首选水。饮食搭配不能图一时痛快（甚至有上瘾的食品），而要考虑强身健体，或抵御疾病。

一饮一啄，都会影响健康，或积极，或消极。但是，知易行难，我们该如何坚持正确饮食呢？对我来说，专注科研是最佳方法，它能提醒我哪些事情是最重要的，让我走在正确的道路上。但我这种做法有点怪异。对于你来说，也许你生活的目的是为了某个人，或未来的某天做（或者见证）某件事，这就需要你有个好身体，而且要改善健康。就像内拉说的那样，她不想给癌症任何可乘之机，所以她每天吃饭时都牢记这一点。

饮食评估

与评估"抗癌六法"其他几个方面一样，评估饮食应从评估现状开始。我们最初设计 CompLife 研究时，邀请了美国 Full Yield 公司（一家颇具创新力的公司，融医疗保健和食品行业于一体）创始人兼首席执行官佐伊·芬奇－托腾参与讨论。[1] 我们关注的问题是，把你一天内吃的喝的所有东西看作 100%，你认为有益健康的食物占多少百分比，有害健康的又占多少百分比。理想的比例是有益健康的占 90%，有害健康的占 10%。当然，如果有益健康占 100% 无疑更好，但九比一是一个很好的目标，更宽容，也更容易实现。

常见食物自查表	
有益健康的食物	**有害健康的食物**
蔬菜	血糖指数高的食品（白米饭，白面包，白马铃薯等）
水果	
植物蛋白（豆腐等）	加糖的食物
豆类和小扁豆	红肉和加工肉
野生鱼	碳酸饮料或含糖饮料
有机 / 散养鸡和火鸡	油炸食品
坚果和种子	薯片和其他深度加工的休闲食品，添加剂过多的小吃
全谷类	糖果
橄榄油	饼干和其他高糖、深度加工的甜点

指南

· 记录饮食日志，持续 3 到 7 天，记下吃喝的所有东西。

· 自我评估结束时，仔细研究健康和不健康食品的分类。

  突出显示所有含糖食品、所有白色食品*（面包，面食等）或主要成分是白色食品的食品。

· 每天吃几种蔬菜？

  建议每天 5 到 6 种。

---

* 指的是白糖、通用面粉等加工食品或淀粉类食物。——编者注

· 每天吃几种水果？

建议每天 2 种。

· 返回上文，对比自我评估时认为的健康与不健康食品的比例。

是否高估了自己吃的水果蔬菜量？

是否低估了自己吃的不健康食物量？

离九比一的理想比例还有多大差距？

行动的第一步，并非是限制或减少现在的饮食，而是在现有饮食中添加抗癌生活食物。这个简单却又积极的行动，会慢慢取代不健康的食物。培养新的味觉需要花费时间，但假以时日，你感到健康的味觉已慢慢养成时，不碰上瘾的食物或饮料也就不难，而且会越来越容易。到那时，你会发现这些更重要的"上瘾"让人感觉更加舒服。或者，当你味觉变得更加敏感时，你会觉得之前享用的种种美味，突然变得太甜或太咸。

餐桌摆菜新理念

以前，我们家的餐桌中间摆着肉食（或面食），四周放上其他菜肴。改用以素为主的饮食时，艾利森和我感到最难办的事情是，不知道餐桌该怎么摆菜。以前首先考虑吃什么荤菜或碳水化合物，然后在旁边放上其他菜。现在则首先考虑吃两三种蔬菜和植物蛋白，旁边摆上其他菜。这就是以素为主的要义——摆菜新理念，中间放蔬菜。这是主菜，是餐桌上的明星，而不是配角。食物搭配组合的详细信息请参阅附录 B。

从早餐开始： 如果你准备每天吃 5 到 8 种蔬菜水果，且蔬菜比水果更多（日本人"饮食金字塔"的建议是，五六种蔬菜，两种水果，比例为三比一），[2] 那么就要从早餐开始做起：

· 如果你准备吃鸡蛋，可以加上香芹和西葫芦。大葱也非常有益健康，与鸡蛋搭配也很好。羽衣甘蓝或菠菜也可以。

· 如果你想吃钢切燕麦，在旁边添上一些水果和蔬菜。与碾轧燕麦片相比，钢切燕麦加工程度低，是一种全谷物。哈佛大学的一项研究，综合了 14 项涉及 786000 多人的长期研究数据，发现食用全谷物（如燕麦、糙米、大麦和黑麦）最多的人，死于心脏病的可能性降低 20%，死于癌症的可能性降低 10%。[3] 每增加食用 16 克全谷物，心脏病死亡的风险降低 9%，癌症死亡的风险降低 5%。

· 如果你想以水果为主，可以配上含坚果和酸奶（确保是未加糖分的酸奶）的格兰诺拉麦片。蓝莓、覆盆子、苹果和梨都富含类黄酮（一种天然化合物），可降低心脏病、癌症和糖尿病的风险。[4] 直接吃完整的水果比喝果汁要好得多，因为果汁含糖分高，而且不含纤维。另外，吃水果时一定要与蛋白质搭配，这样水果中的糖会释放得更慢。[5]

做饭前的准备工作：以蔬菜为主，重新规划一日三餐，需要提前把蔬菜准备妥当，因为这耗费时间。由于时间和精力都有限，备菜时人们通常把蔬菜先切好。

· 吃过晚饭，厨房收拾妥当后，开始煮全谷物（糙米、藜麦等）和豆类。一边煮，一边陪家人放松放松。煮好后，可以连锅一起放进冰箱，为第二天食用做好准备。

· 早上准备蔬菜，洗净切好，准备晚上烧。

· 如果可能，请家人在看电视时，洗洗抱子甘蓝或其他蔬菜。

· 午饭从家带，以免在外面吃得过多。

· 上班时，带些健康零食，例如一小袋杏仁，这样在休息室的时候，不会受他人甜甜圈的诱惑。

晚餐的温馨时刻：对于许多家庭而言，晚餐是家人互相交流的温馨时刻。要有一家人一起吃饭的样子，不要开着电视或其他设备，这样才能与家人更好交流。此时也是介绍以蔬菜为主的抗癌食物的好时机。艾利森和我经常上网学习我们不会做的那些素菜。既然饮食以素菜为主，那么就每周尝试一样新蔬菜。

撇开对蔬菜的偏见

许多孩子（和成人）认为他们不喜欢蔬菜，因为他们从未用心把蔬菜装扮得很诱人。他们从未撇开对蔬菜的偏见。

我们家的做法是"尝三口"。一道蔬菜，尝三口，如果还是不喜欢，算了。下次再吃这种蔬菜时，会是另外一种做法。我们发现，孩子尝三口后，不会觉得吃完这些蔬菜很难。还有，"把你的蔬菜吃完就好"这种说法，已经与我们现在看待蔬菜的观念不吻合。吃有营养的食品很重要，这是为了我们的健康，而不是为了得到犒赏的甜食。如果你需要先吃"难吃的食物"（蔬菜），然后才能吃好吃的（甜食），那么这种观点无疑是自欺欺人的。

抗癌饮食颠覆了这种观念。首先，盘中餐的所有东西对人体都有好处。其次，蔬菜和开胃蔬菜是饮食的重点。为了把蔬菜做得美味诱人，我们想了很多办法，比如加上足够的香料，或者搭配多种颜色，使之看起来像一道美丽的彩虹。总之，要精心准备，用心点缀。做好的蔬菜，不必（也不该）看起来像是罐头蔬菜。即使是蒸熟的蔬菜，也可以配上新鲜的香草，再洒上少许橄榄油和新鲜的胡椒粉，秀色可餐。

我们家还有个"十五种吃法"规则。意思是，同一种蔬菜，我们要有十五种吃法，不同的形式、不同的风格、不同的做法。

蔬菜的日常做法

准备一日三餐是件费力的事情。分享一个实用的诀窍，做蔬菜时，选择三种：一种需要备菜，另外两种不需要备菜。吃饭要有两三种蔬菜。备菜时多备一些，第二天再吃：早餐和鸡蛋一起吃，中餐做蔬菜沙拉吃，晚餐放煎玉米饼里吃。

要把盘中餐装扮成美丽的彩虹。保证每天都吃十字花科蔬菜：

· 抱子甘蓝，需要提前准备。一边看电视，一边清洗切菜，轻松搞定。

· 甜菜，可煮可烤。早上备好，做菜更省心。

· 菠菜，配橄榄油和大蒜，用平底锅快速做好。

· 芦笋，配橄榄油，蒸或烤，快速做好。

· 胡萝卜，或烤或炒，再加入菠菜和鹰嘴豆。

· 紫甘蓝：切成薄片，生吃。也可切成薄片后，配洋葱、大蒜和新鲜香草，炒着吃。

· 西兰花：蒸或烤，快速做好。

· 花菜：蒸或烤，快速做好。

· 羽衣甘蓝：早上洗好并去掉秆子，做沙拉（加少许盐）。也可蒸熟，放在多颗粒的吐司面包上，抹上大蒜，滴上橄榄油，味道很好。

选对蔬菜铺

只有买得更健康，才能吃得更健康。这听起来稀松平常，但不知有多少人，一边决心改变饮食，一边又重回老路，去买加工食品、熟肉、冷冻的比萨等。买菜前，看一看食谱。需要买什么蔬菜，列个清单。再看看是否需要买油盐酱醋等。买过的蔬菜就要吃，要不然就会变坏了。

想一想，付过钱的蔬菜，要物有所值，必须吃下去。这样想，对吃蔬菜会有帮助。

多看标签

下次买菜，见到之前迷恋的加工食品或饮料还想再买，不妨先看看标签。我就是这么做的，并且一再惊讶（尽管我现在不该再惊讶）地发现，我在商店看到的每一件可想到的商品，所含糖分都很高（4克约等于1茶匙）。除了要看已买东西的标签，也要看准备买的东西的成分、热量、脂肪和含糖量。总之，每个瓶瓶罐罐的标签，我们都要看。

外出就餐

美国人平均每周外出进餐四五次。[6]我们都知道，在饭店、小餐馆和咖啡馆就餐时，很难看清吃的东西是什么，也不知道食物的来源，更不清楚食物和饮料中含多少糖、盐和脂肪，无法做出健康的选择。根据美国疾控中心国家健康统计中心提供的数据，每天有30%的儿童吃快餐。[7]

奖励和庆祝的方式多种多样，不应当只是外出吃饭，还可以外出活动。即便是野餐也比外出吃饭好，因为你知道食物都是什么做的，也能控制糖、盐和脂肪的数量。

少吃糖

如今，想少吃糖难，想只吃限定量的糖难上加难。糖有60多种不同的名称，包括甜菜糖、蔗糖晶体、蔗糖、玉米甜味剂、玉米糖浆、玉米糖浆固体、结晶葡萄糖、浓缩甘蔗汁、果糖甜味剂、浓缩果汁、高果糖玉米糖浆、大麦麦芽糖、葡萄糖、麦芽糖、大米糖浆等。

尽量少吃所有人工添加剂。如果有健康的选择，就不要吃人工添加剂。如果没有更加健康的选择，看有没有替代品。关键是，要一直把自己和家人的健康放在心上。

接受癌症治疗的患者所需营养

如果化疗、放疗或手术让你的身体疲惫不堪，保持体力变得更加重要。正在接受积极癌症治疗的患者，蛋白质的摄入量宜为每天每千克体重 1.2 克。[8] 不接受治疗时，减少为每天每千克体重 0.8 克。[9] 举例说明。接受积极癌症治疗的女性，体重 59 千克，每天需要吃 70 克蛋白质（1 杯杏仁 = 30 克蛋白质；1 杯煮熟的大豆 = 30 克蛋白质；1 杯鸡胸肉 = 43 克蛋白质）（1 杯大约为 240 毫升）。不接受治疗时，这位 59 千克重的女性，每天需要 47 克蛋白质。接受治疗的患者，最好咨询认证为肿瘤专家的注册营养师，以确保摄入足够的营养。

糖类替代品

糖的危害，以及糖类替代品的许多未知因素，我们已经细说过很多。如果你仍旧爱吃甜食，我们建议食用少量的天然甜味剂，例如蜂蜜或枫糖浆。蜂蜜能抗炎和抗微生物，可以改善免疫功能。过去 5 年的研究表明，蜂蜜在动物模型和细胞培养物中具有抗癌特性。[10] 其他研究则表明，枫糖浆中的酚类化合物带来的血糖水平升高较低，而且可能具有抗癌作用。[11]

尽管大卫·塞尔旺-施莱伯宣称龙舌兰花蜜是一种健康的替代甜味剂，血糖指数低，但最新研究对此提出了疑问。虽然它听起来是天然产品，实际上经过深加工后含有大量的果糖。果糖比蔗糖进入血液的速度慢，停留时间更长。果糖含量高与胰岛素抵抗、高血压和心脏病有关。[12]

乳制品

乳制品可能会引起炎症。[13] 癌症是一种炎症疾病。流行病学研究认为，乳制品的摄入与前列腺癌的发病率增加有关。[14] 如果一定要食用乳制品，那么请多花两美元，购买食草动物的有机产品，尽量不要购买吃玉米、大豆和谷物等饲料的动物的产品，这些产品普遍存在欧米伽3、欧米伽6失衡的问题。可以考虑食用非乳制品食物，如大豆奶、杏仁奶、核桃奶、腰果奶等。

大豆

美国癌症协会建议，将大豆作为全食品食用，这是健康饮食的一部分，而不是补充食品。[15] 大豆含有优质的蛋白质和纤维，可以降低乳腺癌风险，改善该病的疗效。

酒精

酒精被美国国家毒理学机构计划列为明确的人类致癌物。[16] 喝酒越多，罹患某些种类癌症的风险便越大，这些癌症包括头颈部癌、食道癌、肝癌、胃癌、乳腺癌和结直肠癌等。[17,18]

如果一定要喝酒，女性每天不宜超过一杯，男性每天不宜超过两杯。但是，由于酒精是一种明确的致癌物，最好滴酒不沾。为了减少酒精摄入带来的糖分飙升，不要空腹喝酒。用餐时可以喝点啤酒、鸡尾酒或红酒。

烹饪温度

某些油在高温烹饪下会释放出醛，这种化学物质与癌症有关。[19] 在这方面危害最大的油是玉米油和葵花籽油，如温度达到350℃或更高，时间持续 20 分钟以上，危害更加明显。比较健康的油包括菜籽油、橄榄油、椰子油和核桃油（尽管核桃油价格昂贵）。但是橄榄油不可高温烹饪，因为它的烟点（达到该点时油开始散发烟气）低，并且会氧化，变得不健康。可以高温烹饪的健康油是菜籽油和鳄梨油。[19]

癌症和补品

自作主张服用的补品，可能不安全不可信。你确认自己缺乏维生素和矿物质吗？如果确认，能否通过吃全食达到正常水平？在某些情况下，例如缺乏维生素 D，可能需要服用补品。还有一点也请记住，某些维生素（如维生素 D）和矿物质是脂溶性的，需要与食物一起服用，而其他一些补品则应空腹服用。补品应被视作药物。必要时才吃药，因为这时医生已找到身体的缺陷或病因。为了满足营养需求，满足维生素和矿物质的需求，最佳方式是食用全食物、保持饮食均衡，而非吃补品。

癌症和饮料

如果吃饭时要喝点什么，首选水。水能冲走堆积在消化道中的所有毒素。[20] 水能产生唾液，用于消化；水能维持适当的细胞膜水分含量；水能促进细胞的生长、存活和繁殖；水能冲走废物（主要通过排尿）；水还能润滑关节。[20] 水有助于在大脑中制造激素和神经递质，通过出汗和呼吸控制体温，保护大脑和脊髓的结构完整性，转化和分解食物以获取营养，并将氧输送至全身。[20]

设法多喝水

·在水里挤几滴柠檬或橙子汁，加一小片柠檬草、新鲜薄荷或一片黄瓜。

· 买个水杯，随身携带。

· 每天从喝一杯水开始。

一般来说，每天至少要喝 8 杯的水。[20] 设想一下，在你的一天中，这会是什么情形呢？一天要续水几次？如何判断你的饮水量是否合适，医生给出一个很好的办法：看尿液的颜色。[21] 如无色透明，说明喝水太多；如呈深黄色，说明喝水太少。尿液应呈浅黄色且透明，此时饮水量适中。

自来水需要过滤吗？这取决于你所处城市及水污染状况。美国环境工作组已经汇总了各州大量的水质检测记录，以创建美国国家饮用水数据库。可以查询你所在的城市水质如何。如果数据库未包含你要查询的水源，可以向当地供水公司索要最新版年度水质报告（有时网上即可查阅）。

获知水质如何后，可以根据需要和预算选择过滤器。过滤器一般有六种：

· 滤壶。

· 套在龙头上的净水器。

· 龙头一体型净水器。

· 台面净水器。

· 台下净水器。

· 全屋式净水器。

过滤技术通常有两种：

· 活性炭过滤器：可减少铅等常见污染物。

· 反渗透系统，价格较高，但可以去除活性炭过滤器无法去除的杂质，如砷。

关键是要先了解自来水中的污染物，再根据自己的支付能力，选择针对已知污染物的过滤系统。

绿茶

茶含有多酚和类黄酮，都是有效的抗氧化剂。绿茶中的儿茶素含量是红茶中的三倍。儿茶素是类黄酮，有潜在的抗癌功效。实验室研究表明，绿茶可减缓或预防结肠、肝、乳腺、前列腺中的癌细胞生长。[22,23]另外，追踪人们多年饮食的研究表明，常饮绿茶可降低患结肠癌、膀胱癌、胃癌、食道癌和胰腺癌的风险。[22]值得一提的是，瓶装绿茶的儿茶素浓度差异很大。《男士健康》杂志 2010 年的一项研究发现，瓶装绿茶中的 EGCG（一种儿茶素）含量，从每瓶 215 毫克到 1 毫克不等。[24]

咖啡

最新研究表明，咖啡对降低癌症风险而言，利大于弊。[25]隶属于世界卫生组织的国际癌症研究机构，2016 年在《柳叶刀·肿瘤学》期刊上发表了一篇报道，认为咖啡不太可能引发癌症，且经常饮用咖啡可预防子宫癌和肝癌。[26]该机构汇集了全球 23 位科学家，梳理了 1000 多项研究，得出了上述结论。他们发现喝咖啡会产生强烈的抗氧化作用。实验室研究发现，咖啡会促进癌细胞的死亡。[26]

1. 记下一周内的饮食。以此为参考，多吃健康食物，这样就会舍弃不健康食物。向着 90% 健康食物的目标迈进。

2. 重新规划饮食结构，每餐都要有各种蔬菜和少量水果。蔬菜配菜和蔬菜应当是饮食的重点，而非配角。

3. 健康饮食也可以做得更方便。提前备好蔬菜。备菜时多备一份，这样本周内下次再吃就会方便一些。

4. 要买健康食材。事先想好菜谱，按清单购买。多看标签，注意有没有加糖。

5. 庆祝的方式应当是举行活动，而不是吃饭。不要用吃吃喝喝犒赏自己，散散步，做自己喜欢的体育锻炼，都是很好的方式。

6. 如果一定要用甜味剂，试试用蜂蜜或枫糖浆代替糖或代糖。

7. 少吃乳制品。考虑食用非乳制品的乳状物，如大豆奶或坚果奶。

8. 少喝酒。

9. 饮品首选过滤水。

10. 选一种喜欢的绿茶，经常饮用，每天至少 3 杯。

第十二章

环境和健康

亲爱的读者，你们已经知道，我始终坚信，每个人都对自己身体的自我修复能力有巨大影响。但我也很现实，在人类和癌症关系这个课题中，迟迟未触及抗癌生活的一个视而不见的问题：我们一心想着拥抱便捷生活，所以总在追求科学的运用，而未从全人类的立场，以更大的智慧追随科学的脚步。我们建立的工业化基础设施，污染了空气，污染了水，掠夺了土地资源。我们争先恐后地驯服大自然，控制大自然，为了向大自然索取更多的利益，我们使用更强效的化学物质和毒药，此时，我们无疑也在毒害自己。

我们生活在处处是化学物质的世界中，已经有几代人的历史了。时间久远，以至于我们已经习以为常，直到灾害降临，方才又意识到它的存在。2017 年 9 月，飓风"哈维"袭击了我的故乡休斯敦，从此开始影响我们的日常健康。[1] 化学品暴露变成了头条新闻，因为我们喝的水、呼吸的空气都染上了毒素。从 20 世纪 70 年代至今，在不到 50 年的时间里，已经批准了 87000 多种化学品用于商业用途。[2] 但是，在这些成千上万种开发和投放的化学品中，经过正式检查且对致癌潜能进行分级的，仅有 1000 多种。[3] 根据世界卫生组织发布的分析报告，在这 1000 种化学品中，有 500 种分级措辞谨慎，需要特别注意：120 种为"明确"致癌物，81 种为"可能性较高"致癌物，还有 299 种为"可能性较低"致癌物。[3]

但是，除了已分类的 1000 种之外，剩下的约 86000 种化学品，会以不计其数的方式组合变化，速度之快犹如风向变化，被我们吸入、吞噬，深入我们的皮肤，它们的致癌潜能有多大？我们究竟如何捕捉这些无形物质的数据，分析判断是否需将其列入明确或可能的致癌物清单？还有一些化学品，可能不会直接致癌，但可能改变我们的人体生物进程，并触发包括癌症在内的重病，我们又该如何处置这类化学品呢？

我们根本无从避免接触人造化学物，但仍可以想方设法减轻风险。最重要的是，我们要增强意识，我们呼吸的空气，喝的水，家中摆放的家具，身上穿的衣服，每天穿戴的物品，它们全都有化学物质。一次两次接触化学物似乎是安全的，但是我们每天都使用许多这样的产品，日积月累，长期接触，尤其是与其他化合物一起接触，其危害性究竟如何，大多未经研究，无从知晓。所以，身处这个充斥着化学物的世界中，我们首先要做的，就是提高警惕。有些人则选择在当地或全国范围内积极行事。的确，或许意识到这是影响成千上万人的大灾难，才可能会真正改变我们在化学物环境下的生活方式。

我们的家中到处都是化学品

每种家用清洁剂都含有许多化学物质，名称太多，无法说全。每一瓶装满清洁剂的喷雾剂，所含的化学品都存在相对毒性问题。[4,5] 你也许忍不住看看那些正在除污去垢的清洁泡沫，你也不妨再花点时间，反思、质疑这些泡沫的真实结果。

有毒化学物不是仅仅在水池下面才有。它们在洗发水、沐浴露、乳液、洗手液、香水、古龙水、须后水和化妆品中，甚至在牙膏和漱口水中，也都存在。[6]我们根本无法摆脱其纠缠，除非我们一直努力识别有毒化学物，并找到其替代物。但是，识别有毒化学物并非易事，因为化学制造商已经洞察我们"绿色健康"的愿望，对有毒产品精于伪装，让它们看起来不再那么有害。例如，你是否想过"香精"是什么成分？实际上，这就是化学混合物，美其名曰"香精"后，制造商不必披露具体化学物质。通常情况下，"香精"包含干扰内分泌的化合物，长久使用，会影响我们的激素水平。[7]你买过的厨具上，是否贴有"仅用于装饰目的"的标签？如果有，其油漆或面漆可能含有铅或其他有毒物质，这种碗碟不宜储放或展示食物。[8,9]甚至你装进口袋的收银收据也不干净，因为把数字打印在纸上需要用双酚A（也称BPA），这是一种已知的内分泌干扰物。研究表明，如果处理完收据后立即擦脸或进食，身体系统中的双酚A含量便会激增。[10,11]

显然，抗癌生活的重要一环，是做一个有主见的消费者。挣钱不易，我们买的种种工业制品、农业产品及其他产品，应当是减少自己和家人接触毒素的产品。如同"抗癌六法"其他五个方面一样，从细微处入手，我们就能收获抗癌生活的益处，减少和有毒物品的接触。在很多情况下，使用替代品，既简单又划算。

癌症是工业时代疾病吗？

英国曼彻斯特大学的研究人员考察了数千年来的癌症发病率，发现工业化与癌症（作为主要死亡原因）发病率上升之间有很强的因果关系。罗莎莉·戴维教授和迈克尔·齐默尔曼教授合作撰写了一篇论文，发表在2010年《自然综述：癌症》期刊上。该研究回顾了受癌症侵袭的埃及木乃伊及后人的相关数据，从而勾画出癌症普遍发病的时间脉络。[12] 他们发现"恶性肿瘤在古代遗体中非常罕见，这也许说明癌症在古代是一种罕见的疾病。由此提出疑问：致癌环境对现代社会究竟有何影响？"换言之，癌症的发生（或至少是癌症肆虐）与我们迈入工业化社会有直接关联。这项研究的推论，与我们整合肿瘤学领域的研究课题不谋而合。我们做相关前沿研究和建议时，会思考我们居住的环境：环境毒素如何影响我们的身体及预防疾病的能力？

探讨癌症与工业化之间的联系，一种可行的方式是查看癌症集群，以此考察在这个特定的社会环境下，我们自我修复甚至预防癌症的最佳能力，何以受到我们行为的影响。

癌症的地理分布

美国疾控中心对癌症集群的定义是："在有限的一段时间内，在某地理区域内的一群人中，发生的癌症病例数量超出预期。"[13] 癌症集群通常与工作有关，例如 18 世纪伦敦的烟囱清扫工高发的阴囊癌，20 世纪初美国"镭女孩"（她们在三个不同工厂中，将镭制的自发光涂料涂在表盘上）高发的骨肉瘤（一种骨恶性肿瘤）。[14,15] 此外，还有著名的疑似人为致癌的法律案件。在美国加利福尼亚州的欣克利镇，埃琳·布罗克维奇发现太平洋天然气和电力公司（PG&E），将超过 370 加仑（约 1400 升）受铬污染的废水倒入未做底板和侧板的废水池中，[16] 导致地下水的六价铬（一种用于防锈的化学物质）饱和。布罗克维奇当时任职于一家律师事务所，她和该所于 1993 年起诉太平洋天然气和电力公司，赢得了当时对污染公司的最大处罚。接下来的 20 年间，围绕这种水污染的有限科学数据成了法律焦点，甚至出现了更多因倾倒铬而引发癌症和其他疾病的案件。直到 2014 年，六价铬羽流扩散至数百英里之外的其他水源之后，这种化学物质才被正式确认为明确的致癌物。[17] 今天，加利福尼亚州欣克利成了一个名副其实的幽灵小镇。

美国 2001 年遭受 9·11 事件之后，出现了一个影响更大的癌症集群，患癌病例持续增长。截至 2016 年 6 月，美国疾控中心世贸中心卫生项目已登记超过 5400 人，据推测，他们因接触了袭击事件产生的致癌物和污染物而致癌。[18] 并且，随着时间往后，报告的病例也开始激增，最新注册人数是 2014 年的 3 倍，那时仅登记了 1822 个相关癌症病例。过去 3 年，每年新增 1500 个病例，并且这仅是登记在册的病例。[19] 受影响最严重的群体是先遣急救人员，目前有 4692 人通过该联邦卫生项目获得医疗保健和医疗跟踪服务。其他登记人员是在世贸中心附近生活、工作或学习的人。登记的 5441 名患者中，几乎有一半年龄介于 55 岁至 64 岁之间。[18] 该项目共有 6378 个单独癌症病例，意味着某些人患有多种癌症，病因是他们暴露于有毒的粉尘中，毒素有多种，包括石棉、铅、多氯联苯（PCB），多环芳香族碳氢化合物（PAHs）、玻璃纤维和二噁英等。[20]

识别疾病集群，可以为科学家提供研究机会，正式调查受害地区的环境与癌症发作之间是否有关。我们因此有机会发现明确的致癌物，并采取法律和社会措施，减少接触致癌物的概率。许多化学品生产商从中作梗，斥巨资用激进的办法阻挠这些科学调查，否认他们污染了地球，他们的所作所为与我们预防癌症和其他疾病的努力背道而驰。更令人担心的是，若我们呼吸的空气中含有低等级的致癌物，所有人都会遭殃。2017 年发表在《新英格兰医学杂志》上的一篇论文发现，即使美国的空气污染浓度低于当前国家标准，也仍与死亡率增加有关。[5]

1980 年至 2015 年，美国的癌症死亡人数下降了 20% 以上。尽管如此，研究人员根据美国国家卫生统计中心的数据绘制而成的癌症区域图显示，某些地区的癌症死亡率并未下降。[21] 例如：

密西西比河沿岸，位于路易斯安那州新奥尔良市和巴吞鲁日市之间，有一个 85 英里（约 136 千米）长的走廊，被称为"癌巷"。[22] 这片较贫穷的牧区（县），有 150 多家工厂和炼油厂，是包括癌症在内的污染病重灾区。

沿西得克萨斯州与墨西哥接壤的边界，肝癌的发病率呈大幅上升趋势，但研究人员尚未查明原因。[23]

佛罗里达州有 77 个超级基金站点（环境危险废物站点），数量排名全美第六。预计这里的新增癌症病例数还会进一步上升。[24] 最近发表在《统计与公共政策》上的一项研究，调查了佛罗里达州 1986 年至 2010 年的癌症发病率，发现这些有毒废物站点与癌症发病率的上升有密切联系。[24]

环境保护攻坚战

环境工作组（EWG）及同类组织，奋战在环保第一线，一边向公众提供建议，一边持续不断研究化学品对人类的影响，以敦促立法者制定相关法律，让化学品制造商在公共卫生方面承担更多的责任。肯·库克于 1992 年创立环境工作组，在过去的 26 年中，他和他的团队游说美国政府，希望政府以人民的利益为重，处理化学品生产公司的问题。[25] 环保改革进展得非常缓慢，翻阅 1976 年的《有毒物质控制法》（TSCA）便可了解。该法旨在规范新化学品的引入，或评估现有化学品在投放市场之前是否"安全"。但是，1976 年通过的该法案，视当时所有的化学品为安全可用，并可免受新法规的管辖。40 年之后的 2016 年，该法才得以修订，并且修订内容极少。肯·库克 2016 年 5 月发表了一篇文章，认为该法"修订得太少"，"无法保护美国人免受化学物的一系列危害：触发癌症及神经系统疾病，影响生育能力，造成免疫系统功能障碍，引发众多其他健康问题等"。[26] 库克特别提到了他所说的"7 种致命毒药"，尽管我们早已知道（有些已知道数十年之久）它们危害极大，但它们仍在流通。这"7 种致命毒药"是：

石棉：尽管科学早已确定，石棉与肺癌和其他疾病之间有直接联系，而且已有 50 多个国家禁止使用石棉，但它在美国依然合法使用。[27] 你仍可以在屋顶和乙烯材料中见到石棉，刹车片以及其他汽车零件（例如离合器）中也有，甚至在某些蜡笔中也有石棉。

甲醛：这是一种天然存在的化合物，含量高时会致癌。地毯、木地板、离子直发药水、指甲油、油漆、清漆以及家用清洁产品中，都可能含有甲醛。甲醛会破坏 DNA，长期接触，即便含量少，也会增加患癌的风险。[28]

全氟化合物：全氟化合物不黏结，防水，耐油，可用于炊具、防风雨外套和食品包装。虽然这类化合物中的 C8（8 表示碳原子数）美国已不再生产，但 C6 仍在继续使用，会引发癌症、甲状腺疾病以及其他健康问题。[29]

阻燃剂：许多软垫家具、儿童产品、汽车座椅等，都涂有氯化阻燃剂。阻燃剂会引发癌症和激素破坏等问题。[30]

氯乙烯：可用于制造 PVC 塑料和许多家用产品，如浴帘。接触空气中的 PVC，会影响神经系统，长期接触会导致肝损伤。[31]

双酚 A（BPA）：在食品和饮料的容器以及人体（包括子宫内的婴儿）中，都可能有这种化合物。2015 年，加利福尼亚州采取措施，将 BPA 列为女性生殖毒物。[32]

邻苯二甲酸酯：这些化合物使塑料更有弹性，可用于制作 PVC 塑料、溶剂、乙烯基地板、黏合剂和清洁剂。它们是内分泌干扰物，与糖尿病、肥胖、生殖问题和甲状腺问题有关联。[33,34]

令人遗憾的是，我们每天都会接触大量的化学物，这种情形几无改观，相关工作做得太少。医学博士玛格丽特·科莫，《没有癌症的世界：治疗新方案及预防愿景》[35]一书的作者，曾和我聊过这方面的困难。她认为，提高认识是第一步，知情的公众能更好改变自己的需求。"我想，如果公众知道，在加利福尼亚州购买面霜或其他个人护理产品，可能会比在康涅狄格州或新泽西州购买的同类产品更安全，毒性更小，他们一般会选用更安全的产品。"她接着说道，"他们也会很生气，给公司施加压力，这样的话效果就会不一样。这点我很肯定。但是第一步要让公众知情。"科莫认为，在个人护理产品和食品的环境监管方面，我们仍然停留在 20 世纪 50 年代的水平。"总的来说，消费者并没有意识到，个人护理产品中有许多有害的化学成分，对内分泌系统、生育能力、肥胖症等影响很大。这是非常严重的问题。"

环境毒素和内分泌干扰

最近 20 年左右，有关环境毒素如何引起内分泌或激素破坏的研究，出现了一个新的课题。以前的研究是，内分泌干扰物直接与某些癌症的发作有关，例如石棉是美国国家环保署认定的 54 种明确致癌物之一，它与肺癌和间皮瘤（来源于间皮细胞的一种恶性肿瘤）直接有关。现在的研究课题则是，内分泌干扰物通过模仿、增强或改变代谢调节，以不同的方式影响我们的健康。[36] 我们大多数人每天都接触各种各样的环境毒素，接触水平相对较低。在我们的食物、环境、身体穿戴涂抹的物品中，都有这些内分泌干扰物。从长远来看，这些化合物会干扰激素的产生和新陈代谢，为癌症和其他疾病的发生创造生物学条件。[35,37,38]

内分泌干扰物与传统致癌物的影响方式不同。它们的作用机制类似于我们的内分泌系统（我们的天然激素系统），但剂量水平极低，在生命的不同时期会影响人体的生理，并干扰正常的发育。致癌物引起细胞损伤和突变，而内分泌干扰物影响整个发育过程。例如，如果男孩和女孩在环境、食物或使用的物品中接触了某些（种类可能不尽相同）内分泌干扰物，他们的青春期会提前到来。美国疾病预防与控制中心的一项研究发现，接触了马桶清洁剂和空气清新剂中高浓度溶剂的女孩，首次月经期比接触量较低的女孩早 7 个月。[39,40] 这项 2012 年的研究是一系列研究的巅峰之作，这些研究都表明，环境毒素，尤其是模拟激素的环境毒素，可能会导致人类发生变化。这项研究中的化学物是二氯苯，在几乎每个接受检测的美国人身上都能找到。[41]

美国凯撒健康计划和医疗集团的劳伦斯（拉里）·库希带领的研究团队，一直在研究美国 3 个城市（纽约、辛辛那提和奥克兰）的 1200 多名青春期前的女孩，考察接触环境化物是否会导致她们青春期提前。随访受试女孩 12 年后，库希和他的团队认为乳房发育提前与两种化学物有关：三氯生（存在于多种产品中，如牙膏）和 2,5- 二氯苯酚（农药和氯化水中有此物）。[42,43] 这两种化学物质与女孩发育提前 4 到 9

个月有关。库希告诉我，他们对已收集的数据"勉强完成了初步研究"，但是美国国家癌症研究所 2016 年却拒绝再向该项目提供资金支持。

2011 年和 2012 年的报告发现，与 20 世纪 70 年代相比，美国男孩的青春期提前了 6 个月至 2 年，研究人员并未弄清楚原因。[44,45] 如果说女孩青春期提前是因为她们接触了环境中的雌激素类化学物质，如二氯苯酚或 BPA，那么男孩接触这些化学物质，只会让他们性成熟推后。也许这是因为男孩肥胖率上升，这会改变人体的激素水平。让人担忧的是，青春期提前，会增加乳腺癌和前列腺癌的风险。[46-48]

很难区分环境致癌物和内分泌干扰物的影响，因为在我们生活的方方面面，它们都如影随形，无孔不入。瓦萨学院神经科学教授珍妮特·格雷博士，在过去的 15 年间，一直研究内分泌干扰物。她解释说，我们的天然激素系统有助于保持"体内平衡"，即系统性激素平衡。但是，经过长久影响，模仿激素的内分泌干扰物和化学物质会导致这个精细的系统失衡。[37] "如果我们的器官完全发育后，出现了这些情况，我们认为可能会影响脑部健康，当然也会触发癌症，如乳腺癌。"格雷解释说，"如果子宫内的胚胎或胎儿发生内分泌破坏，长期后果会更加可怕。我们还会将这种内分泌破坏遗传给子孙后代，这是表观遗传学研究的新领域。例如，许多研究表明，部分现在患乳腺癌的女性，其女性亲属数十年前接触过滴滴涕杀虫剂，两者有关联。"

对内分泌干扰物的研究表明，接触低剂量的内分泌干扰物会产生长期影响（与此不同的是，致癌物移除后，损害相对较轻）。[49] 看来接触内分泌干扰物的确会影响未来的基因表达（这与经典致癌物引起的基因突变相反）。例如，芝加哥研究人员 2014 年发现，男性胎儿暴露于双酚 A（BPA）时，该化学物质会影响其发育中的前列腺，导致其未来更易患前列腺疾病。[50]

内分泌干扰物的影响是长期的，我们对此已经有了突破性认识，因此所有人在选择自己接触的化学品时应极其谨慎，尤其应关注其"不易察觉"的剂量通常是多少，隐而不现的长期影响究竟是什么。

环境工作小组2015年的一项调查发现，成年人平均每天使用9种个人护理产品，其中含有126种独特的化学成分。[51]该研究调查了2300多人，发现1/5的成人每天接触的个人护理产品中，含有上文提及的常见7种致命毒药，包括甲醛，我在上文已提到，国际癌症研究机构、美国国家毒理学机构计划均将其列为明确的致癌物质。[3]研究发现，女性每天接触168种化学物，约为男性的两倍。参与调查的普通男性说，他每天用5到7种个人护理产品。[51]其中可能包括除臭剂、牙膏、洗发水、发胶、剃须膏、须后水和乳液。普通女性使用9到12种产品。普通少女使用17种。[52]

作为14岁女孩的父母，我们对这个数据特别担心。化妆品（如保湿剂、护发产品）通常含有对羟基苯甲酸酯或邻苯二甲酸酯，都是内分泌干扰物。邻苯二甲酸酯与乳腺癌、肥胖症、不育症和哮喘有关。2014年，美国消费品安全委员会建议，禁止将多种邻苯二甲酸盐用于儿童玩具，因为研究已表明，接触此物的雄性大鼠生殖道异常。两者关系明显，这种疾病被称为"邻苯二甲酸盐综合征"。[53]

此外，那些标榜保护我们免受微生物侵害的产品，可能实则弊大于利。许多抗菌肥皂、洗手液和清洁产品，都含有三氯生。也许就在你认为将危险的微生物赶出自己的身体或房间时，环境雌激素正在悄然侵入你的血液或环境。2013年的一项研究发现，同我们提到的其他几种化学物一样，三氯生模仿雌激素，可能触发某些类型的乳腺癌。[54]

尽管很多公众仍不知情，但我们的认知正在大踏步向前迈进，我们的行为也在开始改变。

阴暗犹在，光明已现

我们的意识已经提高，检测能力已经增强，污染与疾病的直接关系已更加明确，所以事态发展趋势已经改变，我们已能够更好地识别环境毒素，更好地规避其侵袭。现在大多数超市（尤其是生态意识更强的消费者合作社和杂货店）都提供不含化学物的清洁和美容产品，品种齐全。例如，传统上属于高毒性美容的美甲，如今正在为越来越多的无毒美甲沙龙取代。还有，人们对干洗行业化学品的危险性更加敏感，更多"绿色"干洗店应运而生，用环保的替代品来干洗衣物。

同时，有机农业正在兴起。从 2015 年到 2016 年，有机产品的销售额跃升了 23%，达 76 亿美元，[55] 这对于我们的环境和孩子都是利好消息。美国中西部地区是农业径流污染最严重的地区，有机农业改善了这里的水质。2015 年的一项研究发现，加利福尼亚州 40 名儿童的饮食改为有机饮食一周后，其尿液中的农药水平下降了近 50%。[56]

环境危害的调查报告也曾引发市场的轩然大波。据美国《60 分钟》节目 2015 年报道，美国林木宝公司的强化地板甲醛含量超标，由此引发了数百万美元的刑事和民事赔偿。[57]2014 年，一位名叫瓦尼·哈里的美食博主发现，赛百味公司用瑜伽垫中发现的化学物质，充当面包中的漂白剂和面团调节剂。一时公愤四起，赛百味公司只好逐步停用偶氮二甲酰胺。[58] 此外，在多项研究表明苏打所含的棕色色素会增加癌症风险之后，许多苏打制造商开始逐步停用含有 4-甲基咪唑的人造色素。

2011 年，加利福尼亚州要求任何含超过 29 毫克 4- 甲基咪唑的食品或饮料，都应贴上警告标签。[59]

在保护消费者知情权方面，加利福尼亚州一直走在前列，确保公众可以了解化学成分及其接触情况。2017 年 10 月，州长杰里·布朗签署了《加州清洁产品知情权法案》，要求工业清洁产品的生产商在标签和网上列出成分，例如美其名曰"香精"的成分究竟是什么。[60] 在纽约州，州长安德鲁·科莫推行了"家庭清洁产品信息披露计划"，要求清洁产品制造商在线披露成分。[61]

与此同时，有些公司主动作为，未等法律出台便先行提高透明性。

哈利法克斯项目：认识癌症

哈利法克斯项目是一项全球协作科研项目，旨在探讨低剂量化学药品组合对人类健康的影响。该项目源起加拿大教育家勒罗伊·洛，他质疑科学家对这些内分泌干扰物致癌潜力的看法，请科学家关注一个问题：我们每天接触的低剂量"无毒化学物质"，何以日积月累影响我们，最终扰乱多个与致癌过程相关的系统？[62]

这个 2012 年至 2015 年实施的项目，共有来自 31 个国家的 350 多名癌症研究人员和科学家参与研究。[63] 研究成果对探讨环境与癌症的关系有重要意义。该项目的报告总结道："我们的分析表明，单个非致癌化学物在各个通道发力，对各种相关系统、器官、组织和细胞产生综合影响，最终导致协同致癌的后果。"

长期接触低剂量内分泌干扰物，必然带来健康风险。该领域的研究成果，为癌症研究人员提供了一个新路径：将环境毒素视作癌症和其他疾病发生的重要因素。此外，哈利法克斯项目的研究论文，有助于教育公众，面对污染物的危害，我们无须诚惶诚恐，而应采取行动。

少安毋躁

每一个癌症患者都不免猜想，自己所处的环境也许有致癌因素。大卫·塞尔旺－施莱伯也不例外。他认为，儿时在法国诺曼底玩耍的农田，到处都使用了农药（特别是莠去津），也许自己就是受了它的连累，因为同在那里玩耍、吃着那里粮食长大的两个堂姐妹，成年后都患了乳腺癌。在动物研究中，已发现莠去津可将雄蛙变成雌蛙。[64] 莠去津在自来水中无处不在，它与青春期延迟、前列腺炎和乳腺癌都有关系。[65,66] 研究发现它与前列腺癌也有关系，但需要更多的研究才能证明二者有直接联系。[67]

对我们每个人来说，留心生活中所有的农药、毒素和内分泌干扰物，显然并不容易。梅格·赫什伯格的"抗癌生活方式课程"，包括环境毒素的内容。学习该内容时，学员开玩笑地说，这是"神圣的废话"。[68] 虽然，了解日常接触化学物的知识很重要，但不能因噎废食，从此少买含有激素破坏性的化学产品，或尽量不接触毒素，毕竟家庭卫生更重要，打扫卫生就免不了接触化学产品。所以，虽然"神圣的废话"课很重要，但是梅格意识到，学习该课不能让大家草木皆兵。她解释说："很快，我们就转向了有实用价值的内容，这样大家就可以成为更有见地的消费者。少安毋躁，我们真的做到了。"

在环境毒素和抗癌生活方面，我们能做什么，不能做什么，了解这些很重要。我们每个人都要意识到，空气、水、食物和其他消费品（美容用品、衣物、家用建材和家庭用品）中含有哪些主要已知毒素。

例如，大多数人都不知道自来水中含有什么，我们只知道拧开水龙头，接水喝而已。但是，全美媒体曝光的几起骇人事件，引发了人们的关注。例如，密歇根州弗林特的供水因受危险细菌、工厂径流和铅的污染，爆发供水危机，引发全美关注。[69] 尽管许多人可能认为这是一个孤立事件，与整个国家无关，但美国环境工作组的报告显示，在45个州的近9000万美国人的饮用水中，发现一种工业溶剂，属可能致癌物，这种物质也常见于化妆品和家用清洁剂中。[70]

我们大多数人认为，给我们用的水理所当然应当是干净的，其实远非这么简单。塑料水瓶大多会渗出不安全的化学物质，例如双酚A（当然现在很多产品已不含双酚A）。[71] 即便生产商不再使用某种有害物质，他们会换用另一种有害物质，危害甚至更大。例如，许多产品已不含双酚A，替之以双酚S，但它的危害与双酚A相同，甚至更严重。[72]2013年，得州大学医学院的谢里尔·沃森研究发现，即使浓度很小的双酚S，也会破坏细胞的正常功能，其内分泌干扰风险与双酚A相当。[73]

格伦·萨宾确诊慢性淋巴细胞性白血病后，决定放弃常规治疗，转而依靠改变生活方式抗癌。他做的第一件大事就是，更换家里和办公室的滤水系统。"我装了一个家用软水系统，过滤掉大量的氯和其他东西，还装了一个反渗透饮用水系统。"格伦认为自己的协同抗癌生活计划主要包括：清洁无毒素的用水、抗癌饮食、保持良好睡眠、追求生活的深层意义等。

谨慎行事

意识到生活环境中处处充斥着化学物质时，你也许会满心焦虑。我们并非想让你崩溃，只是想让你更加清晰地意识到，长期接触各种化学物质，对健康有潜在影响。尽管大多数环境毒素与癌症的关联可能永远不会有定论，但是有定论的清单已然越来越长，而且我们并没有理由相信，随着我们追踪化学物的能力越来越强，研究化学物对人体的影响越来越多，这份清单就不再会变长。

鉴于政府机构对化学物的监管松散被动，消费者更应该多看标签，做出健康选择，减少接触化学物和毒素。我们家的做法是"预防原则"：确认某种化学物无害之前，尽量不用。任何个人护理产品中名为"香精"的成分，都含有化学物，都可能破坏内分泌，购物时，我们会将其放回货架，转而寻找能够识别成分的产品，不含对羟基苯甲酸酯或邻苯二甲酸盐，因为它们可以模仿我们体内的激素。在当前这种疏于管制的社会下，从每天晚上放松身心的耐火沙发，到含有内分泌干扰物的洗发水，再到每天早上使用的其他个人护理产品，无一不含有已知和可疑的致癌物。选择产品时宁缺毋滥，是减少接触的唯一方法。

环境的协同效应 ▸

环境与"抗癌六法"其他方面的联系不甚明确，但是新的研究数据表明，若有了更多研究，这种联系就会更加明确：

- 肥胖：2014 年的一项研究发现，儿童接触用于制作软化塑料的化合物，更容易发胖，患糖尿病的风险也更高。[74] 纽约大学的研究人员检查了 750 多名青少年的尿液和血液，发现邻苯二甲酸二辛酯（DEHP）指标较高的青少年，其胰岛素抵抗（糖尿病的前兆）升高。[75] 另外，双酚 A 指标高也与超重或肥胖有关。双酚 A 指标较高的青少年的肥胖率，是双酚 A 指标较低的青少年的两倍。[76] 研究人员推测，双酚 A 指标高可能会破坏激素平衡，扰乱新陈代

谢。但仍需更多研究的支撑，方能证明二者有直接关联。[77,78]

· 睡眠：2016 年的一项研究发现，双酚 A 水平与睡眠也有关联。[79]
研究人员分析了美国国家健康和营养调查收集的 2005 年至 2010
年的相关数据，发现尿液样本中双酚 A 指标较高的人员，报告他
们每晚的睡眠时间少于 6 个小时。睡眠不足与肥胖、糖尿病、代
谢综合征、心脏病和癌症有关。

· 运动：密苏里大学 2015 年的一项研究发现，接触双酚 A 或炔雌
醇（即避孕药中的雌激素）的雌性小鼠，运动更少。[80] 研究人员
让尚在子宫中的小鼠接触化学物质，在断母乳时也让其接触。研
究发现，即便在小鼠最为活跃的夜间，这些小鼠的活动也较少。
它们行动更慢，喝水更少，睡觉更多，而且燃烧碳水化合物比脂
肪更多。许多研究人员认为，这是人类肥胖的一个原因，因为未
消耗的脂肪逐渐在体内积聚。

走向更清洁的生活

　　面对环境毒素，保护自己说到底就是一个原则：尽力把控，减少接
触，顺势而为（一旦其他环境危险因素变得明朗，立即在社区中行动起
来）。我们接触的许多环境污染物，要么无法控制，要么需要立法和行
动方能改变。我们认为这些工作都很重要，但仍希望从每天所做的选择
开始。你的洗发水含有什么？清洁浴缸时使用的清洁剂含有什么？发胶
含有什么？每晚睡觉前用的牙膏含有什么？我们建议从简单的事情做
起，清洁身体，清洁房间。创建抗癌环境，要从创建清洁家庭开始，从
选择将自己置于何种环境开始。

当今社会，商家为了利益，往往会罔顾安全。作为消费者，你有责任检查、监测并控制自己接触的环境毒素。避免接触所有毒素很困难，但我们仍可参考下文介绍的预防措施，尽量减少接触化学物。这些预防措施包括，少将毒素用到身上，少将毒素吃进肚里，尽量避免接触家中和外面的毒素。如果不确定是否有害，就谨慎行事，不去冒险。我们要从头到脚检查是否接触毒素，然后逐一检查房间，从清理房间的清洁用品，到我们坐着的椅子，再到休息的床铺，无一遗漏。尽量去除身上和家中的疑似危险化学物，如果获知更多危险毒素，应立即保护孩子和身边的人免受侵害。此外，我们都知道，应避免过多日晒，不要吸烟，也不要吸电子烟。众所周知，阳光和烟气会致癌，因此要避免曝晒，不要接触任何烟草以及电子烟中的化学物。

创建抗癌环境的五个要领

1. 清除家中的化学物。

2. 过滤饮用水。

3. 少将毒素用到身上。

4. 少将毒素吃到肚里。

5. 留心更广范围的环境问题。

清除家中的化学物

清除化学物的方法不尽相同。很多人认为最简单的方法是，逐一检查家中的每个房间，清除可能有危险的产品。还有一种方法是，以身体部位为线索，从头到脚检查自己接触了小环境中的哪些产品。最小的环境就是你的家，因此从清理居家环境开始。

打造无化学物的健康之家

· 进门脱鞋。大街和草坪上到处都是杀虫剂、除草剂、油、油脂和其他有毒化学物质。

· 打开门窗，通风换气。新房门窗紧闭，特别容易积聚毒素。

· 不要在家中使用有毒农药。

· 选用天然无毒的清洁产品用于洗衣、洗碗等。

· 逐一检查家中每个房间，查看是否使用了化学物质。

· 买一台带高效空气过滤器（HEPA）的真空吸尘器。每周吸尘两次，因为尘垢中可能携带毒素。

· 室内植物是天然空气净化器，某些植物净化效果更佳。如果家有宠物，须留意某些植物可能对宠物有毒。可参考美国爱护动物协会有关有毒植物的信息。

· 香薰蜡烛有两个隐患：香气和蜡。使用人造香料蜡烛，可能会吸入内分泌干扰物。大多数蜡烛是用石蜡制成的。石蜡是石油的副产品，释放出的苯和甲苯等化学物质，是明确致癌物。[1,2] 最安全的蜡烛用的是蜂蜡。此外，蜡烛芯大多含铅，铅释放到空气中有害健康。[3]

· 尽量使用不含或含量低的挥发性有机化合物（VOC）。涂料干燥后，挥发性有机化合物释放到空气中，会引起急性症状，包括头痛和头晕。长期影响尚不确定，但美国环境保护署认为，某些挥发性有机化合物是疑似致癌物。[4]

· 家具上勿用阻燃剂或防污剂，这些都是致癌物。[5]

· 如准备用地毯，先在外面通风几天，然后再拿进家里。许多地毯和垫子都含有挥发性有机化合物和防污剂，防污剂含有全氟化合物。最好使用不含有机化合物和防污剂的地毯。

· 勿用空气清新剂，因为它们通常含有不良化学物，如内分泌干扰物和邻苯二甲酸酯。

· 下次再买床垫和枕头时，考虑选用无毒产品（不含挥发性有机化合物和阻燃剂）。买前多做调查，寻找诚信可靠、生产过程透明的厂家。

过滤饮用水

· 美国自来水中所含化学物大多不受管制，稳妥起见，需过滤使用。水中含有大量污染物，有氯、氟化物和其他有毒元素、化学物（包括在径流、生产和家用中产生的化学物，以及稀释的处方药和非处方药）等，不一而足，因此过滤水是抗癌家庭的必修课（上网了解你所在地区的水质）。[6]

· 可以选用各种过滤器，价格不等。台面净水器或台下净水器，性价比高，且使用方便。另外，记住给淋浴喷头安装过滤器，以减少吸入雾化的化学药品，这些化学药品会进入肺部，输送到血液里。[7]

· 少喝塑料瓶里的水。塑料可能渗出双酚 A 之类的化学物，污染水质。随身携带一个不锈钢杯或玻璃杯，放在包里。不建议用铝质杯子，因为杯内可能含有双酚 A。多做些功课，或者就坚持用玻璃杯和不锈钢杯。

少将毒素用到身上

许多公司知道，消费者的需求是几乎不含任何明确毒素的产品。现在几乎每种产品，都有无内分泌干扰物、无致癌物的类型在市面上供应。下次再去美发店或美甲店，问问他们的"绿色"产品。回家后上网调查，参考美国环境工作组等组织对这些产品的意见。

下面这份清单，罗列了男女日常使用的产品。对照这份清单，检查你目前的产品是否不含毒素。用复选框标出。也许不可能找到完全健康的产品，但不妨仔细阅读标签，可能的话选用其他产品，以减少接触毒素。

家中自制的溶液，适用于下表所列的许多用途，尤其适合清洁和洗衣。它们便宜、无毒、高效，不可小觑。

查阅标签上的成分时，请参阅"附录 C 环境毒素清单"。

洗护用品

□洗发水 | □护发素 | □发型设计产品 | □肥皂 | □抗菌洗手液 | □牙膏 | □除臭剂 | □洁面乳 | □爽肤水 | □保湿霜 | □眼霜 | □护手霜 | □润肤霜 | □香水

化妆品

□卸妆液 | □眼部卸妆液 | □粉底 | □妆前乳 | □粉 | □遮瑕膏 | □眼影 | □眼线笔 | □睫毛膏 | □腮红 | □烫金粉 | □唇线笔 | □口红或唇彩

指甲护理用品

□指甲油｜□指甲油去除剂｜□护甲油

美发用品

□染发剂｜□造型乳液｜□发胶｜□定型水

洗衣用品

□洗衣液｜□织物柔顺剂｜□织物柔顺片｜□漂白产品｜□羊毛烘干球

女性卫生用品

□卫生护垫｜□卫生棉条

防晒用品

□非喷雾式防晒用品，因为喷雾可进入肺部｜□防晒唇膏

杀虫剂

□非喷雾式杀虫剂

家庭用品

□卫生纸｜□洗碗液｜□纸巾｜□空气清新剂｜□万能清洁剂｜□马桶清洁剂｜□地板清洁剂｜□超细纤维布，用水即可洗净｜□海绵｜□家用清洁剂｜□空气清新剂｜□任何有气味的产品

家居装修

□不含（或少含）挥发性有机化合物

□涂料不含挥发性有机化合物，或含量低。用硬木地板、可洗小地毯，而非毛皮地毯

□不含防污剂或阻燃剂的家具

少将毒素吃进肚里

吃有机食品

·农药残留量最高的12种农产品是：苹果、甜椒、芹菜、樱桃、

葡萄、生菜、油桃、桃子、梨、土豆、菠菜和草莓这些食用有机农产品尤为重要。[8]

食品包装

· 如可能，买玻璃封装的食品，不买铁盒罐头、塑料胆、塑料包装的食品。

食品保存

· 用玻璃、陶瓷或食品级不锈钢制成的容器保存食品。

· 如需要用塑料袋包装，先用羊皮纸包装食品，再将其放入塑料袋。

炊具

· 使用食品级不锈钢、陶瓷和铸铁做的炊具。

· 使用竹子或木头做的砧板。

· 不要将塑料尤其是聚苯乙烯泡沫塑料放入微波炉。

留心更广范围的环境问题

如前所述，面对环境毒素，我们尽力把控即可，超出能力范围的且不要劳神费心。尽管如此，我们所有人仍然可以采取措施，减少接触更大环境中的潜在致癌物。

谨慎使用手机： 接触射频辐射与癌症之间的联系仍是热议话题。2011 年，国际癌症研究机构得出结论，使用手机可能使人类患癌。但是，综观许多其他研究，结论却各不相同。[9]大卫·塞尔旺－施莱伯在《每个人的战争》一书中，曾对使用手机发出警告，今天看来仍可借鉴："要小心。"我们现在接触的电磁场更多，某些类型的癌症发病也可能增加，免疫系统较差或遗传易感性较弱的人群尤易受害。[10,11]此外，因为大脑在青春期时仍在发育，所以儿童和青少年可能更容易受电磁场的危害。

因此，我们说"要小心"，意思是使用手机应注意如下事项：

· 与手机保持一定距离。通话时可用有线耳塞、免提功能；待机时，也不要将手机靠近身体。

· 信号弱，或身体移动时，尽量不用手机。信号弱时辐射最强。移动时，信号从一个接收器转到下一个接收器，辐射也会变强。

2014 年，加利福尼亚州曾考虑发布有关安全使用手机的警告和指南，但由于种种原因，直到 2017 年才向公众发布。[12,13]

汽车用品：清洗汽车内部要用绿色环保产品。自助洗车时，用自带的绿色环保产品和抹布。

干洗：美国约有 85% 的干洗店使用全氯乙烯（又称四氯乙烯，英文缩写 PERC）。美国国家科学院将其列为"可能的人类致癌物"，在动物研究中显示会致癌。[14,15]

尽管全氯乙烯对人体的危害尚不明确，我们建议对干洗采取以下预防措施：

· 进家前，从干洗袋中取出干洗衣物。

· 在户外晾衣架上晾挂至少两个小时。

· 如果你住在公寓里，在干洗店时就拿掉塑料袋，把衣服拿回家。出门时，放室外通风。

· 放在衣柜的干洗衣物，外面不要包着那层塑料袋。

· 不要把干洗衣物放在车上，因为挥发物会在车内积聚。

你也可以找找"绿色"干洗店。这些干洗店采用多种不用全氯乙烯的干洗工艺，包括：

· 二氧化碳清洗：该工艺用液体二氧化碳代替全氯乙烯。用特殊设备将气态二氧化碳变成澄清液体，再用泵将其抽入储罐中待用。

环保署批准了这种工艺。[16,17]

· 有机硅清洗：该方法与传统干洗类似，但它使用专利有机硅溶液去除织物上的污渍和异味。环保署仍在评估该溶液（十甲基环五硅氧烷，或称 D5）是否对人体健康构成潜在风险。

· 湿洗：这是一种无溶解洗衣方法，即在高科技机器中，用水和特殊洗涤剂清洗衣物。环保署批准了该方法，因为它不用危险化学品，也不产生化学废物或空气污染。[18]

· K4 系统：这是一项德国技术，使用基于乙缩醛的溶剂。据报道，该溶剂可生物降解，对环境安全。

抗癌生活指南之
环境总结

清除家中的有毒化学物

- 逐一检查每个房间，清除潜在的危险品。

- 进门脱鞋。

- 视室内植物为天然空气净化器。

- 用硬木地板或可洗地毯，不要铺毛皮地毯。

- 选用没有防污剂或阻燃剂的家具。

- 选用不含挥发性有机化合物的涂料。

- 选用无毒的枕头和床垫。

- 过滤饮用水。

- 使用天然、无毒的清洁产品（醋水混合物是不错的选择）。

- 不要使用有香味的产品。

减少身上毒素

- 检查所有人体产品的成分，例如洗发水、护发素、牙膏和除臭
  剂。逐渐换用低毒和无毒产品。

- 选用不含有害化学物质的化妆品。

- 少用化学染发剂和人造美发产品。

- 选用无毒的洗衣、洗碗用品。

减少体内毒素

- 食用有机食品。

- 用玻璃品存放食物，勿用塑料品存放。

- 用食品级不锈钢或铸铁炊具。

- 用木质砧板。

- 花洒喷头要装过滤器。

- 不要用塑料制品盛装食物放进微波炉。

留心更广范围的环境问题

- 手机与身体保持一定距离。

- 用天然无毒的产品清洁汽车。

- 干洗衣物在外通风后，才能拿到家中或放入衣柜。

- 选择的干洗店应使用绿色干洗技术。

后记

认识大卫·塞尔旺－施莱伯大约一年后，我有幸接受组织方的委托，代表他在一年一度的安德森联络大会上发言。这个年会在休斯敦举办，主题是患者的生存。大卫原本要在大会上做主旨发言，但那个夏天他旧病复发，病情很重，无法出行，只好致电巴黎的会议组织方，取消了发言。彼时大会召开在即，组织方征求我的意见，希望我能代为发言。虽然大卫的演讲稿我已读过两次，但由我代讲却又是另一回事。

接受委托后的那个星期，我和大卫保持密切沟通。他分享了幻灯片，我们一起补充了一些最新研究成果，并在电话中讨论了要点。此前，我们已有密切合作，共同发起并资助了"综合生活方式研究"项目。该项目进展顺利，有望成为能同时监测生活方式多个方面影响的临床研究之一。在这个领域，能做到这一点的着实很少。这个项目取得的成绩，与大卫的支持密不可分。在个人情感上，我把大卫看作志同道合的朋友，他颇认同我孜孜以求的目标：让生活方式成为防癌抗癌的常规方式。这次由我代他演讲，我也希望做到尊重他的观点。

会议开幕的那天，会议厅座无虚席。我清楚地记得，面对全场的癌症生存者，我满腔热忱，向大家传递了抗癌生活的讯息，有力量、有鼓舞、有希望：他们可以为自己的健康积极作为；他们的生命并未走到尽头；他们可以从当下开始，改变自己的习惯和行为，拥抱生存机会，改善生活质量。那一天，大卫利用身体自然防御系统积极影响疾病进程的故事，仿佛是我亲历的人生。从那晚起至今，我已经做过几百场有关癌症和生活方式的报告，但第一次代表大卫做的报告，确乎是一个转折点。

从那时起，发生了很多变化。过去的十年，在我认同的道路上，我们真的取得了很多成绩，这些最终都成为预防和治疗癌症的坚实基础。几乎每一天，都会涌现新的研究，证明我们在生物协同作用上可以有所作为。而且，随着人类基因组图谱绘制完成，我们对人类行为基因表达的影响有了更深理解，肿瘤界的认识也最终有了进步。

我们现在知道，我们的身体并非是自己血统或基因随意而为的产物；在生命的任何阶段，即便身患疾病，我们仍能积极改变健康轨迹，并且这一认识伴随日渐增多的科研证据，正在改变有关癌症的话题。癌症治疗，除了传统的治疗方法之外，必须将癌症预防纳入其中，而且我们要力争在第一时间预防癌症。

残酷的现实是，至少在可以预见的将来，癌症将是我们生活的一部分。但是，还有一个事实是，超过一半的癌症是可以预防的。[1]并且，这个比例还可能比较保守。如果我们生活自律，遵循抗癌生活的法则，保证自己和家人的生活更加健康、更加科学、更加平衡，那么可以避免2/3的癌症，以及大多数心脏病、脑卒中和糖尿病。研究证实了这一点，这给了我希望：癌症的发病率也许能够降低。我们还开发了一些工具，用于衡量生活方式改变的效果。这些变化一度被认为太抽象而无法测量。现在运用新技术和数字成像系统，可以真实地绘制基于人群的流行病学研究，并测量改变生活方式后特定疾病生物标志物的变化。基因行为随着生活方式的改变而发生改变时，基因热图就会出现差异性的变化。我们还可以通过简单的验血，检测蛋白质负荷的微小变化，以此检测癌症或其他疾病的敏感性指标。这些科研工具，连同书面和口头报告一起，都验证了我们曾经怀疑过的那个问题：抗癌生活确有其效。

一位同事最近对此有过总结，言简意赅："癌症很复杂，可是预防癌症不复杂。"

我们无法摆脱癌症的流行，这一态势正越发明朗。美国政府曾发起"抗癌登月计划"的重要倡议，拟斥资数十亿美元用于癌症的精准治疗和早期发现。相比之下，通过改变生活方式预防癌症，仍然是预防和提高疗效的最经济、最有效方法。癌症护理的未来，是抗癌生活与精准医学的真正结合。时不我待，我们要最终从疾病护理模式，转为健康护理模式。

为了健康而活

人们求变的动机很复杂。但我们经常看到，一旦患癌，人们感到警醒，被迫采取行动应变。死亡临近的现实，无疑敲响了一记沉重的警钟。尽管大部分人都客观认识到，在这个地球上我们光阴有限，但我们的大脑很狡猾，总是让我们与终有一死的事实保持一定距离，直至垂垂老矣，或大病来袭，方才意识到，我们的生理平衡、我们的健康、我们的幸福，终究要走到尽头。这个意识让我们再次关注身体，这样的警醒时刻便是改变的开始。

但是，我们不必等到心生恐惧时才积极行动。癌症，尽管非常复杂，但毕竟已不再是未解之谜。我们掌握了充分的科学证据和知识，能够做到通过改变生活方式，遏制包括癌症在内的老龄化疾病。过去的十年，当然也是自大卫《每个人的战争》一书首次出版以来，我们已开始破解癌症生物学的密码，开始了解是什么触发了有害协同机制，让癌症得以生长发展。我们知道的越多，能够做的就越多。

抗癌生活从哪里开始

我们的生活复杂、忙碌且不断变化。抗癌生活策略应当与此适应，尽可能灵活应变。开启抗癌生活，我们认为应当从它最重要的部分做起：社会支持。只有认可了一种不同的生活方式，并且认为"我也能这么做"，我们才能摆脱负面的、不健康模式的束缚，向更好的方向努力。只有得到了社会支持，我们才能在力不从心时，找到积极改变和安心前行的力量。支持体系一经建立，我们就会真正改变对生活和生活目的的看法。我们采访的 CompLife 研究项目的患者和癌症长期生存者，绝大多数人认为新生活方式最重要的部分，不是饮食或运动，而是改变观念。本书自始至终也持同样观点。对于很多患者来说，考虑日常生活方式时，重点和目的只有一个，就是早日康复。但是要想做到这点，首先要有重要的认知转变，应该意识到，日常选择将对自己的健康和生活质量，产生真实的、可以衡量的影响。

保持身体健康，贵在适度、平和、一致。任何不必要的、反复的、长期的压力，都将摧毁我们抗癌生活的最佳行动，速度之快，破坏之深，非其他因素可以比拟。所以，我们有了支持系统之后，首先应当管控压力，之后才能考虑饮食、运动、睡眠等其他行为。否则，我们原本希望通过培养健康习惯，形成抗癌生活协同效应的目标，就将无从谈起。此外，科研证据也清楚地表明，摆脱压力的束缚，我们身体的自我修复能力会更强，更不利于癌症的生长。

先考虑自己

到目前为止，所有报名参加 CompLife 研究的女性都认为，试验方案中最难做到的是，先考虑自己。她们已经习惯了先照顾他人——孩子、丈夫、上司、年迈的父母等，再照顾自己。最近，伯切特与其他 CompLife 女性一起参加了静思会，再次关注健康生活选择。她说回到之前生活的老路之后，把他人需要置于自己需要之前，工作太累，睡眠不足。在这个抗癌团体的帮助下，她又重新认识到，照顾好自己更加重要。静思会结束后，她写道："我真切地感受到，我们互相理解，互相鼓励，这一点给我感触最深。是否认识并不重要，这是一种发自内心的感受，因为我们希望彼此都能拥有长久、健康的生活。"

学会把自己的健康放在首位，对大多数人来说并不容易，对女性而言尤其困难，因为她们从小受到的教育就是，首先考虑他人的需求。其实，我们学会如何最好照顾自己之后，就会很快发现，我们也能更好地支持他人的需求。

从行动到目的

为了健康而活，意味着我们的生活要极其刻意、极其务实、极其现实。我遇到的每一位癌症患者几乎都认为，是不可否认的病情，让他们直面现实，有时是平生第一次。以前在乎的一些事情，现在似乎可以放下了。最重要的事情，感觉愈发重要了。生命有了新的意义。身体有了新的意义。生命的意义和目标，不再是名誉和成功，也不再是其他虚幻之物，而是健康和专注生活。

我们专注自我康复时，往往会走上一条能发挥真正潜力的道路，结果出乎我们的意料。这样的故事，癌症生存者及其支持者一次又一次对艾利森和我说过。这里举四个例子。第一个例子，莫莉。她是侵袭性脑瘤患者，当时的预期生存时间仅为 6 至 18 个月，但截至目前，她已生存了 18 年半。刚患病时，她形容自己是"一个身体上、情感上、意识上的废人"，半身不遂，全身抽搐，听不懂、说不出一句话，没有记忆，情绪极端化，喜怒无常。在神经可塑性远未得到认可的当时，莫莉就告诉医生，她要"重新连接大脑"。为了坚持自己的治疗方案，她想尽了办法。最终，让人称奇的是，即便是做核磁共振检查，她的脑瘤也看不到了。照顾自己之余，她还倡导健康生活，鼓励人们勇于跳出预期预后的束缚，她向需要鼓励和安慰的胶质母细胞瘤患者提供支持。她承认，这种生活并非是她想要的，却又以一种她不曾料到的方式体现价值。第二个例子，梅格·赫什伯格。她意识到，改变生活方式的医学指导有助于降低癌症复发的可能性，但是这样的指导恰恰不够，这激发了她创立基金会的想法。这个基金会面向患者及对癌症预防感兴趣的人群，提供线上和线下课程，讲授抗癌生活方式所需的工具和信息。第三个例子，苏珊·拉夫特。她做的贡献是，为正在接受癌症治疗的年轻女性提供情感支持，并为患有转移性癌症的女性创建支持小组。第四个例子，加布·卡纳勒。他意识到，改变生活方式有惊人潜力，可以减缓或第一时间阻止癌症发展。于是他创立了"蓝色治愈"基金会，告诫男孩和成年男性，前列腺癌发病率高，并教育他们，如何通过改变生活方式，预防和控制前列腺癌。

我们并不是说，每个癌症生存者都应尽力帮助其他患者，或是设立基金会支持癌症预防。我们确定的是，应当从自己开始，做出改变，然后与他人分享知识。多少次，我们看到，为抗癌生活所鼓舞的人们，不论他们是否患有癌症，都积极传播这个理念，有人谈专业知识，有人聊自己和亲朋好友的个人体会。每每看到这些有益的分享，想到他人和社会将因此而受益，艾利森和我都满怀敬畏和谦卑。

当然，有一点需要注意的是，这些癌症生存者发现，癌症只是他们世界的一小部分而已；他们基于生病的事实，为生活赋予了丰富多彩的意义和目的，以此继续前行，"前行"在这里也可按字面理解，因为他们前行的路程，已经超过统计模型预计的人生旅程。我们在第七章中曾说过乔希·梅尔曼，确诊不可治愈的神经内分泌癌后，他的生存期超过了预期，并且活力满满。我随访他时，他补充说明了什么是癌症患者的良好医疗："我发现，太多的患者希望延长自己本不喜欢的生活。对我来说，'癌症重启'让我有机会真正定义自己的品质生活，有机会追求这种生活。我认为应当关注的是：好的治疗，应该能让患者真正深刻地改善生活质量，即使一直不能治愈也要这样。"

还有一个观念变化，看似矛盾，实则真实。生病后要为生活做减法，例如离开压力很大的职场，彻底清理饮食或居住环境等，这会让人体悟更加深刻的意义，让人对生命中最有意义的家人、朋友、音乐、艺术、大自然，甚至生命本身，怀有更加强烈的感恩之心。

改变对话

最后一章提到的玛格丽特·科莫，最近和我探讨一个问题：改变生活方式，对健康有深远的预防作用，既简单，又经济，但如何让公众意识到这一点，却困难重重。如果不能像药物治疗那样取得知识产权，或明码标价，那么传播抗癌生活的理念就会很难。尽管如此，她仍然抱有希望，积极致力于改变公众认知。她是这么说的："让我很受鼓舞的是，人们真的想要自己和子孙后代更健康、更有活力，繁衍后代的能力更强。我有信心，我们为公众提供的信息越多，他们改变的能力就越强，他们也会帮助我们向公司施压，让公司不敢再生产那些伤害我们消费者的产品。"

她感到时不我待，因为她担心，我们孩子这一代，可能成为没有我们长寿的第一代。"多少年来，在不同的文化中，不仅仅是美国文化，繁荣和进步的标志是，你的孩子会比你更健康，长得更高，更聪明，更富有，当然也会更长寿。如今，突然之间，在我们所处的环境下，我们留给孩子的东西不一样了，至少总体健康和长寿方面不一样了。我们有社会责任解决这些问题，所以我们需要一直传递抗癌生活的信息。"

循序渐进

抗癌生活不是一个静态的课程。事实上，它根本不是课程；它是一种生活方式，而且，在你践行这种生活方式时，它会发展和变化。你的身体天生具有控制疾病、改善健康的能力。你在生活方式上的每个改变，不仅有助于实现这种能力，而且有益于生活的所有方面。[2]

选择生活方式时，设想一下，这是关乎生命的大事。事实也的确如此。你会发现，进入这种自我保健状态时，你会感到更加充沛的生命活力，更加丰富的生活意义，更能享受生活赐予的一切。正如一个患者对我说的那样："这不是工作，这是生活！"

但抗癌生活不是务虚悬谈，它是有科学道理的。你所体验的种种健康改善，既不是奇迹降临，也不是偶然天成，它们都有前因后果的联系。你的选择，你的行动，你的健康，乃至这个星球的健康，都有内在联系。

抗癌生活方式让人真心叹服的一点是，它有感染他人的魔力。艾利森和我亲眼见证，我们自己的朋友提高了意识，我们慢慢长大的三个孩子的朋友也提高了意识。上个月，也是我代表大卫在安德森联络年会上做主旨演讲的 7 年之后，召开了同样的大会，我为大会做开幕致辞。

在这个场合，我邀请了第十一章提到的 CompLife 参与者内拉，与我一起登台分享抗癌生活的知识。当初内拉参与研究项目时，她认为自己对健康和营养了解颇多，但是在演讲台上，她承认，那时掌握的知识，只有该研究项目及本书知识的 10%。她知道要减肥，但尽管几次做到了减轻体重，却不知道怎样长久保持。她不知道超重为什么会危害健康，也不知道脂肪会产生雌激素，由此向她的雌激素阳性乳腺癌细胞提供营养。她知道吃沙拉比吃汉堡好，但她不知道喝绿茶会减少新血管生长，新血管是肿瘤生长和扩散所必需的。她知道蔬菜好，但不知道西兰花可以阻止癌前细胞发展成恶性肿瘤。

内拉最令人惊叹的变化是，她之前经历过的恐惧已荡然无存。她不再害怕癌症复发或扩散，因为她感到自己积极参与了癌症治疗。"我自己是第一位的。"她说道，"我不觉得它（癌症）控制了我，我感觉是我主导着它。"她描述起自己和身体之间的新关系，激动不已："我感觉能给自己和身体提供更好的营养，我和身体之间关系密切，我们说定了，如果它善待我，我就会善待它。我们同心协力，我和我的身体，我给它提供合适的养料，这样它就能运转正常。"

台上的内拉还谈到了身心运动的重要性，谈到购买个人防护品时如何查看标签，谈到如何做运动提高睡眠质量，等等。显然她已经完全知道什么是抗癌生活。看到这一幕，我不禁想起 7 年前的那一幕，那时大卫将抗癌生活的火炬传递给我，如今我又将这个火炬传递给内拉，以及许许多多正在践行抗癌生活的人。正如内拉当天所言，如今还有那么多正在接受治疗的癌症患者，尚不清楚改变生活方式对他们的健康有极大的影响，这是不公平的。同理，还有那么多健康的人，尚未意识到生活方式的选择将影响生活质量，以及未来罹患癌症的风险，这也是不公平的。

　　内拉结束演讲时说道："我们必须将整合医学变成治疗方案的一部分，这样即使是医生也可以互相学习。但是这要靠我们所有人的努力，对不对？要靠我们所有人的努力！我们能做到吗？"在场听众齐声大喊："能！"

附录 A　癌症的标志说明

人类基因组图谱绘制完成后，道格拉斯·哈纳汉、罗伯特·温伯格两位研究人员，于 2000 年发表了一篇文章，用简洁明了的理论，阐述了癌症是如何发生和进展的。[1]哈纳汉和温伯格在最初的论文中提出，癌症（极为复杂的细胞疾病）的发生，有六个基本的基因过程，他们称为"癌症的标志"，如下：（1）维持增殖信号；（2）逃避生长抑制基因；（3）抵抗细胞凋亡；（4）无限分裂；（5）刺激新血管生成；（6）浸润和转移。几年后，哈纳汉和温伯格又增加了两个特征——能量代谢的重新规划和避免免疫破坏，以及两个促因特征——导致基因组不稳定和突变以及促进肿瘤的炎症反应。[2]

癌症求生的动力

增殖信号可不像交通信号，你最多因此收到交通罚单而已。增殖信号本质上是癌症维持自身生长，从而继续扩散的能力。这是癌症的基本标志，即细胞生长和分裂不受控制。正常细胞受人体内多个系统和信号监控，其生长和分裂处于可控状态。癌细胞让这些不同系统的正常信号转导失调，从而使细胞生长失控。正常细胞能对指示细胞是否生长和分裂的生长因子做出反应。生长因子与细胞表面结合，将生长信号传递到细胞中，并转化为一系列生化信号，从而释放出促进细胞生长和分裂的基因。癌细胞劫持了这些正常的信号通路，使它们始终处于开启状态。在这种模式下，细胞不再受正常激活（开启）和抑制（关闭）信号的控制，而是继续生长并无限分裂。

癌症隐身

在癌细胞利用人体资源促进自身生长的同时，它们还需要逃避生长抑制基因（包括肿瘤抑制基因）的抑制增殖作用。生长抑制因子可以中和强大癌基因（癌细胞中的突变基因）。生长因子维持机体健康，人体需要在生长抑制因子和细胞生长因子之间保持复杂的平衡。当抑制基因的功能和信号丢失时，体内细胞不能"听到"停止生长的信息，导致细胞增长继续失控。好比你的电话线已经断开，癌症又将警报系统的电源切断。可以说，在癌症发展的过程中，你的身体处于黑暗失控的状态。

癌症好似僵尸和吸血鬼

大卫·塞尔旺-施莱伯处于脑癌晚期时，常说，他入睡时越来越担心受到吸血鬼的攻击。他害怕这些不死的夜行怪物想要他早日命丧九泉。虽然大卫梦境中的吸血鬼只是假想之物，但将它比作癌症也很恰当。癌细胞好比是夜间游荡在城市大街上的吸血鬼和僵尸，总要想方设法规避人体系统对细胞的破坏，这样就可以抵御细胞死亡，无限生存变异。

细胞自杀：我们的身体系统对不适当的细胞生长和分裂，也有控制手段，其中最有效的一种称为凋亡，也就是自发性细胞死亡或称细胞自杀。细胞内的因素和来自细胞外的信号可以触发这种死亡诱导过程。一旦开始发生细胞凋亡，细胞就会被逐渐分解，然后被其邻居和吞噬细胞所消耗（想一想吃豆人游戏）。所以，肿瘤细胞的最大愿望是逃避凋亡，这样它们就可以不受控制地生长。癌细胞通过抑制抑癌基因和增加抗凋亡基因并释放抗凋亡蛋白来避免凋亡，即使细胞内外都有激活细胞死亡的信号，也不影响癌细胞逃避凋亡。

细胞破坏：控制细胞异常生长的第二种方法是坏死。与凋亡不同，坏死细胞会膨胀并"爆炸"。使细胞"爆炸"而不是被系统"消化"的后果是，细胞死亡导致某些蛋白质被释放到周围组织环境中（其中包括本质上具有促炎性的蛋白质），并使得免疫系统的炎性细胞进入细胞"爆炸"部位并清除坏死的碎片。这个过程听起来似乎很棒，像是急救人员冲向事故现场，但最近的证据表明，免疫炎性细胞有时可以促进肿瘤发生发展，因为它们可以促进血管生成（新血管的形成）和细胞增殖。实际上，过多数量的细胞发生坏死可能是癌症的危险因素。

癌细胞追求永生

正常健康细胞的生长和分裂周期是有限的。但是，癌细胞具有激活的过程，从而能够复制、永生。连续复制和分裂后，通常限制细胞生长的是衰老（随着年龄的增长，细胞分裂能力丧失）或细胞危机（因为细胞凋亡或其他原因而死亡）。如果细胞逃避衰老状态，通常也会进入危机状态并最终死亡。但是，癌细胞规避了这两个过程，并具有无限复制的能力。这种转变称为细胞永生化。

端粒是细胞内有助于确保细胞完整性的一个组成部分，端粒是我们 23 对染色体的保护末端，通常随着年龄的增长而缩短。加利福尼亚大学旧金山分校心理学教授，《端粒效应》的合著者埃莉萨·埃佩尔发现，生活方式的选择与端粒长度有关，端粒长度可以预测疾病和寿命。细胞的每次分裂，都会导致端粒长度变短。因此，从某一方面来说，端粒太短可以使细胞无法继续分裂，而变得衰老（太老而无法复制）。但是，在那种状态下，癌症的环境已经成熟。埃佩尔解释说："一旦细胞变老甚至衰老，它们就会成为炎症的根源，为癌症的生长创造条件。"

埃佩尔在研究中发现，长期压力会导致端粒缩短。端粒缩短且细胞继续复制，就可能导致染色体不稳定和损伤，这是突变的危险因素。因此，总是压力满满的人，其细胞可能是"更老的细胞"，在年轻时更容易生病。相反，正如我们看到的那样，健康的生活方式可以减缓端粒缩短的速度，并阻止压力对端粒的损害。

端粒酶是细胞核内的一种酶，有助于维持端粒的完整性。尽管癌细胞和永生化细胞在正常细胞中的含量很低，但它们的端粒酶水平极高，因此细胞能够继续复制而不会缩短端粒。同时，如果端粒酶水平低，并且端粒变得足够短，那么连续的细胞分裂可能导致染色体畸变。这时，如果细胞没有发生危机或凋亡，那么肿瘤就会开始形成。异常的端粒酶水平和异常的增殖，使细胞不会灭亡。逃避了衰老和细胞死亡这两项关键的抗癌防御措施，癌细胞便能得到通往永生的门票。

保持血供

正常组织和肿瘤都需要血液供应，以吸收营养和氧，并清除废物和二氧化碳。在胚胎的早期形成以及后期的产前发育期间，当新的内皮细胞一起形成血管时，除了现有血管中萌出新血管外，脉管系统也会发育。这个萌芽的过程称为血管生成。脉管系统一旦形成，就保持在适当位置为身体提供支持。在成年人体内，伤口愈合和女性生殖循环时，血管生成开始启动。但这只会在短时间内发生，然后停止。在肿瘤形成和发展过程中，"血管生成开关"仍然存在，允许形成新的血管，从而有助于维持肿瘤的生长。这个例子再次说明，癌症会欺骗我们正常的平衡系统，它永久打开了本该时开时闭的开关，形成了持续的生长、复制状态，并且能为癌细胞提供血液营养。

癌症寻找新家

癌细胞从其原始部位向身体其他部位的扩散，激活了癌症的浸润和转移能力，从而威胁生命。当肿瘤局限在原发部位时，早发现、早进行医学干预，效果最好。转移是癌症相关死亡的主要原因，尽管转移性癌症的治疗已取得了很大进步，但这仍然是一个巨大的挑战。

浸润和转移是一个多步骤的过程。它始于癌细胞浸润附近的血液和淋巴管。随后，癌细胞从这些系统转运至其他组织中，形成癌细胞的微观结节，这些结节最终会生长直至变成肿瘤，并在扫描时清晰可见。最后一步称为"殖民化"。

通常，细胞附着在其支架，即细胞外基质上。如果细胞脱落，则应该经历一个称为"失巢凋亡"的过程，这是程序性细胞死亡的一种形式。肿瘤细胞经过一个过程，可以避免失巢，从而迁移和遍及全身。它们还开始表现出干细胞特性，使其能够在任何地方着陆并适应新的周围组织。

一旦癌细胞避免了人体细胞自然死亡的过程，并转化为自由循环的适应性细胞，它们就会寻找一个新的"殖民地"住所。癌细胞最初并不适应它们所着陆的组织的微环境。这些细胞可能需要数百个不同的定植程序才能被激活，进而生长和繁殖。在这种状态下，它们还可以重新播种，在体内远离转移部位进一步循环而形成集落。

按照抗癌生活方式的指导，你可以尽量使肿瘤微环境不适合肿瘤生长。这样，这些定植的癌细胞将难以找到新家，无处安身。

癌细胞会虹吸

由于癌细胞的复制速度要高于体内其他细胞，因此至关重要的是，它们必须具有维持生长和细胞分裂所需的"燃料"，从而重新规划能量代谢。葡萄糖是维持细胞生长的重要燃料来源。奥托·瓦尔堡是1931年诺贝尔医学奖得主，他证明了癌细胞的独特特征：即使在有氧存在的情况下，癌细胞仍然偏爱使用糖酵解产生的能量，这一过程称为"有氧糖酵解"。

通过糖酵解来为细胞提供能量效率很低。为了弥补产能效率的不足，癌细胞需要增加葡萄糖转运蛋白。快速生长的肿瘤细胞的乙醇含量比正常细胞高200倍，即使氧充足也可能发生这种情况。由于许多类型肿瘤似乎都在低氧水平（缺氧条件）的微环境中茁壮成长，因此通过糖酵解有效转移能量可以增加葡萄糖进入细胞的水平。今天的研究人员有一个形象的比喻，将生长中的肿瘤视作一个建筑工地，瓦尔堡效应打开了大门，更多运送建筑材料（葡萄糖分子）的卡车进来了，为癌症扩散提供了更多的能量。

癌症卧底

在过去的5年中，一种新发现的癌症标志广受关注，那就是癌细胞有避免免疫破坏的能力。我们知道，如果我们的免疫系统过度活跃（炎症）的时间过长，会导致许多标志性的免疫性疾病。但是，免疫系统在阻止癌症方面也起着重要作用。T细胞是一种白细胞，在我们的身体中巡逻，寻找已转化为癌细胞的细胞。T细胞的存在对于癌症患者而言是好事。例如，结肠癌和卵巢癌患者，如有某些免疫细胞浸润到肿瘤微环境中，他们的预后便较好。另一方面，免疫系统长期受损的人（例如接受器官移植的人或艾滋病患者）患某些癌症的概率更高。这促进了增强免疫系统治疗的发展。

但是，正如癌症逃避了我们身体许多系统的监视一样，它同样找到了使这种免疫反应失效的方法。癌细胞可以结合激活的 T 细胞的受体，并有效关闭它们。癌细胞实质上可以阻止免疫系统发挥作用，不过这也使人们发现了一种新的癌症治疗方法，即检查点抑制剂免疫疗法。这些药物有助于防止癌细胞关闭免疫系统。检查点抑制剂改变了癌症治疗的前景，并在一些患者中产生了显著的疗效。

癌症生长的绿灯

肿瘤的发生需要经过多个过程，如癌细胞的存活、增殖并在体内扩散等。之所以能完成这些过程，是因为有上述一个或多个标志性步骤的支撑，也因为癌症具备两个促因特征。最重要的是基因组的不稳定性，这会导致突变增加，从而触发癌症标志。第二个促因特征是癌前病变细胞和癌细胞的炎症状态，它会促进肿瘤的生长和发展。

基因组不稳定性和突变：癌症如何发生

突变或其他遗传畸变是参与和激活标志的第一步。癌症是异常基因和基因表达的疾病，正是基因的改变触发了肿瘤的发生。这可能是由于遗传的基因表型所致，但我们知道，遗传的基因异常仅导致 5% 至 10% 的癌症。基因异常通常是由于一生中获得的基因突变（例如烟草烟雾中的致癌物），或受生活方式因素影响的非突变基因的表达修饰而引起的。

尽管导致癌症的自发突变总是在体内发生，但基因组维持系统仍在积极工作，以确保这些突变的发生率保持尽可能低的水平。基因组维护过程的关闭，最终使突变形成并发展为癌症。癌细胞本身也可以触发突变率增加，并抑制基因组维持系统。

DNA 维护机构，被称为基因组的"守护者"，是可以帮助维持 DNA 的完整性以减少持久性突变的一组基因。这些基因的缺陷会使突变频繁发生，并导致肿瘤。如果负责 DNA 修复、衰老或细胞凋亡的基因在突变时未被激活，则细胞将继续不受抑制地增殖，并开始形成肿瘤。当今的观点认为，基因组的维护和修复缺陷是肿瘤发生关键的第一步。绝大多数肿瘤与基因组不稳定性有关。 如第二部分所述，不同的生活方式与这些致癌因素相关联。维持我们 DNA 的结构完整性并减少突变过程，是阻止癌症发生和发展的第一步。

炎症：癌症的特殊调味料

长期以来，炎症过程一直被视为大多数肿瘤形成必不可少的步骤。几乎所有的癌症都含有免疫细胞。某些类型的免疫细胞的存在是一件好事，因为这表明免疫系统正在努力对抗肿瘤。但是，其他免疫细胞可以通过引起炎症来促进肿瘤生长。伴随着炎症，免疫细胞释放出促进癌症发展的分子，包括维持增殖信号的生长因子；限制细胞死亡的存活因子；促进和增加血管生成，浸润和转移的因子；允许癌细胞在体内扩散的信号。炎性细胞还可以释放致突变性的化学物质（引起突变），加速恶性过程。在肿瘤形成的最早阶段即出现炎症，它可以将早期恶性细胞转变为成熟的癌细胞。

永不愈合的伤口

上述癌症标志和促因特征，某种程度上相互独立。但是，它们彼此之间又相互作用，构成肿瘤微环境。肿瘤微环境由不同类型的细胞和蛋白质组成，可以是癌症生长的有利环境，也可以是不利环境。

肿瘤干细胞在肿瘤微环境内。这些细胞被认为是肿瘤的起源，与其他癌细胞相比，对治疗的抵抗力更强，可将癌症扩散到原发部位之外的远处器官，从而导致转移。在肿瘤微环境内，还有可以形成血管的内皮细胞。这些细胞在肿瘤血管系统的形成中至关重要，可为生长中的肿瘤提供新的脉管系统和血液供应。

显然，炎症是一把双刃剑。当炎症变为慢性时，曾经抑制肿瘤的成分开始促进肿瘤。例如，成纤维细胞是在伤口愈合过程中至关重要的细胞，它们在肿瘤部位似乎也很丰富。现在已知与癌症相关的成纤维细胞在细胞增殖、血管生成、浸润和转移中起作用。

在肿瘤微环境中，成纤维细胞与体内的浸润和循环细胞之间有着复杂的交流，从而促进癌细胞存活并发展，或受挫而死亡。癌症生长所需的一些重要过程（炎症、成纤维细胞募集、血管生成增加）与伤口愈合所需的过程相同，因此有人将肿瘤视为永不愈合的伤口。炎症伤口短时间内愈合可能是健康的，慢性炎症则可能会对身体有害。

附录 B 根据食物类别选择饮食：一种新模式

在我们大多数人的饮食结构中，蛋白质和碳水化合物很多，而蔬菜、坚果、种子、豆类、豆荚以及水果很少，甚至没有。想要改变观念，每餐以蔬菜为主，第一步就要改变食材的采买。我们追求的蔬菜食谱，应当有新鲜的药草、葱蒜、少许橄榄油。

蔬菜组

葱蒜类

大蒜，洋葱，韭菜，葱，葱头，细香葱

如果喜欢葱蒜的味道，可以直接做菜保留原味。如果不喜欢这个味道，可以和其他菜搭配在一起，这样甚至吃不出葱蒜的味道。去除大蒜、洋葱的强烈气味时，为避免去除其植物化学物质，可以切好后浸入水中 20 分钟，然后做菜：

- 韭菜可以做汤。
- 烤洋葱和烤蔬菜味道鲜美，能烤出甜味。
- 大蒜和各种蔬菜、豆类、豆腐、鱼和瘦肉都能很好搭配。

流行病学研究和实验室研究均表明，葱蒜能降低多种类型癌症的风险。[1-3] 葱蒜中含天然有机硫化合物，可抑制突变，预防癌症生长。在一项中国研究中，大蒜和青葱的摄入量较大（每天超过 10 克）的男性，与大蒜和葱的摄入量较少（每天少于 2.2 克）的男性相比，患前列腺癌的概率低 50%。[4] 其他研究表明，食用葱蒜可降低食道癌、肠癌、胃癌、胰腺癌、结肠癌和乳腺癌的风险。[3]

十字花科蔬菜

卷心菜，抱子甘蓝，花椰菜，西兰花，芝麻菜，白菜，绿叶甘蓝，羽衣甘蓝，芥菜，萝卜，芜菁（大头菜），豆瓣菜

研究表明，食用十字花科蔬菜，可能有助于降低患癌及疾病发展风险。[5]研究人员认为，十字花科蔬菜富含化合物萝卜硫素，其在预防癌症及减缓癌症生长方面发挥着重要作用。[2,6,7]

血糖指数低的根菜

红薯，萝卜，欧洲防风根，胡萝卜，甜菜

根菜常被忽视，但其实应该受到重视。它们富含 B 族维生素，可保护 DNA，降低罹患癌症的风险。[8-10]你会发现，萝卜既属根菜，也属十字花科，所以它们也有萝卜硫素。根菜的其他优势是，经济便宜，储存时间远远长于其他蔬菜，烹饪简单，烤 40 分钟至 1 个小时，加点橄榄油、迷迭香或百里香，快烤熟时放点大蒜即可。

蘑菇

香菇，舞菇（灰树花），平菇，双孢蘑菇

亚洲部分地区食用蘑菇已有上千年之久。蘑菇有抗炎和增强免疫力的特性。目前，人们正在研究蘑菇的抗癌化合物，并已获得广泛认可，蘑菇提取物则被视作潜在的抗肿瘤药物加以研究。[11]其他蘑菇的抗癌特性也有研究，这些蘑菇包括云芝（又名彩绒革盖菌、火鸡尾蘑菇）、灵芝（又名赤灵芝）、白桦茸（桦褐孔菌）、虫草还有姬松茸。超市一般买不到这些天然蘑菇食品，只能买到制成的补品。可是，有一次，我居然见到莫莉用白桦茸泡茶喝，真是让人意想不到。几年前的一个夏天，我在度假，一天下午我将独木舟划到莫莉的小屋，发现她正在泡茶。我以前从未见过白桦茸，初看感觉质地坚密，像一块石化木或一团灰。莫莉在炉子上放了几块，煮了 20 分钟。泥土味重，但感觉挺好。白桦茸到底有什么效用，目前仅见于临床前的细胞或动物研究，结论为可增强免疫系统、减少炎症、修复受损的 DNA 并增强细胞凋亡。[12]

浆果

蓝莓，黑莓，草莓，覆盆子

美国癌症研究所认为，浆果可能是预防癌症效果最佳的水果。[13]浆果中含有抗氧化剂，有助于防止细胞损伤。浆果还能阻断与炎症和癌症生长相关的基因。威斯康星医学院的加里·斯托纳博士研究浆果预防癌症的作用已有 20 年。[14]他发现，食用冷冻干燥的黑覆盆子和草莓的大鼠，食道癌的发病率可降低 30% 至 60%，结肠癌发病率降低 80%。

研究人员还发现，食用大量蓝莓和草莓的女性，血压更低，心脏病发作的风险也更低。[15]有机浆果，尤其是新鲜的有机浆果，价格很高，但含有许多营养素的新鲜冷冻浆果价格实惠。它们含有丰富的植物营养素，尤其是有效的抗氧化剂。

水果

苹果，梨，杧果，橘子，葡萄柚，樱桃，桃子，杏子

水果干的价格很优惠，但要注意适量。如果你通常吃新鲜的杏子不超过 5 个，那么干杏子也不要超过 5 个。水果干没有了水分，容易吃多。但它的糖分没变，只是浓缩了而已。

坚果

核桃，山核桃，花生，杏仁，巴西坚果

所有坚果都是抗癌食品，[16,17]关于核桃防癌的研究最为丰富。核桃含有大量的植物化学物质多酚，它是强大的抗氧化剂。[18] 核桃还含有欧米伽 3 脂肪，可帮助平衡欧米伽 3 和欧米伽 6。正是因为核桃含有欧米伽 3，加入核桃的什锦坚果更容易变质。

坚果和瓜子是食用简单的主打零食。越是易于携带、冷藏要求越少，越受欢迎。你也不妨选用坚果和瓜子搭配着吃。

如购买杏仁或杏仁制品，我们建议选用有机杏仁，因为最近有消息显示，美国出售的大多数杏仁都经过环氧丙烷熏蒸处理，这是一种明确的致癌物。[19] 这一"安全措施"起因于 10 年前，加州杏仁数次曝出含有沙门氏菌，因此杏仁只有经过熏蒸杀菌后方才允许出售。[20] 处理沙门氏菌的另一种方法是，将果仁加热至大约 94 摄氏度，这种方法不含致癌物，处理后的杏仁即为有机杏仁。

种子——可用作浇头，也可放在冰沙中

亚麻籽，蓖麻籽，葵花籽，南瓜子，鼠尾草籽，芝麻，莳萝籽，石榴籽

亚麻籽是否可预防或控制与激素相关的癌症（如乳腺癌、前列腺癌和子宫内膜癌），科学家的意见尚不统一。[21,22] 亚麻籽含植物雌激素木酚素，可改变雌激素的代谢。绝经后女性减少活性雌激素，可降低患乳腺癌的风险。动物研究表明，木酚素即使在雌激素受体阳性的乳腺癌中也可以减少乳腺癌的生长。[23] 这些结果表明，亚麻籽也许有益健康，但一定要适量食用。同时，亚麻籽富含欧米伽 3 脂肪酸。现磨的亚麻籽，每天食用不超过 3 汤匙，可增加纤维和健康的微量营养素。

美味组合：

· 杏仁和不加糖的杏干

· 枣子和开心果

· 核桃、枸杞和一块可可粉含量超过70%的巧克力（富含抗氧化剂和抗炎多酚）

· 不加糖的椰子片和核桃仁

· 山核桃，加糖蔓越莓果汁

全谷类

苋菜籽（在植物分类学中属于种子，但当作谷类烹饪），藜麦，全麦，或其他一些古老的小麦品种

哈佛大学公共卫生学院的研究人员 2015 年研究发现，每天吃一碗藜麦，可将癌症死亡风险降低 15%。研究美国 8 个州超过 367000 人的饮食后发现，每食用 1000 大卡食物时，至少摄入 1.2 盎司（约 34 克）的全谷物，可降低因癌症、心脏病、呼吸系统疾病和糖尿病导致的过早死亡风险。[24,25] 研究人员认为全谷物具有抗炎特性。[26]

植物蛋白质

豆，小扁豆，豆类种子（豆类植物可食用的种子，在豆荚中生长），豆腐

一份豆类食物便能提供人体每天所需的大量叶酸和纤维。膳食纤维以多种方式降低癌症风险，包括控制体重。肠道细菌也以纤维为食，因此豆类有助于保护结肠细胞。[27] 同时，叶酸有助于控制细胞生长。[28]

益生元

菊苣根，菊芋，蒲公英嫩叶，生大蒜，生韭菜，生洋葱或熟洋葱，生豆薯

化学疗法会破坏肠道中的细菌平衡——微生物菌群。益生元可重建益生菌（如双歧杆菌和乳杆菌），恢复这种平衡。[29] 此外，益生元还可改善微生物菌群，抑制癌细胞的形成。[30,31] 它们还可以降低结肠的 pH

值，帮助人体产生一种叫作丁酸盐的脂肪酸，丁酸盐与细胞凋亡有关联。[32] 我们知道，癌症的标志之一就是破坏细胞凋亡，本该死亡的细胞仍然活着，并继续突变和生长。

益生菌

酸奶，酸菜或其他发酵蔬菜，黑巧克力，微藻，面豉酱，腌菜，印尼豆豉，朝鲜泡菜，红茶菌

像益生元食品一样，益生菌补充胃肠道中的有益细菌，并恢复微生物群的平衡。2013 年，中国研究人员发现，晚期结直肠腺瘤（结肠直肠癌前期）患者的健康肠道细菌一直较少。[33] 益生菌食品中含有活菌，可以使肠道保持适当细菌平衡。这样的话，体内微生物菌群将更好地消化食物，并将营养素和维生素转化为人体可以吸收和利用的形式。[34] 此外，保持肠道中我们已知的微生物的高度多样性，可降低多种疾病风险，也有助于保持免疫系统的适当平衡和强度，减少炎症，并有助于保持激素调节的平衡。[35] 当然作为调味品，发酵或腌制的蔬菜应少量吃，因为食用过多可致胃癌。我经常喜欢说的一句话是："要把肠道当成花园，不能当成排水沟。"太多的时候，我们明明知道不好的东西，甚至应该扔掉的东西，却丢进嘴巴里，像是随手扔掉一样随意。但是，如果你想一想，自己是在养护胃里面的微生物菌群花园，就会留意自己吃的是什么，这些东西会怎样影响肠道细菌的平衡。

（癌症患者如有中性粒细胞减少症，食用发酵食品前应咨询医生。）

消炎香草和香辛料

姜黄，姜，桂皮，迷迭香，鼠尾草，牛至，辣椒，罗勒，百里香，香菜，黑胡椒，丁香

姜黄素是姜黄中的黄色色素，众多研究者长期关注其抗氧化和抗炎特性。[36] 大量关于这些香辛料的研究发现，它们是有效的抗炎物质。[37,38] 再次提醒一点，这些香辛料最好都作为天然食品食用，如果想要作为补品食用，应遵照医生的指导。

附录 C　环境毒素清单

这些化学成分广泛存在于我们的日常用品中。多看标签，学会识别有害成分。网购或在实体店购物时，可以对照这份清单。

内分泌干扰物

莠去津：已发现这种广泛使用的除草剂可将雄蛙变成雌蛙。[1] 莠去津在市政供水中普遍存在，在动物研究中与青春期延迟、前列腺炎和乳腺癌有关。[2]

BPA：双酚 A，是用于生产塑料的化学物质。水瓶、食品储藏容器、玩具、吸管杯、医疗设备和光盘都可能含有该物质。双酚 A 还用来制作环氧树脂，用作瓶盖、食品罐和供水管的涂料。双酚 A 原本是用作医学雌激素，因此接触该物质可能影响人类的激素稳态。研究表明，接触双酚 A 会导致血压增高，也可能导致肥胖。[3] 接触双酚 A 还与发育中的胎儿和儿童的癌症风险、脑损伤、激素问题以及前列腺问题有关。[3] 放弃使用双酚 A 可能也不是解决方案，因为研究表明，其替代品双酚 S 对内分泌系统同样有害。[4]

滴滴涕：学名双对氯苯基三氯乙烷，20 世纪 40 年代研发出的一种合成杀虫剂，广泛用于抗击疟疾和其他昆虫传播疾病。20 世纪 70 年代以来，美国限制使用滴滴涕，但疟疾风险高的国家仍在继续使用。滴滴涕可能会引发人类生殖问题，并且在动物研究中已证明可引发肝脏肿瘤。[5,6]

二噁英：二噁英是工业生产过程的副产品，例如纸浆的氯漂白，冶炼和某些除草剂的生产，都会产生二噁英。二噁英属于持久性有机污染物。主要通过肉类、乳制品、鱼类和贝类进入人体，一旦进入，就会引起生殖和发育、免疫系统受损、激素紊乱和癌症等问题。[7]

炔雌醇：大多数口服避孕药使用这种合成雌激素。"护士健康研究"项目的研究发现，接受雌激素替代治疗的女性，患乳腺癌的风险增加。[8]但其他研究尚未发现炔雌醇与乳腺癌有关。[9]

香精/浓香水：数千种列为香精的化学物质，大多数未经过毒性测试。[10,11]太多产品中含有香精，包括化妆品、除臭剂、洗衣液、织物柔顺剂和清洁产品等。[12]

有机磷酸酯：由磷酸和酒精反应生成，最初用作杀虫剂，但德国军方在二战中将其改作神经毒素。从那时起，不同品牌的厂商，都用其制作草坪和花园喷雾剂。这些化学物对幼儿可能有毒性危害，但是否为定论还有待更多研究确认。[13]此外，科学家们在继续研究低水平接触有机磷酸酯对人类健康的长期影响。

对羟基苯甲酸酯：这类常用的防腐剂，用途是防止化妆品、食品和药品中的细菌生长，常添加于牙膏、洗发水、除臭剂和其他产品中。2014年的一项研究发现，即使接触剂量小，也会增加某些类型乳腺癌细胞的生长。[14]

高氯酸盐：火箭燃料中含有这种化合物，牛奶和农产品中也发现有此污染物。进入人体后，它会与碘竞争而破坏甲状腺功能。[15]摄入过多的高氯酸盐可能导致甲状腺激素失调。甲状腺激素调节新陈代谢，对婴幼儿的器官和大脑发育至关重要。[15]

全氟化合物：英文缩写为PFC，用于制造不粘锅、防水衣服以及防污沙发和地毯。使用涂有全氟化合物的炊具，化学物质可能会逸入食物中，并在体内蓄积。全氟化合物对人类健康影响的研究在持续进行中，但动物和人类研究表明，它们与发育中的胎儿和幼儿健康、生育力下降、胆固醇升高、免疫系统损害、癌症风险增加均有关联。[16,17]

邻苯二甲酸盐：一种化学物质，可使塑料既耐用又柔软。广泛用于乙烯基地板、汽车、雨衣等各种产品中，也用于个人护理产品中，如指甲油、洗发水、肥皂和发胶。密西根大学公共卫生学院研究人员2014年研究发现，接触个人护理产品中的邻苯二甲酸盐，可能会降低睾丸激素的水平，但其对人类健康的影响有待更多研究来发现。[18]

多溴联苯醚：作为阻燃剂，多溴联苯醚广泛用于建筑材料、电子产品、塑料、瓷砖、泡沫塑料等产品。它们与多种健康问题有关，包括甲状腺功能减退、学习障碍、青春期延迟和胎儿畸形等。[19,20] 在动物研究中，接触低剂量的多溴联苯醚，对胎儿和儿童的影响要大于成人。[21,22]

三氯生：许多自称抗菌的产品，包括洗手液、除臭剂和牙膏等，均含有这种成分。2014年的一项动物研究发现，三氯生会干扰负责清除体内化学物质的蛋白质的形成，长久影响可能会导致肝癌。[23]

其他应避免的毒素

砷：国际癌症研究机构、美国国家毒理学机构计划均将其列为明确的致癌物质，是世界上毒性最强的元素之一。有人希望它不出现在任何成分列表中，但历史上砷一直用于木材处理和杀虫剂制剂，也是燃煤发电厂、冶炼和采矿的副产品。深井中砷的含量也很高。[24]

煤焦油：煤焦油是焦炭的副产品，焦炭是一种由碳和煤气组成的固体燃料。煤焦油用于制造杂酚油，杂酚油可用作防腐剂或抗菌剂。美国疾病预防与控制中心认为，煤焦油杂酚油是美国使用最广泛的木材防腐剂。煤焦油产品还用于治疗牛皮癣等皮肤病，制作动物驱避剂、杀虫剂、农药、杀真菌剂和动物药浴剂（给绵羊、狗等动物洗化学浴，保护其皮毛或皮肤不生寄生虫）。已有证据显示，职业接触煤焦油会增加皮肤癌、肺癌、膀胱癌、肾癌和消化道癌的风险。[24]

二乙醇胺 / 三乙醇胺 / 乙醇胺：各种个人护理产品中都可能含有乙醇胺化合物，包括洗发水、肥皂、染发剂、洗面奶、剃须膏、蜡、眼线笔、睫毛膏、腮红、化妆粉底和护发素。[25] 欧洲委员会已禁止在化妆品中添加二乙醇胺。乙醇胺化合物与肝肿瘤有关联。[26]

乙氧基化表面活性剂和1,4- 二氧六环：是环氧乙烷的副产品。环氧乙烷（一种明确的人类致癌物）用于降低其他化学品的腐蚀性。[27]

甲醛：甲醛被列为明确的人类致癌物，可用于生产溶剂、黏合剂和胶粘剂。胶合板、刨花板等压制木材以及泡沫保温材料均含有甲醛。长期接触甲醛会增加白血病和脑瘤的风险。[24]

对苯二酚：皮肤美白和增白化合物中含有该物质，是潜在的致癌物。[28] 对苯二酚是苯的衍生物。

铅：接触铅与肾脏、大脑和肺部的肿瘤有关。[24] 旧油漆中可能含铅，所以用砂纸打磨旧油漆之前，应先测试。铅可能在人体内经年累月地蓄积。人们在饮食、空气、水、土壤中都可能接触铅，此外，也可能经由油漆、汽油、焊料和消费品接触铅。

汞：是损害大脑发育的神经毒素，已证实与自闭症、阿尔茨海默病、肌萎缩侧索硬化、多发性硬化症有关。[29] 尽管尚未证实与癌症直接相关，但已确认高剂量汞会损害包括免疫系统在内的多个器官。[29,30] 某些类型的眼药水和睫毛膏中含有汞。

矿物油：定型胶、保湿剂和婴儿油中含有这种石油副产品。这些油经高度提炼而成。职业接触不太精制的矿物油，已证明与皮肤癌有关。[31]虽然化妆品中使用的更加精制的液体与癌症无关，但它们会在皮肤上形成一层膜，阻止毒素释放。

羟苯甲酮：有机化合物，属二苯酮，用于多种防晒霜、保湿剂、润唇膏、抗衰老面霜、护发素和口红中。它与过敏、细胞损伤和激素破坏有关[32]。

对苯二胺（PPD）：染发剂广泛使用这种化学物质。尽管对苯二胺与癌症无直接关联，但过去40年的多项研究表明，长期使用染发剂和乳腺癌有关联。[33]

多氯联苯（PCBs）：这组化学物质使用范围极广，包括电气设备、阻燃剂、油漆等。尽管20世纪七八十年代已限制使用多氯联苯，但这些化学物质在环境中仍然存在，空气、水和土壤中均有。多氯联苯已被列为可能的人类致癌物。[24]

聚乙二醇（PEG）：这些用于调节剂、清洁剂、乳化剂和表面活性剂中的化合物通常含有杂质，例如环氧乙烷和1,4-二氧杂环己烷，它们是公认的人类致癌物。[34-36]

有机硅衍生的润肤剂：这些化学物质（包括聚二甲基硅氧烷共聚多元醇、环甲基硅酮、聚二甲基硅氧烷）覆盖在皮肤上，阻止其呼吸和释放毒素。一些润肤剂与肿瘤的生长有关，它们也会在肝脏和淋巴结中蓄积。[37]

月桂基硫酸钠（或月桂基醚硫酸钠）：这种化学物可起泡沫，用于洗发剂、牙膏、护发素、肥皂、化妆品和家用清洁剂中。与癌症无直接关联，但会刺激皮肤和眼睛。[38]

滑石：滑石粉由滑石制成，广泛用于婴儿爽身粉、搽脸香粉和其他消费品中。长期在女性生殖器部位使用滑石粉是否与卵巢癌有所关联，已有许多研究探讨，但结论尚不统一。[39]

甲苯：一种透明、无色的溶剂，天然存在于原油中，用于制造指甲油、清漆、胶粘剂、橡胶、油漆和涂料稀释剂。在汽油中添加甲苯，可提高辛烷值。甲苯会影响神经系统，但尚未发现有致癌风险。[40]

附录 D 克服障碍，改变行为

想要成功走上新的、更加健康的道路，需要先回答两个问题：你到底想改变什么？你为什么需要改变？我喜欢说的一句话是："有想法，才有办法。"只有有了清晰的想法，知道想要改变什么、为什么需要改变，我们才会集中精力找到实现目标的办法。

改变生活方式没有那么容易，要不然的话你早已做到。当然，这并不是说无法实现，只是说需要动脑筋做准备，才能走出不健康的崎岖小路，迈向健康的康庄大道。你需要分析自己的现状，才能知道要采取什么措施，实现什么目标。为了找到一个成功的可持续的改变策略，首先要认识到自己面临的障碍是什么。

改变思维

目的是要变消极为积极。大量的研究表明，积极乐观不仅是一种心理状态，能够减少抑郁和焦虑，而且还有下游效应，有益健康，对我们防病抗病的能力也有潜在影响。2016 年，耶鲁大学公共卫生学院的研究人员发现，乐观看待衰老的 50 岁及以上人群的 C 反应蛋白水平更低。C 反应蛋白是一种炎症标志，与包括癌症在内的慢性疾病有关联。这项研究的受试人数超过 4000，结果发现，乐观的人寿命明显更长。

从不能到能

要想着能尽力做什么，而不是想着不能做什么。记住：生活方式的改变既不是一蹴而就，也不是无动于衷。如果不能有大的改变，就要从小事改起。例如："我今天没有时间锻炼 30 分钟，干脆不锻炼了。"应当说："我今天能锻炼 20 分钟，下周再增加到 30 分钟。"勇于质疑你的负面想法或负面结论，答案也许并非为否。你真的没有时间锻炼 30 分钟吗？也许事实是你不想锻炼？能否把锻炼和当天必做的另一件事同时做？和孩子或家人一起出去走走或运动运动如何？如何让锻炼变得更有趣？如果你更加仔细地审视这些负面想法，其实它们大多经不住推敲。丢掉这些消极的想法，积极思考，有助于改变生活方式。

练习改变思路

"抗癌六法"包括 6 个方面：社会支持、压力管理、优质睡眠、体育锻炼、健康饮食和避免环境毒素。任选一个方面，探讨它对于你来说有什么障碍。

障碍：_____

如何通过重新判定障碍来改变对障碍的认知？

_____

_____

关注益处

列举"抗癌六法"中每个方面的 3 项益处。

增加社会支持

_____

_____

管理压力

_____

_____

改善睡眠

_____

_____

加强体育锻炼

_____

_____

吃健康食品

_____

_____

避免环境毒素

_____

_____

经常提醒自己，为什么要在这些方面做出改变？这将有助于保持现在和将来的健康选择。

高风险事件和触发因素

丢掉旧习惯，走向更加健康的生活道路，难免会有后退、失误和反复。千万不要因此感到愧疚、羞耻或后悔，否则负面情绪终究要把你拉回老路上去。看，我就知道这个我做不到。或者，我吃了一勺冰激凌，干脆把这容器中的冰激凌全都吃完。千万不可因为一个小错，就放弃当天的所有目标，甚至前功尽弃。

有些场合下，你可能不由自主地吃得过多，或无法做身心运动，或无法保证充分睡眠等。为了尽量不让自己的健康生活退步，应该回避这些场合。

打乱你常规生活节奏的事情，例如假期、聚会、客人留宿、生病等，往往也会打乱你的抗癌生活方式。即便是工作日程的一个小调整，或是一项新的任务，例如每天上午或下午开车接送孩子，都可能扰乱健康的习惯，在习惯培养的初期尤其如此。

你的生活中有哪些高风险事件？

你可以采取哪些措施，减少这些事情对生活的干扰？如果干扰无从避免，你能做什么事情将影响降到最低？

触发因素

高风险事件可能导致你重回不健康的老路，触发因素则是某些情景、人或遭遇，诱导你释放情绪或做出某种回应，从而导致再次陷入不健康行为。触发因素无处不在，我们有时无法避免。视觉、声音、气味或任何意想不到的刺激都会激发更深层次的心理和情绪反应，并可能导致你走上自我放弃的道路，这些都是触发因素。通过了解 CompLife 患者的经历，结合有关研究，我们发现家庭团圆和聚会可能是不良生活方式的触发因素（以及高风险事件）。意识到这些时间点，并做好应对准备，或是对小错误或后退坦然接受，这些都可以，毕竟这不是世界末日。触发因素通常会产生沮丧、愤怒、孤独、焦虑、恐惧或后悔等情绪。此外，庆祝活动也可能导致饮食不佳、饮酒过量以及忽视健康习惯的问题。

你的触发因素是什么？

设想未来几天或几周，你要面对一个障碍或触发因素。你将如何应对？

如果你关注的是能做什么，并且制订了计划，你就更有可能妥善处理触发因素及高风险事件，不受其影响。

遇到障碍、高风险事件或触发因素时，考虑这么做：

· 改变思维：尽量不要消极思考。

· 解决预案：面对那些不能使你坚持健康饮食、锻炼及身心练习的诱惑，你能做什么？

· 寻求支持系统的帮助，包括朋友和家人。

· 关注益处：面对诱惑，可能偏离健康生活计划时，关注健康生活方式带来的益处，以此增强坚持计划的动力。

· 设定目标并尊重自己的计划。

假期或接待客人

旅行和接待客人时，我们很难坚持抗癌生活方式。旅行，无论是出差还是度假，都难以维持日常活动。我们通常不会花时间做身心练习，因为这可能给本已不便的旅行带来更多不便。旅行时我们经常熬夜太久，睡在新床上休息不好，在餐馆里一顿接着一顿，吃得不甚健康，种种因素，把锻炼抛在了脑后。我们也无法很好控制接触环境。为了坚持抗癌生活方式，我们需要提前做好计划。接待客人同样也难以维持常规生活节奏。尽管我们深爱着亲戚朋友，但他们来到家中，不可避免地打破了我们的日常生活。之前享受的宁静时光，突然变得喧嚣。我们在外面吃饭的次数更多，而且还要照顾客人的口味，运动时间也更少。总之，如果想要在假期和招待客人时仍然坚持健康好习惯，我们就要提前做好细致的计划和准备。

· 安排一些步行活动，例如去公园、纪念碑等。

· 清晨锻炼身体、做身心运动，确保与其他日程安排不冲突。

· 首先吃蔬菜。

· 保证身体水分充足，以免将口渴误认为饥饿。

- 准备健康的零食，接待客人或度假时食用。
- 对健康生活的"作弊"，仅限某一天或某一餐。
- 邀请客人晚餐后一起散步或冥想。
- 自己清楚什么样的作息时间有助健康，仍按此时间规律睡眠。

你会事先应对哪一种高风险事件或触发因素？

事件 / 触发因素：＿＿＿＿＿＿＿＿＿＿＿＿＿＿＿＿＿＿＿

改变思维：＿＿＿＿＿＿＿＿＿＿＿＿＿＿＿＿＿＿＿＿＿

解决预案：＿＿＿＿＿＿＿＿＿＿＿＿＿＿＿＿＿＿＿＿＿

关注益处：＿＿＿＿＿＿＿＿＿＿＿＿＿＿＿＿＿＿＿＿＿

争取支持：＿＿＿＿＿＿＿＿＿＿＿＿＿＿＿＿＿＿＿＿＿

设立目标：＿＿＿＿＿＿＿＿＿＿＿＿＿＿＿＿＿＿＿＿＿

行为失检和故态复萌

行为失检是指某个时刻或情景，回到自己试图改变的不健康行为，例如熬夜、睡眠不足或狂吃比萨。行为失检很正常，不要因此怪罪自己。记住自己为什么会有此失误。一次后退并不意味着完全偏离正轨，只是犯了一个小错而已。注意行为失检带给你什么感觉，包括身心两方面的感觉。记住这个教训，它能帮助你以后不再犯同样的错误。

故态复萌就是又沾上了之前的坏毛病，且不止一次，是长期如此。例如，又开始每晚9点吃含糖垃圾食品。行为失检可以克服，故态复萌同样也可以克服。我们也提过，重要的是分析故态复萌背后的原因，然后设法重新回到正轨。花时间评估一下，自己是否有足够且正确的信念支撑来解决这个问题，确保在解决过程中关注这一信念。要积极面对。内疚和羞愧是自我挫败的情绪，应当用赞美和希望鼓励自己。像善待所爱之人那样，善待自己。你不会责怪他们陷入原来的坏习惯，你会拍拍他们的后背，鼓励他们再试试。

应对行为失检和故态复萌时应记住的建议

· 认知扭曲（例如"要么完美无缺，要么破罐破摔"的思维）经常会使行为失检变成故态复萌，因此，在出现故态复萌时，应当自省深思。

· 负面情绪和自我批评只会使情况变得更糟。

· 承认行为失检，制订一个积极的计划，应对日后的类似情况，这样就不会由偶尔的行为失检走向故态复萌。

· 不要为行为失检找借口（例如"我在度假，可以这样做"）。应当承认行为失检，并再次回到健康生活。

· 练习鼓励自己。

· 抗癌生活并非完美无瑕；我们都会起起伏伏。

· 留意自己对行为失检或故态复萌的看法。

· 找出造成后退的心理原因，以此重回正轨。

· 重新开始，再次致力于选择更健康的生活方式。在故态复萌（而不是行为失检）之后，挑战自己，要连续 30 天保持健康，没有行为失检。这听起来可能很难，但可能是重回正轨并持续下去的理想方法。

· 找出故态复萌的原因，防患于未然，为日后同样的情形做好准备。

练习制订计划

感觉维持健康行为变得越发困难，这是每个人都会有的经历。制订一个高风险事件以及行为失检 / 故态复萌的应对计划，有助于你重回正轨。

　　设想一个将来你可能会有行为失检或故态复萌的情景（例如度假）。

_____

_____

　　出现行为失检或故态复萌时，你可能会想什么？

_____

_____

　　能否以另一种思维审视这些想法？

_____

_____

　　可以用哪些策略避免行为失检 / 故态复萌？

_____

_____

附录 E　保持健康，出门不忘

出门在外，保持全面的健康生活方式会遇到特殊困难，因为常规生活方式会受到多种环境因素的制约。睡的床不是自己的，周围的声音、温度、灯光都和家里的不一样。醒来的时候，发现环境不一样，时间不一样，没有常规的选择和动力坚持做身心练习。饮食方面，要么大多在外就餐，要么主人在家中设宴款待。身边没有平日在家的运动支持者，没有爱犬需要溜达，远离熟悉的健身房或跑道。此外，在陌生环境中，更难判断接触的产品是否有污染。总之，只要出门在外，包括度假、走亲访友、出差等，就会有各种各样偏离健康生活的风险，需要特别注意。

提前计划

知道自己要出行时，最重要的是判断自己需要什么，尽力做好应对准备，把对健康习惯的影响降到最低。需考虑旅途中最大的困难。可能是舟车劳顿，也可能是在宾馆会议、海边度假、暂居亲友家中几日的时候，如何找到合适的饮食和坚持做运动便显得至关重要。

社会支持

和他人一起出行或走亲访友时，邀请同行的人或亲友，与你一起践行健康生活计划。如果有人勇于尝试，这对你维持健康生活方式有帮助，也许这还能让你们在未来几年加深联系。谁知道呢？也许在你回家后，他们对自己的习惯有了更深的认识，从而促进他们继续践行更加健康的生活方式。乐于成为沟通他人与健康生活方式之间的桥梁。

走亲访友时，伸把手，帮忙做些事情，对于维持强大的社会支持关系，以及继续保持自己的健康生活，都是最有效的一种方式。这一简单却又深受赞赏的举动，帮助了你在乎的人，也让自己动了起来，同时还可限制过量饮食吃喝。乐于奉献时间，做有助于社会、能够获得身心幸福感的事情，这对我们的健康有积极的影响。这些事情很多，例如，主动做饭，既分担了他人的责任，也准备了健康的美食。饭后洗碗，或是请家人给你一项任务，尤其是他们一再推迟却需要做的事情，这会让你感到有意义，也帮助了你所爱的人（同时能让你在假期有更多的身体活动）。

花时间与周围的人真正建立联系，包括火车或飞机上的陌生人、好友及家人。对周围的世界保持开放的心态，对不期而遇的人也温暖善待，这些都有助于你感到生活更有意义，与外界联系更紧密，内心更加满足。

身心练习

可以在任何地方做身心练习。当然，如果出门在外，在同一房间或房子中居住超过一两天，最好能专门设置一处地方用于冥想。有这样一处冥想之地，有助于你坚持每天练习，也可在视觉上提醒你，匆匆一天之后，你是否需要回到这里，坐下，呼吸，进入平静状态。

行禅也适合在出行期间练习。哪里都可以做，尤其适合在换乘航班的机场中练习。长途飞行或航班延误时，难免要久坐，行禅则可打破久坐时间。大家都坐着等候航空公司工作人员宣布登机时，我正在练习行禅。

每个人的新生

练习瑜伽也很方便，几乎不用准备什么物品，如果遇有铺地毯的房间便非常理想了。不论是候机，还是中途停留，甚至在长途飞行的飞机上，我都喜欢做做伸展运动，或是扭动扭动身体（当然，我知道不应该在机舱过道上走来走去）。

睡眠

出行期间，睡眠质量难以保证，如果辗转不停，一处又一处，一晚又一晚，睡眠质量会更糟。美国布朗大学的研究人员发现，第一晚睡在一个新地方，大脑的一部分仍然保持活跃。即便你感到安全，大脑却并不确定，这可能是继承了旧石器时代祖先大脑的自适应功能。为防万一，半个大脑休息，另外半个大脑保持清醒。所以，初到一处，次日总感觉昏昏欲睡，休息不足。但是有些方法，可以帮助我们度假或出行时休息得更好。

出门时，带上耳塞、口罩和绝缘胶带（不用带一大卷，缠一些在钢笔或铅笔上即可）。宾馆中的电视、空调、闹钟等设备，其 LED 灯会发出大量的光，干扰睡眠，可以用胶带把 LED 灯封起来。

身体活动

想要在出行时多活动，并不需要过多计划，但需要多多用心。你一旦意识到自己坐得太久，就会发现，其实很多事情我们站着也可以完成。说到做准备，出门收拾行李时，不要忘了带上运动衣服，至少要带上运动鞋，这样出门在外，同样可以步行或远足。

出行不忘运动。能走楼梯，就尽量不乘电梯、不走自动人行道，除非赶不上航班，或中转时间太紧。旅途中常有等待，这时不要坐着，走走路更好。乘坐飞机时，我喜欢选择过道座位，这样可以每隔一段时间起身在过道走一走，伸展四肢，保持血液顺畅流动。

到达目的地以后，也要想方设法少坐多站。如果开会人数不多，提议大家到附近公园或绿色环境中开会。刚开始大家可能不解地看着你，但是我敢保证，你们的会议将更加成功，而且如果这场会议是边走边谈，大家的印象会更加深刻。如果不能边走边谈，开会时不妨站在会场的后面。常和家人、朋友、同事一起散散步，饭后散步更有必要。

就地取材，做个站立式书桌。在宾馆里，我通常在书桌上放个箱子，这个高度正好能让我站着用电脑。如果在亲友家中，可以搬来一摞书将咖啡桌垫高，或是把电脑放在吧台上。

饮食

出门在外，追求健康饮食会有明显困难。有时一桌子菜都不是你想吃的，或者即便是主人在家自做的菜，也仍然不合你的要求。尽管我们强调健康食谱，最好事先有所计划，包括和主人沟通饮食上有哪些禁忌，但是不要走极端，一次晚餐或午餐的破例，不是世界末日。两相权衡，要么伤害了亲友的感情，要么饮食走偏一次，更好的选择可能还是后者。当然，这并不是说你可以有第二次、第三次失误，只是说出门在外，尤其是社交场合，可能需要随机应变。

旅行或度假时，带上健康的零食。比如保持蛋白质平衡的坚果和种子、水果干、单份坚果黄油*、脱水蔬菜（羽衣甘蓝等）和加工度最低的碳水化合物（如爆米花、糙米糕等）。

---

*坚果黄油：用花生、杏仁、榛子、开心果等制成，富含优质蛋白，营养价值高。在欧美属于健康食品。——编者注

在餐厅点菜，可以不受菜单所列菜品的限制，按自己需要选取菜品的食材，重新自由搭配，这种创造性的点菜方式会让你感觉舒适。例如，作为一个素食者，我在一家以肉食为主的餐厅点菜，要的是配在牛排上的羽衣甘蓝、配在炸鸡上的豆子、配在鱼上的上釉胡萝卜，照样可以吃素。有时服务员需要和厨师确认一下是否可以做，通常他们都会照顾我。当然，我小费给得也慷慨，希望能弥补特殊点菜要求为餐厅带来的不便。

在机场，为了一餐素食，需要看遍所有可用食材。连锁店可能比其他店更方便。例如，墨西哥食物一般都有豆类和蔬菜，但是要少吃米饭，或是选择吃糙米饭。有一次，我在机场饿得难受，离我最近的以素为主的餐馆，是一家比萨连锁店。尽管我连一片比萨也不想吃，但是我看到比萨上面有很多蔬菜浇头，还看到了锡箔纸。于是，我问能否在锡箔纸上放很多蔬菜，加点橄榄油，在比萨炉中烘烤几分钟。终于，我享用了一餐非常美味又有营养的美食。结账时，店员不知该如何收费，因为他们之前从来没有单独卖过食材。尽管如此，他们觉得我的要求很有意思，见到用锡箔纸包着比萨蔬菜，不禁哈哈大笑。我旅行时一直带上坚果，所以蛋白质需求能得到满足。机场很容易就买到坚果，但要仔细看配料表，因为它们经常会加糖和有害的油脂。

环境

住在不熟悉的地方，尤其是宾馆，很难控制接触的化学物质。有时我走进宾馆房间时，闻到清洁产品的强烈气味，简直难以忍受。我通常会选择窗户可以打开的房间，打开风扇，开窗换气，然后出去待几个小时再回来。即便回到房间觉得很冷（或很热），通风换气后的房间，蓄积的化学物会减少。我们能够控制的环境因素是，在自己身上、头发上、腋下用什么产品。出行时带上自己的洗护用品，包括肥皂、香皂等。旅途中，要用无毒洗手液经常洗手。如果准备带走自助早餐中的水果，一定要彻底清洗，因为它有可能不是有机食品。另外，即便是在旅途中，也别忘记看标签。你可能在工作过程中休息一下，至少在家中可以休息，但是你的身体，仍然一直在吸收和处理你用在身上和吃进肚里的东西。让身体也休息一下吧。

致谢

抗癌生活始于社会支持，本书的写作同样如此。多方支持汇聚成"抗癌生活团队"，我们一起共事两年，携手奋进，边做边学，有错就改，全力推进项目，同时也确保正确传递我们的核心理念。现在呈现在您手中的这本书，凝结了一个卓越团队的力量，他们贡献各自的专业知识，帮助我们完成并交付这本《每个人的新生——抵御癌症的健康生活方式》。没有他们的支持，这本书根本无法成形。

首先，我们要感谢大卫·塞尔旺-施莱伯，他是生活方式和癌症关系领域的领路人，做了许多开创性的工作。感谢他在艰难岁月里，用他的激情、奉献、坚毅，和这么多人分享他的故事和专业知识，感谢他所做出的贡献。他将一直激励我们所有的人。

维京出版社的编辑卡萝尔·德桑蒂，从一开始就是我们的支持者。她和我们的渊源颇深。她开启出版职业生涯之初，与洛伦佐的父母一起共事；大卫出版《每个人的战争》一书，也曾与她合作；我们现在出版这本书，也有幸与她合作，并得到她的指导。卡萝尔做事严谨专业，她帮我们捋清脉络，帮助我们表露真实的心声，传达清晰的理念。我们还要向维京出版社的所有人员致以真诚的谢意，他们认同本书的价值，也在不同阶段为本书的出版付出了辛勤的劳动。在此特别感谢克里斯托弗·罗素、埃米莉·纽伯格、路易丝·布雷弗曼、林赛·普雷维特、朱莉安（朱莉）·巴尔巴托、安德烈亚·舒尔茨、布赖恩·塔特。

我们的出版经纪人道格拉斯·艾布拉姆斯，代表我们做了大量工作，我们对他感激不尽。他支持、引导我们，整个过程并不轻松。他做的每件事情都很专业，而且他真的能化腐朽为神奇。他的团队同样非常出色，包括拉拉·洛夫、凯尔西·沙罗纳斯，以及他"思想设计师"公司"智囊团"中的有创意的作家和问题解决能手，我们对他们也致以真诚的感谢。我们还要感谢国外版权经纪人，他们为这本书做了大量工作，他们是钱德勒·克劳福德经纪公司的钱德勒·克劳福德、乔·格罗斯曼，以及马尔什经纪公司的苏茜·尼克林、卡米拉·费里尔、杰玛·麦克多纳。

我们的两位合作作家，花费了很长时间，发挥了聪明才智，我们的文字才得以更加清晰、生动、富有吸引力。斯蒂芬·豪伊是一位天才作家，也是一位真正的好伙伴。他经验丰富，这些庞杂艰深的内容，经他梳理之后，变得易于接受，引人入胜。他还把我们零散的想法巧妙地衔接一体，并且表达了我们真实的理念。他的幽默、耐心和积极态度，成为我们努力前行的宝贵支持。我们还要感谢斯蒂芬的妻子玛丽亚·麦克劳德，她一直给我们加油鼓劲，并且在成书的漫长过程中，无私支持斯蒂芬。另一位合作作家是埃米莉·赫克曼，她同样是一位才华横溢的作家。作为写作团队的一员，她为这本书增添了许多趣味，使其总体风格上更加平和有趣。她工作勤勉，为的是保证本书重点突出，又不失有趣生动。总之，两位作家灵活聪慧，为本书做出了巨大贡献，我们永世感激。

我们还要衷心感谢诸多杰出科学家的支持。他们奉献了宝贵的时间，帮助我们理解各自领域的细微区别，以确保我们能正确理解相关科学知识。不论是采访、邮件沟通、邮件跟踪，还是阅读及编辑本书有关内容，他们都慷慨地付出了宝贵时间。按照在相关内容中出现的顺序，他们是：史蒂夫·科尔、埃莉萨·埃佩尔、迪安·奥尼什、芭芭拉·安

德森、戴维·卡茨、苏珊·卢特根多夫、戴维·施皮格尔、迈克尔·勒
纳、斯科特·莫里斯、马里察（蒂察）·哈勒、迈克尔·欧文、索尼
娅·安克利－伊斯雷尔、阿尼尔·苏德、迈克·安东尼、克里·库尼
亚、李·琼斯、沃尔特·威利特、辛西娅（辛迪）·汤姆森、肯·库克、
珍妮特·格雷、劳伦斯（拉里）·库希、玛格丽特·科莫。需要特别感
谢约翰·皮尔斯、阿里·米列尔、劳里·西尔弗。

我们还要感谢那些认同我们的项目，并且从一开始就对本书给予高
度赞誉、支持的人们。他们是：尼尔·巴纳德、迪帕克·乔普拉、玛格
丽特·科莫、帕特里夏·甘兹、加里·赫什伯格、梅格·赫什伯格、戴
维·卡茨、苏珊·洛夫、毛军（音）、约翰·门德尔松、迪安·奥尼什、
肯特·奥斯本、彼得·皮茨、戴维·罗森塔尔、富兰克林·塞尔旺－
施莱伯和安德鲁·魏尔。此外，还有一些国际友人也给予了高度赞誉，
他们是：埃兰·本－阿里耶、克里斯蒂安·布卡拉姆、古斯塔夫·多
博什、法比奥·非伦左里、R.K.格罗弗、郭小毛（音），乔恩·亨特、
米歇尔·科恩、申一·仁田、H.R.纳根德拉、约格里·斯瓦米－拉米
德夫、巴沙尔·萨阿德、弗洛里安·斯科特、保罗·德·塔尔索·里西
耶利·德·利马、克洛迪娅·维特。

我们有幸与两位天赋极高的艺术家共事。拉拉·克罗灵活专业，慷
慨奉献了宝贵时间，为我们提出一些概念和想法，其时她的女儿已经快
要出生。另一位艺术家劳拉·贝克曼，凭借其旺盛的精力和高超的技
术，在极短的时间里，完成了本书的插图。

MD 安德森癌症中心 CompLife 研究项目，由大卫·塞尔旺－施莱
伯和我共同策划，现在由我负责实施。这里汇聚了一支庞大的队伍，包
括顶级医生、科学家、执业医师和其他员工等：巴努·阿伦、泰勒·奥

斯汀、吉尔迪·巴比耶拉、卡伦·巴辛－恩奎斯特、辛迪·卡马克、亚历杭德罗·沙乌勒、莉萨·康奈利、罗宾·哈达德、卡罗尔·哈里森、李义生、史密沙·马莱、拉古拉姆·纳加拉特纳、帕特里夏·帕克、乔治·珀金斯、詹姆斯·鲁本、施蒂娜、埃米·斯佩尔曼、阿尼尔·苏德、杨培英、杨世正。

CompLife 团队人员直接服务受试人员，帮助他们改变生活，我们亲眼见证了这些变化，受到了极大的鼓舞。这些团队人员包括：罗宾·哈达德、泰勒·奥斯丁、莉萨·康奈利、史密莎·马莱、休·汤普森（以及前营养学家阿里·米列尔、德玛·西马安、约瑟夫·冈萨雷斯）和库尔特内·韦斯特。

整理我们的材料极其复杂，需要耗费巨大的精力，常人难以想象。幸亏有超级能人理查德·瓦格纳、劳丽萨·甘恩的帮助，我们才能够编成研究的参考文献。感谢所有协助完成此任务的人员，包括：玛丽·艾伦、艾梅·安德森、泰勒·奥斯丁、柯蒂斯·查普曼、米希尔·陈、戴维·法里斯、马里察·哈勒、约瑟夫·李、朱厄尔·奥乔亚、安妮娜·赛勒。

CompLife 项目中接受采访的癌症患者，他们勇敢地直面自己的经历，并真诚地与我们分享。我们对他们表示诚挚谢意：内拉·贝亚－安德森、简·奇兹姆、哈什马特·埃芬迪、米歇尔·霍姆斯、亚娜·李、布伦达·马可卡尔布、布鲁塞·莫捷、安娜·罗德里格斯、道恩·霍华德、卡兰·雷德斯－科克雷尔。

本书介绍了我们采访过的部分癌症幸存者。他们非凡的学识和决心，以及强大的榜样力量，有助于塑造我们所有人的未来。感谢你们分享自己的故事：莫莉·莫洛伊、黛安娜·林赛、乔希·梅尔曼、格伦·萨宾、梅格·赫什伯格、苏珊·拉夫特、多萝西·佩特森、加布·卡纳勒、德博拉·科汉、伊莱恩·沃尔特斯、洛德斯·埃尔南德斯、吉姆·罗斯伯勒、梅格·惠特莫尔、唐娜·基西、斯蒂芬·莫舍、珍·布尔津斯基、香农·曼、谢里·阿特拉斯、卡洛斯·加西亚、凯瑟琳·鲍尔斯-詹姆斯和已故的比尔·鲍恩。这些真人真事，令人难忘，他们是本书的灵魂。

我们还就本书和许多人有过访谈或沟通，他们正在努力改善生活方式。每个人都有助于本书的构思和完善，他们是：基娅拉·科恩、凯茜·克拉斯、德博拉·格雷米林、埃玛·曼、内奥米·罗斯伯勒、安东尼·斯特姆、艾伯塔·托兹、安娜·特雷维诺-戈弗雷。

我们还要感谢向 CompLife 研究项目提供资金支持的机构和个人：邓肯家族癌症预防学院（简和丹·邓肯）、博萨吉家族基金会，索恩伯格基金会、辛迪和罗伯·西特隆、莱斯特家族基金会、托德家庭慈善基金会，梅格和加里·赫什伯格、S3 Partners 公司、利兹和罗伯特·斯隆、里卡多·莫拉先生、马利哈汗女士、安德鲁和莉莲·A. 波西基金会、奥萝拉投资管理有限责任公司，CF 全球贸易公司、林达·阿里蒙多女士及其家人（通过"并非仅是一家癌症资金募集方"）、本·莱瑟姆先生、涨潮基金会。还有成百上千人，通过一个介绍 CompLife 研究项目的开放式慈善网站，捐款 10 美元至 5000 美元不等。另外，休斯敦的一些机构也设法捐资，例如，"阿根廷之屋"举办音乐会进行项目筹款。

感谢埃莉萨·埃佩尔向我们介绍了经纪人道格拉斯·艾布拉姆斯。这是极其重要的一环。她一直是我们项目的支持者，在整个过程中提供了出色的建议。我们还要感谢埃利奥特·谢里夫在项目开始时送给我们《书籍出版 101》一书，也感谢他和埃里克·萨莱尔的支持。特别感谢我们的朋友和同事亚历杭德罗·沙乌勒，他帮助我们学习身心练习，我们的友谊地久天长。另一位朋友和同事蒂察·哈勒，热爱生活，乐于奉献，感谢她无私的爱、支持和友谊。此外，在本书写作和出版的整个过程中，富兰克林·塞尔旺－施莱伯、帕斯卡利娜·塞尔旺－施莱伯及其家人都坚定地支持着我们。

感谢对我们的想法提出宝贵意见，以及对书稿不吝指正的各位朋友：肯·库克、莎拉·科尔特斯、珍妮弗·麦奎德、马里察（蒂察）·哈勒、梅格·赫什伯格、莎拉·刘易斯、约翰·门德尔松、卡伦·穆斯蒂安、阿尼尔·苏德、史蒂夫·科尔、苏珊·卢特根多夫、理查德·瓦格纳、苏珊·杰弗里斯、K. 乔伊·奥登、毛拉·奥多德、凯茜·克拉斯、米斯蒂·马丁和朱莉娅·瓦因。

感谢我们一生的朋友罗布·霍华德和莉萨·霍华德，他们送给我们漂亮的夹克，为我们拍摄宣传照片，效果远胜于我们自己的想象。

我们之所以能够不断发展抗癌生活理念，持续践行抗癌生活方式，是因为得到了诸多友人的帮助。感谢香农、杰米、伊恩、埃玛·曼，以及凯茜、兰迪、杰克、安娜和凯特·克拉斯，他们鼓励我们做出改变、坚持实践、与他人分享理念。此外，我们还要感谢毛拉·奥多德、菲利普·希尔德、安娜·特雷维诺－戈弗雷、乔纳森·戈弗雷。与朋友同事的交流沟通，为这本书带来许多启发，我们为此特别感激他们，他们有的在休斯敦社区，有的在加拿大多伦多、卡尔加里、蒙特利尔和乔治亚湾。

特别感谢加布里埃尔·洛佩斯和他的家人，我们在他们的海边房间静心写作。也特别感谢克利夫·克劳斯、保拉·卡伊罗，我们有过愉快的交流，友谊深厚，在我们度假期间，他们让我们穿过其海边度假地去泳池。

我们的家人无条件地爱着我们，支持我们及这个项目。感谢我的家人：保拉、乔恩·科恩、苏珊、罗伯特·杰弗里斯、雷切尔·杰弗里斯、马克·琼斯、莫莉·琼斯、凯特·琼斯、戴维·科恩、黑尔·扎开什、鲁比娜·科恩。我们也要感谢大家庭的鼓励和支持：马里昂和约翰·哈姆林、洛克全家、登普西、麦克法兰全家，以及意大利亲戚斯卡拉韦利全家、帕西利全家。我们的孩子很懂事，加入我们的抗癌之旅，与我们一起"试验"，感谢他们：亚历山德罗、卢卡、基娅拉。最后，我们要感谢万达·斯卡拉韦利（洛伦佐的祖母），她激励着我们践行抗癌生活。

艾利森·杰弗里斯

索引

如需阅读本书参考文献，请扫描二维码